Inhaltsverzeichnis

Geleitwort

von Dr. med. György Irmey, Ärztlicher Direktor,
Gesellschaft für Biologische Krebsabwehr (GfBK) e.V.
Heidelberg, www.biokrebs.de

> »Hör nicht, was die ander'n schreien,
> wage stets du selbst zu sein.«   Ina Seidel

Liebe Leserinnen und Leser,

In diesem Buch werden Sie Stefanie Gleising auf ihrem
wundersamen und beeindruckenden Heilungsweg mit einer
Krebserkrankung begleiten. Als ich diesen Weg bei dem
Kongress der Gesellschaft für Biologische Krebsabwehr e.V.
im Mai 2015 zu beschreiben versuchte, hatte ich Tränen
der Rührung in den Augen. Von Herzen wünsche ich vielen
Menschen, dass sie die Gnade einer Spontanheilung erfahren dürfen.

Ihr Weg war für sie kein leichter Weg. Es war ein Weg
mit unendlich vielen Herausforderungen, Widrigkeiten und
Schmerzen. Ein Weg, den Stefanie Gleising die meiste Zeit
bewusst und optimistisch gegangen ist. Auch wenn ihre Heilung nach medizinischer Definition eine sogenannte Spontanheilung sein mag, so war der Weg dahin lang und beschwerlich. Ihre Rückkehr aus dem Hospiz ins Leben zeigt,
welch unendliches Potenzial in den eigenen Heil- und Ord-
nungskräften unseres Wesens steckt.

Von diesem Buch können nicht nur Patienten oder Menschen, die nicht Patienten werden wollen, viel erfahren. Es
empfiehlt sich als Pflichtlektüre für Ärzte, die mit krebskranken Menschen zu tun haben. Nur wenn wir Ärzte die Sicht-
weise der Patientinnen und Patienten besser verstehen und

7

uns auf den einzelnen Menschen einlassen, können wir adäquate Empfehlungen geben. Sehr deutlich werden Schwächen und Stärken der verschiedenen Medizinsysteme dargestellt, ohne eine Seite zu verdammen oder die andere zu verherrlichen. Ob in der wissenschaftlichen Medizin, der Naturheilkunde oder der spirituellen Medizin – überall wirken Menschen, mit all ihren Stärken und Schwächen. Daher ist es grundsätzlich für alle Patienten wichtig, in unserem technisch so modernen und hochgerüsteten Gesundheitssystem immer wieder die Stimmigkeit und persönliche Wertigkeit der eingeleiteten Maßnahmen für sich kritisch zu prüfen.

Die Begegnung mit einem so hochkomplexen Krankheitsbild wie der Krebserkrankung wird letztendlich nie eine Standardisierung erfahren können, denn der Mensch ist nun einmal nicht standardisierbar. Natürlich lassen sich bei vielen Krankheitsprozessen Mittelwerte errechnen. Mittelwerte sind möglicherweise eine hilfreiche Information – sie brauchen aber nicht immer für den individuellen Weg maßgeblich sein. Mittelwerte füttern unseren Verstand und unsere Logik. Sie geben uns Halt und Struktur. Für unser Leben brauchen wir Struktur, nur die Struktur allein gibt uns kein Leben. In diesem Sinne beherzigen Sie wie Frau Gleising immer wieder im Leben das Zitat des berühmten Sufiweisen Kahlil Gibran: *Vertrauen ist eine Oase, die von der Karawane des Denkens nie erreicht wird.*

Stefanie Gleising macht deutlich, wie bedeutend es ist, den vielen negativen Informationen, die im Zusammenhang mit der Erkrankung auf die Menschen einwirken, positive Impulse entgegenzusetzen. Ankerpunkte sind notwendig, wo Betroffene für sich tätig werden können, um nicht nur die richtige Therapiestrategie zu entwickeln, sondern auch der inneren Stimme mehr Gehör zu verschaffen oder den inneren Arzt mehr wirken zu lassen. Auch wenn das traumatische Geschehen in ihrem Leben ein wichtiger Faktor für die

Entstehung der Erkrankung gewesen war, so können und dürfen wir das Geschehen nicht ausschließlich als Ursache festlegen.

Die Selbstheilungskräfte werden in ihren Möglichkeiten von der Medizin unterschätzt. Dabei liegt in ihnen ein Potenzial, das bei weitem nicht ausgeschöpft wird. Ich bin in meinem mittlerweile über 30-jährigen Berufsleben vielen Menschen begegnet, die die Gnade einer Heilung bei schwerer Krankheit auf vielfältigsten Wegen erfahren durften. Tiefes Vertrauen zu entwickeln in eine Therapie oder zu einem Therapeuten, ist für die Aktivierung der köpereigenen Heilkräfte manchmal wichtiger als die Suche nach immer neuen oder vielfältigeren Möglichkeiten der Behandlung. *Ohne den Sonnenstrahl von innen kann kein therapeutischer Samen wachsen.*

So wird Ihnen mit der Lektüre auch klar werden, dass es wesentlich mehr Dinge zwischen Himmel und Erde gibt, oder besser gesagt, geben darf, als sich durch unseren Verstand fassen lässt. Da das ein Bereich ist, in dem viele Spekulationen möglich sind, sind aus- und abschließende Werturteile oder Festlegungen und Ausschlüsse nicht förderlich. Es gibt keine »nur« böse Schulmedizin und keine nur »gute« Naturheilkunde oder umgekehrt. In allen Richtungen der Medizin oder ihren Randgebieten sind Menschen mit ihrer ganz persönlichen Biografie, ihren Interessen und ihren eigenen Überzeugungen aktiv. Das kann und wird niemand grundsätzlich ändern. Wir dürfen auch lernen, zu akzeptieren, dass wir nicht alles verstehen können. Es gilt zu fühlen und zu prüfen, was für Sie passt und was nicht. Stefanie Gleising hat viele Ärzte und Therapeuten erlebt und viele unterschiedliche Erfahrungen gesammelt, die sie sehr lebendig und authentisch schildert. Sie ist einen Weg gegangen, auf dem sie immer viel Eigeninitiative entfaltet und viel Eigenverantwortung übernommen hat. Sie hat immer wieder nach dem heilenden Feld für sich gesucht.

Ich wünsche dem Buch viele begeisterte Leserinnen und Leser, die die Inspiration, die Liebe, den Mut und die Hoffnung, die in ihm steckt, erfassen und weitergeben können. Wenn das Bewusstsein für ein heilendes Feld sich wirklich weitet, können täglich mehr Wunder geschehen und mehr heilsame Prozesse eingeleitet werden.

Hospiz

Es klingelt an der Haustüre. »Mach mal jemand auf!«, möchte ich rufen, doch ich bin zu schwach. Schon seit einiger Zeit dämmere ich vor mich hin, starre an die gelborange Wand meines Schlafzimmers. Die hellen blickdichten Vorhänge an der bis zum Boden reichenden doppelten Balkontür sind zur Seite geschoben. Die Aussicht lädt zu einem sehnsüchtigen Blick nach draußen ein. Ich sehe zwei kleine Vögel auf dem Wipfel der hohen Tanne miteinander flirten. Wie frei und glücklich müssen die sich fühlen, denn Schmerzen gehören gerade nicht in ihre Wahrnehmungswelt. Aber auch sie müssen sterben. Jedoch sind sie so im Hier und Jetzt versunken, dass sicherlich an das Sterben keine wertvolle Zeit vergeudet wird. Wie beneidenswert! Ich werde sterben, schon bald. Und irgendwie ist es auch gut so. Ich kann nicht mehr allein laufen, das klare Denken hat sich weitgehend von mir verabschiedet. Nur für kurze Momente schaut es immer mal wieder vorbei.

Auf meinem zu kleinen Nachttisch steht Kamillentee, Zwieback, Taschentücher, ein Glas Wasser und jede Menge Tabletten. Zum Glück bin ich seit geraumer Zeit von der Verpflichtung befreit, mich um die Einnahme dieser Drogen zu kümmern. Ich habe ohnehin den Überblick verloren.

Links von mir steht meine alte Kommode aus Kirschholz. Sie ist noch aus dem 19. Jahrhundert, ein altes Erbstück. Seit gut dreißig Jahren bewahre ich dort meine Wäsche auf. Sie hat viele Macken und müsste mal restauriert werden. Aber ist sie dann noch meine alte Kommode? Kann man ein altes Erbstück so einfach erneuern? Geht dann nicht ihr Charme verloren? Ganz bewusst habe ich bislang darauf verzichtet.

Die Türglocke geht erneut. Ich höre Volker, meinen Mann, die Treppe zur Eingangstüre hinuntergehen. Gleichzeitig kommt Elke zu mir herein. Elke ist die leitende Kraft vom ambulanten Hospizdienst. Sehr schnell wurde sie auch meine Freundin. Als es mir noch gut ging, haben wir schon nach wenigen Treffen gemerkt, dass wir uns sehr sympathisch sind. Ich vertraue ihr. Sie schaut mich an.

Ja, es fällt mir ein, wir haben darüber gesprochen, dass es wohl besser ist, nun ins Hospiz zu gehen.

Volker kommt zunehmend an seine Grenzen. Er pflegt mich, kümmert sich um die Kinder und versucht bei all dem, weiter zu arbeiten und unser Geld zu verdienen. Das Allerschlimmste für ihn ist sicherlich die emotionale Belastung. Ich merke, dass seine Nerven blank liegen, und leider kann ich ihm gar nicht helfen.

Denn natürlich bin auch ich emotional am Kämpfen. Ich habe ständig das Gefühl, zu viel zu sein. Das ist nichts Neues, mit diesem Gefühl bin ich schon ins Leben getreten. Im Grunde war für mich in meiner Herkunftsfamilie kein Platz, die familiäre Situation war, wie auch jetzt hier, von ständiger Überforderung geprägt. Wäre ich zusätzlich meiner Mutter auch noch zur Last gefallen, wäre das System sicherlich zusammengebrochen.

Auf gar keinen Fall jemandem zur Last zu fallen, wurde zu einem Lebensthema für mich. Nein, ich wollte selbstständig sein, anderen helfen und möglichst niemanden brauchen.

Es fällt mir sehr schwer, Volkers Gereiztheit nicht persönlich zu nehmen, mich dafür nicht verantwortlich zu fühlen. So kommt es immer wieder zu unschönen Situationen. Ich fühle mich schnell ungeliebt und er sich überfordert. Ich sehne mich so sehr nach seiner Nähe, nach seinem Mitgefühl, doch er versucht seine Emotionen zu kontrollieren. Die Situation ist zu schmerzhaft für ihn. In seiner Wahrnehmung muss er funktionieren. Zwischendurch bringt ihn sein

Körper mit heftigen Rückenschmerzen dazu, wenigstens eine Woche die berufliche Arbeit liegen zu lassen.

Und dann sind da noch die Kinder, Gerion mit 16 Jahren und Gwendolin mit 14 Jahren. Ist es ihnen wirklich zuzumuten, so hautnah das Sterben ihrer Mutter mitanzusehen? Sollte man das ihnen nicht besser ersparen? Ich wäre so gerne zu Hause gestorben, doch im Moment scheint alles dagegen zu sprechen. Ich wende mich an Elke, die neben meinem Bett steht: »Ist das wirklich richtig, ins Hospiz zu gehen?«

»Ja, ich denke schon. Wir haben doch darüber gesprochen.«

Ihre Ausstrahlung bestätigt ihre Worte, sie nickt langsam und bestimmt. Unten höre ich Volker, wie er sich mit den Pflegern darüber unterhält, wie und wo sie mich am besten nach draußen tragen. Wie, ich soll liegend hier herausgetragen werden? Bin ich wirklich so schwach? Doch das scheint keine Frage zu sein, denn darin sind sich alle einig.

Tiefe, beschäftigt klingende Männerstimmen nähern sich – wie ein sperriges Möbelstück versuchen sie die Bahre, nein: Liege die Treppe hinauf zu transportieren. Volker geht voran, er kommt auf mich zu, mein Herz fängt an, heftig zu schlagen.

Das soll es jetzt gewesen sein? Volker, ist das Dein Ernst? Soll ich jetzt wirklich gehen?, schreit es stumm in mir. Ich schaue in seine tieftraurigen Augen. Mein Körper drückt sich an ihn. Ich spüre seinen kräftigen männlichen Körper, aber er kann mich nicht mehr retten. Mein Wunsch, mit ihm zu verschmelzen, seine Kraft und Gesundheit in mich aufzusaugen, zerschellt an einer harten Wand.

Ja, er hat recht, ich darf es ihm nicht unnötig schwer machen. Wir haben doch darüber gesprochen. Es ist Zeit. Ich verabschiede mich, ein zweites, drittes, viertes Mal? Ich weiß es nicht, später werde ich erfahren, dass ich mich auch von meinen Kindern mehrmals verabschiedet habe. Für mich fühlt es sich jedes Mal wie das erste Mal an. Ich habe bereits so viel vergessen, auch mein Erinnerungsvermögen verflüchtigt sich schon seit Wochen mehr und mehr.

Schweren Herzens gebe ich nach, ich vertraue und lasse mir von den Pflegern auf die Trage helfen. Sie hieven mich die Treppe hinunter und dann in den Krankenwagen. Elke setzt sich neben mich und nimmt meine Hand, das tut gut. Wir fahren mit einem für mich ohrenbetäubenden Lärm los. Plötzlich ist es kein Krankenwagen mehr, in meinem Kopf wird er zu einer Art Helikopter, aha, deshalb ist das so laut. Tief hinten in meinem Kopf weiß ich, dass ich in das Hospiz gebracht werde. Es ist so schrecklich laut, wann sind wir endlich da? Ich fühle mich ausgeliefert. Nochmal ein Blick auf Elke, das beruhigt mich etwas, sie passt auf mich auf. Volker folgt uns mit dem Auto.

Ich falle in einen tiefen Schlaf. Es ist Krieg, die Nazis säubern das Land, und ich werde verfolgt. Ich bin ein etwa achtjähriges Mädchen und befinde mich in der Nähe von Marburg, in Sarnau/Göttingen. Ich verstecke mich unter der kleinen Brücke, die über einen kleinen Ausläufer der Lahn führt, um den Häschern zu entkommen, aber es hat keinen Sinn. Sie werden mich finden und mir gleich Gewalt antun, diese Ahnung spüre ich im ganzen Körper. Ich habe schreckliche Angst. Aus dem Nichts stürzen sie sich auf mich, ich schreie, Schmerzen überall, Dunkelheit umgibt mich.

Plötzlich bin ich meine Mutter. Bestimmt hat sie genau das in der Kriegszeit erlebt. Gehen ihre Erinnerungen gerade in meine über? Sind wir so verbunden? Ich versinke ins gnadenvolle Nichts.

Als ich wieder aufwache, höre ich die befehlende, kreischende Stimme einer KZ-Aufseherin. Sie scheint eine Polin zu sein, sie spricht gebrochenes Deutsch. Sie will etwas von mir, ich kann es ihr nicht recht machen.

Die Szene wechselt abrupt. Ich bin jetzt in einem Krankenzimmer, die Stimme gehört der Krankenschwester. Sie zerrt an mir herum, sie tut mir weh. Das muss ich Volker sagen, wenn er mich besucht. Wird er mir glauben, dass ich hier gefoltert werde?

Als ich das nächste Mal aufwache, sehe ich etwas klarer. Ich liege im Hospiz. Ich hatte mir das Hospiz bereits angeschaut, als es mir noch besser ging. Ich erkenne das Zimmer wieder. Die anscheinend so herzlose Krankenschwester ist wieder da. Ich kann gar nicht glauben, dass sie vorhin so gemein zu mir war. Ich beschließe, auf jeden Fall auf der Hut zu sein. Später werde ich feststellen, dass sie eine der nettesten und liebevollsten Krankenschwestern im Hospiz ist. Obwohl – das geht gar nicht, sie sind alle einfach klasse. Ich bekomme dort so viel Respekt, Hilfe, Freundlichkeit und liebevolle Zuwendung, dass es überhaupt keinen Spaß macht zu sterben. Leben ist so viel schöner!

Diagnose Krebs

Der Sonntagmorgen im Januar 2010 beginnt völlig unschuldig. Wenn der Wecker nicht klingelt, genießen Volker und ich gerne die ersten Morgenstunden im Bett. Besonders der langsame Übergang vom Schlafen bis zum endgültigen Wachsein lässt uns viel Raum für zärtliches Kuscheln und liebevolles Verschmelzen. Warm und sicher bewege ich mich in meiner selbst gestalteten Welt, die sich teilweise noch durchzogen von meinen vorangegangenen Träumen entwickelt. Die Wahrnehmung ist noch zu verschwommen für ein klares Ich und Du. Ich drücke meinen Hintern in die Leiste meines Liebsten und räkele mich genüsslich, reibe mich an seinen Unterleib. Ich weiß, dass er das mag, in der Regel kann er sich dem nicht entziehen. Wie erwartet wird auch er nun langsam wach und drückt sich an mich. Seine Hand legt sich zärtlich auf meine Brust. Wie sehr ich das liebe.

Doch seine Hand wird plötzlich tastend, eher untersuchend. Nein, das fühlt sich gar nicht mehr so gut an. »Ich fühle hier einen Knoten«, sagt Volker, »ich habe dich doch schon mal gebeten, damit zum Arzt zu gehen. Bitte mach das.«

Mein warmes Gefühl der Verschmelzung weicht einer aufkommenden Härte. Zunächst versuche ich, Volker von seinen Gedanken abzubringen, und antworte im bestimmtem und auch etwas genervtem Ton: »Und ich habe dir gesagt, da ist nichts. Ich habe einfach eine knotige Brust, das habe ich auch schon öfter von der Ärztin gehört. Ich habe keinen Krebs, das ist doch lächerlich!«

Von klein auf war ich der festen Überzeugung, dass ich niemals Krebs bekommen würde. Meine Mutter arbeitete damals als Krankenschwester auf einer onkologischen Station. In diesem Zusammenhang hörte sie auch die umstrittenen Thesen Ryke Geerd Hamers, eines Internisten, der psychische Konflikte als Ursache für Krebs postulierte. Durch die Bewältigung seines Traumas – sein Sohn starb, nachdem er im Urlaub angeschossen worden war – hatte er sich angeblich selbst von seinem Hodenkrebs geheilt. Meine Mutter erzählte mit solcher Überzeugung davon, dass ich keinen Zweifel hatte. Zudem sprach man in den 1970er Jahren immer wieder von einem »Krebstypen«, also einer Art psychischen Disposition. Ich konnte mir beim besten Willen nicht vorstellen, dass ich einmal an Krebs erkranken würde. Ich bin kein »Krebstyp«, war mein klares Credo.

Aber Volker lässt nicht locker und die schöne Stimmung ist restlos dahin. Schließlich verspreche ich ihm, zum Arzt zu gehen. Ist ja sowieso nichts, sage ich mir.

Unangenehm schnell bekomme ich noch in dieser Woche einen Termin bei meiner Frauenärztin. Sie teilt meine Sicherheit ganz und gar nicht. Mit ihrem Ultraschallgerät entdeckt sie etwas Auffälliges, das näher untersucht werden müsse, und sie schickt mich in eine radiologische Praxis. Es scheint so dringend zu sein, dass sie gleich selbst in der röntgenologischen Praxis anruft und mir schon für den kommenden Tag einen Termin vereinbart. Natürlich fahre ich auch dort allein hin, das wird sich sicherlich alles in Luft auflösen, ich habe ja nichts.

Als ich das Wartezimmer der röntgenologischen Praxis betrete, bin ich wie vom Blitz getroffen. Eine Ladung Energie erfasst mich wie ein Windstoß, fährt brennend elektrisch durch mich durch und lässt mich fast taumeln. Meine Sinne werden unscharf, es summt in meinen Ohren, für einen kleinen Moment hat mein Geist meinen Körper verlassen. Meine Beine signalisieren mir deutlich, dass ich mich setzen muss. Ich nehme gleich den nächsten Stuhl, links neben der Türe. Nur langsam wage ich, mich genauer umzusehen. Mir gegenüber in der rechten Ecke sitzt eine ausgezehrte Krebspatientin mit einem Tuch auf dem Kopf. Bei ihrem Anblick, noch von der Türe aus, kam die Erkenntnis so vernichtend auf mich zugeschossen: *Ich habe auch Krebs, und bald werde auch ich so aussehen.*

Hinter ihr auf der Fensterbank steht eine wunderschöne, weiß blühende, unschuldige Orchidee. Noch nie in meinem Leben habe ich eine so schöne Orchidee gesehen, die Tränen treten mir in die Augen. Der Augenblick ist furchtbar und wunderschön zugleich. Ich erkenne die unmittelbare Schönheit des Lebens und zugleich seine Endlichkeit für mich. Die unmittelbare Erkenntnis, dass ich eine so furchtbare, den Tod bringende Krankheit habe, zeigt mir gleichsam die Türe in das Paradies. Im kompromisslosen Hier und Jetzt wartet nicht nur das Vergessen auf mich, es lädt mich auch ein, mit meinen plötzlich so geschärften Sinnen die Zeit anzuhalten.

»Die Nächste, bitte!«

Die Türe rechts neben mir hat sich geöffnet, eine blonde schlanke Frau in einem weißen Kittel schaut ins Wartezimmer. Sie müsste etwa in meinem Alter sein. Für sie ist das normaler Alltag, für mich ist gerade meine kleine Welt zerbrochen.

Ich folge ihr in einen kleinen Raum, in dem die Mammografie gemacht werden soll. Ängstlich schaue ich mich um: Vor mir steht ein weißer Tisch mit einem Computer und ein paar Zettel darauf, ein Stuhl, auf den ich meine Sachen legen kann. Und links in der Ecke steht das Diagnosegerät. Groß, dick und Angst einflößend. Alles in mir sträubt sich gegen diese Untersuchung. Ich weiß doch sowieso, was Sache ist!

Am liebsten würde ich der Arzthelferin meinen ganzen Schmerz und meine Verzweiflung mitteilen. Außerdem ist sie offensichtlich im Stress, es gibt viel zu tun. Vielleicht um Zeit zu schinden, oder weil ich Sehnsucht nach einer Verbündeten habe, breche ich die unheilvolle Stille: »Sie haben sicherlich viel zu tun?«

»Oh ja, heute ist mal wieder besonders viel los. Bitte machen Sie den Oberkörper frei, Ihre Sachen können Sie auf den Stuhl legen.«

Sie ist nett und unverbindlich, das ist ihr Job. Für mich hat diese Situation eine ganz andere Bedeutung. Wie gerne würde ich, nur für diese paar Minuten, mit ihr tauschen. Doch wer weiß das schon, vielleicht hat sie ja auch Krebs? Und vielleicht noch ganz viele andere, von denen ich das gar nicht weiß? Man sieht es einem ja erst mal gar nicht an.

Sie weist auf zwei horizontale Platten, die auf Brusthöhe an dem Mammografiegerät angebracht sind. »Legen Sie bitte ihre Brust hier hinein.«

Da soll meine kleine Brust dazwischen? Während ich noch überlege, wie das gehen soll, greift sie beherzt meine Brust und zwängt sie in den Zwischenraum.

Autsch, das tut weh! Ganz besonders meine rechte Brust. Jetzt merke ich ganz deutlich, dass mit dieser Brust etwas nicht stimmt. Die Zeit vergeht unendlich langsam, bis endlich die Prozedur beendet ist. Danach darf ich wieder in das Wartezimmer bei der schmerzlich schönen Orchidee Platz nehmen.

Ein klitzekleiner Hoffnungsschimmer bleibt mir, dass vielleicht doch alles nur blinder Alarm ist. Aber im Grunde meines Herzens weiß ich zu genau, was mir der Arzt gleich sagen wird. Vorher wird meine Brust noch geschallt. Dazu werde ich in einen anderen Raum geführt, der Arzt wartet hier schon auf mich und weist mich an, auf der Liege Platz zu nehmen. Das Schallen tut gar nicht weh und gilt auch als ungefährlich. Ganz im Gegensatz zur Mammografie.

Im Ultraschall entdeckt der Radiologe nun eindeutig den Knoten. Vor drei Jahren hatte ich schon mal eine Mammografie machen lassen, bei der nichts entdeckt wurde. Auch diesmal sieht man bei der Mammografie nicht sehr viel. Erst durch den Ultraschall wird der Befund klar. Ich spüre, wie Ärger in mir hochkommt: Warum macht man nicht gleich eine Diagnostik mit einem sensiblen Ultraschallgerät bei einem Experten? Anscheinend sieht man in der Mammografie weniger als in einem guten Ultraschall. Lieber quält man Frauen zunächst in eine mit Strahlen belastete, schmerzhafte Untersuchung, die sowieso noch mit Ultraschall abgeklärt werden muss! Da drängt sich doch der Verdacht auf, dass es da um etwas ganz anderes geht. Wir Frauen werden ständig zur Mammografie aufgefordert, obwohl diese Untersuchung heftig umstritten ist. Dass die durch Zug und Druck bereits unter physischem Stress stehende Brust durch die Strahlung zusätzlich belastet wird und vielleicht erst dadurch Zellen entarten, ist nicht von der Hand zu weisen. Möglicherweise ist bei mir vor drei Jahren, bei der damaligen Mammografie, der Krebs erst zum Durchbruch gekommen?

Der Radiologe sagt mir, dass der Tumor knapp zwei Zentimeter groß und mit Sicherheit bösartig ist: »Leider wird die ganze Brust entfernt werden müssen. Der Tumor sitzt direkt hinter der Brustwarze, für eine Erhaltung ist ihre Brust zu klein.«

Mir wird wieder schwindelig, das kann doch nicht sein! Irgendetwas in mir schreit: Nein, nein, das ist alles bloß ein furchtbares Versehen! Morgen kommt heraus, dass das alles gar nicht wahr ist, oder ich wache aus diesem schrecklichen Traum auf.

Mit Tränen in den Augen und irgendwie abgeschnitten von der Welt fahre ich anschließend nach Hause. Im Auto rede ich auf mich ein: Nimm dich zusammen, du musst jetzt erst mal nach Hause kommen! Bau ja keinen Unfall, konzentriere dich! Zu Hause wird bestimmt alles gut. Ich sage es Volker, er nimmt mich in den Arm, und irgendwie wird es dann bestimmt besser. Oder auch nichts, das Nichts fühlte sich wie eine große Erleichterung an. Einfach nichts. Nichts ist, nichts fühle ich, nichts ist passiert.

Dann erinnere ich mich an die abschließenden Worte des

Radiologen: »Um ganz sicher zu sein, muss man noch eine Biopsie machen. Doch ehrlich gesagt, habe ich wenig Hoffnung.«

Aber da ist noch eine Untersuchung, sie könnte ja auch ein ganz anderes Ergebnis bringen. Er hatte gleich für den nächsten Tag einen Termin für mich vereinbart. Vor der Biopsie bräuchte ich keine Angst zu haben, gab er mir mit. Das sei nur ein kleiner Pieks in die Brust, über den dann eine Gewebeprobe entnommen wird. Diese Hoffnung trägt mich bis zum nächsten Tag.

Am nächsten Tag warte ich mit vielen anderen Frauen in einem großen hellen Wartezimmer in der gynäkologischen Praxis des Krankenhauses. Wieder steht ein schöner Blumenstrauß in der Ecke. Aha, das machen die extra, denke ich mir, damit wir auch etwas Schönes zu sehen bekommen. Für diese Aufmerksamkeit bin ich in diesem Moment sehr dankbar. Dr. G. kommt schließlich persönlich in das Wartezimmer und begrüßt mich freundlich. Ich folge ihm in sein Behandlungszimmer, dort klärt er mich über das nun folgende Prozedere auf. Irgendwie gelingt es ihm schnell, eine lockere Atmosphäre aufzubauen. Wir machen sogar ein paar Späße. Nein, der wird mir nicht wehtun, bestimmt nicht, sagt mir mein Gefühl. Auch seiner Meinung nach geht es nur um einen kleinen Pieks. Ein Satz von ihm lässt mich allerdings aufhorchen: »Sie brauchen auch keine Angst vor einer Metastasierung durch die Biopsie zu haben. Studien haben bewiesen, dass es in der Prognose mit und ohne Biopsien keinen Unterschied gibt.«

Warum sagt er mir das jetzt? Gibt es etwa Zweifel, kann mir die Untersuchung schaden? Jetzt ist es zu spät – zu peinlich, wenn ich jetzt den Rückzieher machen würde! Er ist doch so nett und wirkt so kompetent, beruhige ich mich. Ich muss jetzt vertrauen.

Und dann geht es ans Eingemachte: Der »kleine Pieks« erweist sich als euphemistische Verharmlosung. Über eine lange dicke Röhre wird mit viel Krach und enormer Geschwindigkeit eine lange Nadel in meine rechte Brust gestanzt. Allein durch den plötzlichen lauten Stoß erschrecke ich jedes Mal bis auf die Knochen. Zwar gelingt es dem Arzt immer wieder, mich zu beruhigen: »Sie machen das ganz toll, wir sind gleich fertig.« Aber dann kommt – Bamm! – der nächste Stoß.

Ich darf nicht zur Last fallen, ich darf nicht schwierig sein. Jetzt ist es sowieso zu spät, wir haben schon angefangen. Ich bin doch so mutig, wiederhole ich mein Mantra. Die Prozedur wird einige Male an verschiedenen Stellen meiner Brust wiederholt. Das Blut läuft mir in Strömen am Körper entlang. In meiner Wahrnehmung sieht der Gynäkologenstuhl am Ende aus, als ob ein Schwein geschlachtet worden wäre. Freundlicherweise verzichtet der Arzt am Ende auf das Stanzen der Lymphknoten. Wie sein Kollege gibt auch er mir am Schluss noch mit, dass die Brust sowieso ab muss. Verdammt, war die ganze Prozedur für mich vollkommen überflüssig?

Und nun?

Zu Hause kommt mir Volker schon auf der Treppe entgegen. Wie gut, dass er heute nicht unterwegs ist. Als Vertriebs-ingenieur muss er oft seine Kunden besuchen. Aber heute ist er im Home-Office. Er erkennt sofort, dass das Ergebnis schlecht war und nimmt mich in den Arm. Wie gut das tut. Obwohl ich mit 1,80 Meter bestimmt keine kleine Frau bin, kann ich mich in seinen Armen geborgen fühlen. Er ist doch um einiges größer und breiter als ich.

Auch wenn er den Krebs nicht wegzaubern kann, ich bin nun nicht mehr alleine mit dem Feind. Ich fühle mich gleich stärker. Wir haben beide noch keinen Plan, wie es nun weitergehen soll. Wie verhält man sich in einer solchen Situation? Doch das normale Leben geht weiter. Jetzt muss das Mittagessen für die Kinder gemacht werden, die gleich kommen und einen gedeckten Tisch erwarten, und Volker muss wieder an den Schreibtisch. Ich gehe das Mittagessen vorbereiten, das tut irgendwie auch gut. Die Aufmerksamkeit wird dem Krebs ein wenig entzogen.

Trotzdem kreisen meine Gedanken darum. Mein Sohn Gerion ist gerade 13 Jahre und meine Tochter Gwendolin ist 10 Jahre alt. Wie soll ich, wie sollen wir es ihnen sagen?

Wenn Volker zu Hause ist, können wir oft zusammen zu Mittag essen, was wir sehr genießen. Dabei ist natürlich immer auch Raum für familiäre Angelegenheiten. Außerdem bin ich eine schlechte Schauspielerin, man sieht es mir sofort an, wenn es mir nicht gut geht. Ich habe keine Kraft, meinen Kindern etwas vorzuspielen. Aber ich sehe es auch nicht ein. Als Psycho-login, ich habe eine Praxis für Körper- und Psychotherapie, weiß ich, wie wichtig es ist, den Kindern die Wahrheit zu sagen. Sie spüren sowieso, wenn etwas nicht in Ordnung ist.

Ich hatte gestern schon mit beiden Kinder einzeln gesprochen und sie etwas vorbereitet. Da konnte ich noch sagen, dass es mir nicht gut geht und dass ich gerade viel wegen Untersuchungen bei Ärzten bin.

»Es kann sein, dass ich Krebs habe«, habe ich ihnen auch gesagt. Sie sollten die Möglichkeit haben, sich langsam an den Schrecken zu gewöhnen.

Gerion reagierte erstaunlich gelassen: »Ich bin sicher, dass du wieder gesund wirst«, lautete seine Antwort. Es kann nicht sein, was nicht sein darf? Verdrängung kann so wohltun. Ich nehme ihm nicht seinen Schutz. Ich lasse mich sogar von ihm umhüllen. Ja, bestimmt werde ich wieder gesund.

Bei Gwenni war es dramatischer. Ich nehme sie auf den Schoß und umarme sie zärtlich. »Mein lieber Schatz, es kann sein, dass ich sehr krank bin«, sage ich ihr.

»Was hast du denn, Mama?«

»Möglicherweise habe ich Krebs, aber –«

Sie lässt mich nicht ausreden: »Nein, Mama, das hast du nicht! Das hast du nicht! Das hast du nicht!« Sie drückt mich von sich fort und fängt an, ihre Sachen fürs Ballett zu packen.

Ich bitte sie, doch noch mal in meine Arme zu kommen. Zögernd kommt sie näher und kuschelt sich dann ganz ein, ich drücke sie fest und schaukle sie ein wenig hin und her. Nun weint sie hemmungslos und verzweifelt. Ich halte den Schmerz kaum aus. Ich kann nicht anders und sage: »Meine Süße, ich verspreche dir, nicht zu sterben, bevor du erwachsen bist.«

Natürlich wusste ich damals gar nicht, ob ich das halten kann. Aber das Versprechen habe ich auch mir gegeben. Es ist wie ein Vertrag, aus dem ich nicht mehr herauskomme. Auch er hat viel zu der Kraft beigetragen, die mich später durch die Erkrankung leiten wird.

Nun sitzen wir vier beim gemeinsamen Mittagessen. Ich bekomme kaum einen Bissen hinunter. »Es gibt eine sehr traurige Nachricht«, beginne ich zaghaft. Volker legt seine Hand auf mein Bein. »Ich war heute Morgen beim Arzt, es ist nun sehr wahrscheinlich, dass ich Krebs habe.«

Stille.

»Es könnte sein, dass ich Chemotherapie bekomme. Dann könnten wir in diesem Sommer nicht in den Urlaub fahren, wir müssten das auf später verschieben.«

Gwenni reagiert als erste – mit Wut: »Nein, das geht nicht! Alle meine Freundinnen fahren in den Urlaub, das ist gemein!« Sie ist so wütend, dass sie sämtliche liebevollen Erklärungen einfach an sich abprallen lässt. Ihre ganze Wut, Enttäuschung und Angst entlädt sich ungebremst. Volker und ich schweigen schließlich betroffen.

Zu unserer Verblüffung reagiert Gerion ruhig und tatkräftig. Er scheint der Einzige zu sein, der die Situation im Griff hat, und macht instinktiv genau das Richtige. »Komm, Gwenni«, sagt er zu seiner Schwester, »wir gehen nach oben in mein Zimmer, ich zeige dir ein schönes Spiel, das wird dir gefallen.«

Er nimmt die aufgebrachte Gwenni an die Hand und die beiden gehen nach oben.

Volker und ich schauen uns an. Unser Sohn hat gerade einen großen Wachstumsschritt vollzogen. Vielleicht ein bisschen zu früh.

Und nun? Wir sitzen noch eine Zeit stumm und handlungsunfähig am Tisch. Es gibt nichts zu reden, und wir bemühen uns beide, nicht wie Gwenni einfach auszurasten. Wer soll uns an die Hand nehmen? Einen Schritt nach dem anderen, das soll unser Motto für die nächste Zeit sein, beschließen wir letztlich. Ich gehe jetzt den Tisch abräumen, Volker hoch zu seiner Arbeit. Und dann kommt der nächste Schritt.

Am nächsten Morgen ist meine rechte Brust ein einziger Bluterguss, sie ist komplett angeschwollen und mindestens doppelt so groß wie die linke. Ich habe Schmerzen, und mein Laienverstand erinnert sich an die Regel: Nie in den Tumor hineinstechen. Eine ganz alte Weisheit, die ich in vielen Büchern und Artikeln gelesen hatte. Tumorzellen verbreiten sich in erster Linie über den Blutweg. In den Lymphen sind sie eigentlich ganz gut aufgehoben, denn die sind voll mit Abwehrzellen. Bildlich gesehen sind geschwollene Lymphknoten nichts anderes als Feuerwehrautos, die zum Einsatz kommen, wenn es brennt. Im Körper brennt es auch, etwas ist ganz grundlegend nicht in Ordnung. Die Lymphknoten versuchen, das Gröbste zu beheben, nämlich die Tumore unschädlich zu machen. Sie zu entfernen ist in etwa so, als ob man bei einem Hausbrand die dann kommenden Feuerwehrautos zerstört. Denn die sind ja bei einem Brand in der Regel immer zu sehen. Sie sind aber nicht die Ursache des Brandes, ganz im Gegenteil.

Ich zeige Volker die Brust. Auch er ist geschockt. Am liebsten würde er gar nicht hinschauen. Da wir bislang unser Wissen über das Gelesene fleißig ausgetauscht haben, ist auch er jetzt der Meinung, dass dieser Tumorherd weg muss.

Schließlich werde ich zum Beratungsgespräch geladen. Durch die Mammografie und die Biopsie hatte ich ja schon einen wesentlichen Schritt in Richtung schulmedizinischer Behandlung vollzogen. Doch wie soll es jetzt weitergehen, kann ich den Zug noch stoppen? Alles geht so schnell, und muss unmittelbar entschieden werden. Langsam und deutlich klärt mich Dr. G. über den Befund auf. Ich sitze aufrecht und lausche ihm aufmerksam, ich will nichts verpassen. »Ihr Krebs ist übrigens nicht neu«, sagt der Arzt schließlich, »er ist vor etwa zehn Jahren gewachsen.« Plötzlich bin ich weg. Ich sehe, wie er seine Lippen bewegt, aber ich höre ihn nicht mehr. Dieses Summen im Kopf, wie im Wartezimmer des

Radiologen, umgibt mich. Ich sehe mich in einem kalten ge-
kachelten Raum sitzen. Gleich soll ein Lungenszintigramm
gemacht werden, dazu muss mir eine radioaktive Substanz
verabreicht werden. Das will ich nicht. Ich bin erpresst worden. Am liebsten würde ich weglaufen, immer wieder sehe
ich, wie ich schnell aufstehe und weglaufe, hinter mir höre
ich die ärgerlichen Rufe all der ach so wichtigen Menschen
um mich herum, dass ich das doch nicht machen könne.
Doch ich renne einfach hinaus, keiner kann mich aufhalten,
ich laufe den Gang hinunter zu meinem erst vor drei Tagen
geborenen Baby, nehme es in den Arm, und alles wird gut.

Doch ich bin auf dem Stuhl festgewachsen, und meine
rechte Brust weint.

»Hallo, Frau Gleising!«

…

»Frau Gleising, können Sie mich hören? Wo sind Sie gerade, können Sie mir noch folgen?«

Ich schaue in die Richtung der Stimme und komme in das
Arztzimmer zurück: »Äh, ja, ich bin wieder da.«

Eigentlich brauche ich seine Erinnerung nicht. Schon als
ich die Diagnose zum ersten Mal hörte, wusste ich, dass
meine Erkrankung mit meinem Trauma verbunden ist, das
ich vor gut zehn Jahren erlebt hatte.

Ich bin froh, dass der Arzt meine geistige Abwesenheit bemerkt hat und nicht einfach weiterredet. In diesem Moment
beschließe ich, ihm zu vertrauen, trotz der fürchterlichen
Biopsie. Alles wird gut, bestimmt wird alles gut. Du bist
nicht die Einzige mit Brustkrebs, der Mann weiß, worüber er
redet, beruhige ich mich.

Dr. G. stellt mir nun zwei Behandlungsoptionen vor. Bei der
ersten Variante wird mir die Brust in den nächsten Tagen
»abgenommen« (was für eine euphemistische Umschrei-
bung für Abschneiden). Während der OP wird bereits der

Portkatheter gelegt, weil direkt im Anschluss nach der Wundheilung mit der Chemotherapie begonnen wird. Diese wird eine Mixtur aus verschiedenen Wirkstoffen zu verschiedenen Zeiten sein. Um möglichst alle Tumorzellen zu erreichen, wird man dabei mit Menge und Aggressivität der Zytostatika nicht zaghaft sein. Schließlich bin ich ja noch so »gesund« und kann einiges vertragen. Wenn alles gut geht, bekomme ich dann nach etwa acht Monaten noch Bestrahlungen und eine abschließende Hormontherapie. Ich traue meinen Ohren kaum, als der Arzt sagt: »Wir hoffen, dass bis dahin die Eierstöcke kaputt sind, sodass wir Aromatasehemmer geben können.«

Aromatasehemmer gibt man als Zusatzbehandlung nach dem Brustkrebs, wenn die Menopause vorbei ist. Das Medikament hemmt die Bildung von Östrogen, denn das Hormon kann das Wachstum von Tumoren befördern. Bislang hatte ich aber noch gar keine Anzeichen von Wechseljahren! Möglicherweise hat er es nicht exakt so ausgedrückt, jedenfalls ist das die brutale Botschaft, die bei mir ankommt. »Ich will, dass gar nichts in meinem Körper kaputt gemacht wird!«, möchte ich ihn anschreien, aber das ist kindisch. Ich schlucke es herunter.

Die Alternative unterscheidet sich leider nicht sonderlich von dem ersten Prozedere. Ich kann hierbei wählen, ob ich die Chemotherapie vor anstatt nach der OP haben möchte. Bestrahlung und Hormontherapie würden dann folgen. Das nennt sich neoadjuvante Chemotherapie und soll schon vor der Operation den Tumor schrumpfen lassen und damit den Eingriff erleichtern. Das hat zudem den Charme, dass man zumindest weiß, ob die Chemotherapie bei meinem Krebs wirkt.

In den nächsten zwei Wochen fressen sich Volker und ich weiter durch Bücher über Krebs, die die Erkrankung zu erklären versuchen und alternative Therapieansätze vorschlagen. Vieles hört sich sehr schlüssig und hoffnungsvoll an. Ich beginne wieder mehr Lebensfreude und Hoffnung zu bekommen. Ich bin nicht mehr hilflos ausgeliefert, nun kann ich etwas tun.

Wenn ich meine Brust anschaue, ist mir klar, dass die wohl weg muss. Dunkelblau und dick ist sie unübersehbarer Beweis meiner Erkrankung und Zeichen dafür, dass dringend etwas getan werden muss. Mein Gynäkologe meinte zwar, dass laut Studien eine Biopsie kein größeres Risiko für Metastasen nach sich ziehe, aber das glaube ich jetzt nicht mehr. Vielleicht ist das Risiko wirklich geringer, wenn die Patientin gleich danach eine aggressive, prophylaktische Chemotherapie erhält. Möglicherweise werden dadurch viele im Blut fließende Tumorzellen erwischt. Aber es bleibt dabei, Chemotherapie kann zwar die Tumormasse für eine Zeit verringern, aber sie ist nicht in der Lage, epitheliale Wucherungen komplett zu heilen. Der Einzige, der wirklich dazu in der Lage ist, ist unser Körper, also unser eigenes Immunsystem, und dieses wird durch die Zytostatika zunächst platt gemacht.

Mittlerweile stoße ich auf Studien, die behaupten, dass Chemotherapien die Tumormasse tatsächlich nur bei etwa 40 Prozent aller Brustkrebstumore verringern. Das ist natürlich ein Riesendeal für die Pharmafirmen: Die Frauen bekommen alle eine teure adjuvante Chemotherapie, ohne zu wissen, ob sie überhaupt bei diesem Tumor hilft. Überprüfen kann man das dann nicht, da ja nach der OP der Tumor entfernt wurde. Im schlechtesten Fall hätte die Frau keinerlei Nutzen – nur Nebenwirkungen und Schädigungen der gesunden Zellen. Und da es »aus ethischen Gründen« bis heute keine Doppelblindstudien gibt, die untersuchen, ob die Chemotherapie überhaupt auf Dauer gesehen hilft, ist es im Kern für mich nicht zu verstehen, dass sie dennoch routinemäßig eingesetzt wird. Oft kommt der Krebs nach einer solchen »prophylaktischen Therapie« nach fünf Jahren wieder, aber genau nach fünf Jahren gilt die Krebserkrankung als geheilt. Also spricht man von einer Neuerkrankung. Das ist perfekt für die Pharmafirmen.

So bin ich mir nach den zwei Wochen Lesemarathon immer noch nicht wirklich im Klaren darüber, ob ich die Chemotherapie machen will oder nicht. Volker steht voll und ganz an meiner Seite. Die traumatischen Erlebnisse rund um die Geburt meines ersten Kindes Gerion haben auch ihn zu einer skeptischen Einstellung den Ärzten gegenüber gebracht. »Ich habe keinen Schimmer, was das Richtige ist, aber ich unterstütze jede deiner Entscheidungen«, sagt er schließlich. Etwas Besseres kann er im Moment kaum tun, ich bin ihm sehr dankbar dafür.

———

Meine Einstellung zur Biopsie war anfänglich sehr negativ. Ich war mir sicher, dass meine Krankheit anders verlaufen wäre, wenn ich sie abgelehnt hätte. Heute, fünf Jahre später, bin ich mir da nicht mehr so sicher. Auch wenn ich nach wie vor die Biopsie nicht mehr machen würde, kann es doch sein, dass sie für andere Betroffene hilfreich ist. Es entwickelt sich so viel in der Krebstherapie, und es scheint immer wichtiger zu sein, den Tumor wirklich in all seinen Einzelheiten zu kennen. Umso spezifischer kann ein Medikament gefunden werden.

Ich frage mich allerdings, warum man das nicht während der Brustoperation machen kann. Früher ist man wohl so vorgegangen: Der Tumor wurde freigelegt und das während der OP entnommene Gewebe direkt im Labor untersucht. Je nachdem wie der Befund war, wurde der Tumor entfernt oder nicht. Durch diese Wartezeit, in der Regel etwa zwanzig Minuten, wird der Eingriff natürlich länger. In der Zeit könnte vielleicht schon eine andere Operation stattfinden. Zudem bringt auch die Biopsie Geld. Andererseits könnte eine vorangehende

Biopsie die Operation möglicherweise verhindern. Allerdings wussten die Ärzte bei mir schon vorher auf Grund der radiologischen Befunde, dass mein Tumor bösartig ist. Dennoch wurde die Biopsie durchgeführt. Kein Wunder, dass das große Abwehr und viel Unverständnis in mir hervorgerufen hat.

Dennoch glaube ich nicht mehr, dass die Biopsie der einzige Grund dafür ist, dass mein Krebs ein dreiviertel Jahr nach der OP wieder gekommen ist. Ich habe gelernt, dass bei der Entstehung einer so schweren Erkrankung viele Faktoren zusammenspielen. Genauso ist es auch mit der Heilung. Ich habe das Bild von einem Puzzle: Erst mit dem letzten Teil wird das Bild komplett.

OP und Brustaufbau

Die zwei Wochen bis zur Operation vergehen erstaunlich schnell. Viel zu schnell, um mich in Würde von meiner Brust zu verabschieden. Mal wieder sitze ich stumm in meinem Bett und starre Löcher in die Luft. Meine Gedanken sind bei meiner Brust. Wie wird sich mein Körper ohne sie anfühlen? Nur mit Mühe kann ich die Horrorphantasien stoppen, die mir durch den Kopf schießen: Menschen ohne Hand, ohne Beine, Männer ohne Hoden.

Volker kommt herein, setzt sich neben mich und nimmt meine Hand. Sein Mitgefühl beruhigt mich ein wenig. Das alles ist für ihn mindestens so schlimm wie für mich. Er ist ganz bei mir.

Aber kann man dieses Gefühl wirklich nachvollziehen? Ich weiß es nicht. Auch für ihn sind meine Brüste schon immer etwas ganz Besonderes gewesen. Schon sehr oft hat er mir gesagt, wie sehr er sie mag und wie schön und erregend er sie findet. Wenn ich auch an seiner Liebe manchmal zweifelte, bin ich mir doch sicher, dass er meinen Körper wirklich begehrt. Wird er mich auch mit nur einer Brust noch lieben? An diesem Abend bin ich davon überzeugt. Unsere Liebe wird über dieser Äußerlichkeit stehen. Wusste und weiß ich doch, dass ein liebendes Herz die Schönheit auch in dem Unvollständigen sieht. Aber ich spüre auch, wie er bereits einen Schutzschild um sich errichtet: Es ist zu viel Furchtbares, um das alles an sich heranzulassen.

Und ich? Auch ich fühle mich weiterhin wie in einem schlechten Traum, den ich bewusst von außen beobachte. Da ist diese Schicht aus Nebel um mich herum, die verhindert, dass ich von meinen Gefühlen überrannt werde.

Der nächste Schritt ist klar. Übermorgen kommt die Brust

ab, ich brauche sie nur anzuschauen, um sicher zu sein, dass das die richtige Entscheidung ist. Sicher beschützt in Volkers Armen schlafe ich schließlich ein.

Schließlich ist es so weit. Der Tag der Operation steht unmittelbar bevor. Wegen wichtiger Vorbereitungen muss ich schon heute anreisen. Die Bücher, die ich noch nicht gelesen habe, nehme ich mit ins Krankenhaus. Genauso wie die noch offene Entscheidung bezüglich Port und Chemo. Aber auch der Zeitdruck nimmt zu: Sollte ich mich für die Chemo entscheiden, wäre es geschickt, den Port schon während der Operation zu legen. Man erspart sich damit eine weitere Narkose. Da hat Doktor G. sicherlich recht.

»Die Chemotherapie hat die besten Chancen, wenn sie direkt nach der OP gegeben wird«, lautet die Aussage des Arztes. Jetzt würde ich hinzufügen: »Natürlich, das verringert die Zeit, in der die Tumorzellen, ausgelöst durch die Biopsie, munter durch das Blut zirkulieren können.« Trotzdem: Der Schock über die Krankheit ist noch längst nicht verarbeitet, ich weiß noch viel zu wenig über Krebs, muss aber ständig weitreichende Entscheidungen treffen. Ein guter Tipp, den ich immer wieder in den Büchern fand, war der, sich nicht zu sehr unter Druck setzen zu lassen. Dort lese ich beispielsweise: »Wenn der Krebs erkannt wird, hatte er in der Regel schon viele Jahre Zeit zu wachsen, da kommt es auf ein paar Tage auch nicht mehr an.« Das trifft definitiv auf mich zu. Mein Trauma liegt schon gut zehn Jahre zurück.

»Eine Entscheidung aus Angst und Not heraus ist unbedingt zu vermeiden.« Auch das spricht mir aus der Seele. Zunehmend lerne ich, zunächst ruhig zu werden und meinen Bauch zu befragen. Was richtig und was falsch ist, wird sich sowieso erst später zeigen. In dem Moment der Entscheidung stehen einem eben nur die Informationen zur Verfügung, die man sich bis jetzt angeeignet hat. Und wenn der Fall nicht klar ist, muss der Bauch weiterhelfen. Diese Methode wird mich immer wieder durch meine Erkrankung begleiten.

Die Entscheidung darüber, gleich bei der OP einen Port legen zu lassen, überfordert sicher vielen Frauen. Sie sind wie ich noch im Schock und müssen eine Entscheidung treffen, die die Weichen für die weiteren Therapien stellt. Denn mit dem Port macht man dann natürlich auch die Chemotherapie, und wenn man sich schon für die Schulmedizin entschieden hat, ist auch der alternative Weg mehr oder weniger verbaut. Das Immunsystem wird zunächst geschwächt.

Da das Legen eines Portes bei mir mit einer dauerhaften Blutverdünnung einhergehen würde, habe ich große Bedenken. Im Rahmen der ersten Schwangerschaft erlitt ich eine Thrombose der tiefen Beckenvene. Die anschließenden zwei Embolien, einmal sechs Wochen vor der Geburt und dann bei der Geburt, waren lebensgefährlich. Mein Schutzengel hatte damals alle Hände voll zu tun.

Außerdem entwickelte ich eine Heparin induzierte Thrombozytopenie, also eine gefährliche Unverträglichkeit auf das Blutverdünnungsmittel. Gibt man mir als Blutverdünnung Heparin, erhöht das die Gefahr einer Thrombose, anstatt sie zu senken. Damals bekam ich als Ersatz das Medikament Orgaran. Es war noch sehr neu und unerforscht. Unter anderem wurde es später für seine verstärkte und schlecht zu regulierenden Blutungen unter Operationen bekannt, sodass ich bei der Geburt meines Sohnes fast verblutet wäre.

Mittlerweile gibt es ein neues Alternativpräparat, aber kann ich dem vertrauen? Vor allem, kann ich meinen Ärzten vertrauen? Werden sie meine Geschichte ernst genug nehmen? Aus schlechter Erfahrung heraus bin ich misstrauisch. Die Chemotherapie wird zusätzlich dafür sorgen, dass ich vermutlich eine lange Zeit alle Kraft für mich benötigen werde und wahrscheinlich keine Kapazität dafür habe, die

Entscheidungen der Ärzte zu hinterfragen. Nein, diese Hilflosigkeit mit schlechtem Ausgang will ich nicht mehr erleben.

Zwar ist mein behandelnder Arzt sehr sympathisch, aber er ist in erster Linie Schulmediziner. Zu meiner Erleichterung reagierte er verständnisvoll darauf, dass ich eine zweite Meinung bei Dr. Herzog einholen will. Der beschäftigt sich zusätzlich zur Schulmedizin auch mit alternativen Therapieansätzen und sieht manches kritisch. Ja, Dr. G. unterstützt mich sogar in meiner kritischen Haltung und berichtet mir von einer Studie, die nachweist, dass Frauen, die sich eine eigene Meinung bilden, eine größere Heilungschancen haben. Mein Vertrauen in ihn wächst in diesem Gespräch erneut.

Dennoch bleiben meine Bedenken, was den Port angeht. Ja, ich halte das Legen und Leben mit dem Port bei mir sogar für lebensgefährlich. Ich hatte es ja erlebt, dass Ärzte das Risiko einer Thrombose und Embolie bei mir immer wieder völlig unterschätzt hatten. Wenn ich mir vorstelle, dass ich dem Legen des Portes zustimme, reagiert mein Körper mit Zittern und Druck im Bauch. Stelle ich mir hingegen vor, ich mache es nicht, fühle ich Erleichterung und kann freier atmen. Natürlich bleibt die Angst, dass ich mich falsch entscheide und dadurch alles schlimmer mache, aber das kommt zeitlich später. Jetzt geht es erst mal um den Port – und da bekomme ich ein klares Nein.

Eine weitere gute Übung in Bauchentscheidung bietet sich nochmal am Abend. Der operierende Arzt ist bei mir und informiert beiläufig: »So, morgen legen wir mit der Brustamputation gleich einen Expander. Der wird in regelmäßigen Abständen durch Einspritzung von Flüssigkeit vergrößert und sorgt für die Weitung der Haut. Nach einem halben Jahr können wir dann ein Implantat einsetzen.«

Wie bitte? Bislang war er gegen einen Aufbau, weil dieser sich mit einer eventuell anschließend geplanten Bestrahlung der Brust nicht vertragen würde. Offensichtlich vermutet er schon jetzt, dass ich der Bestrahlung nicht zustimmen werde. »Und die Bestrahlung?«, frage ich.

»Das geht schon.« Schweigen. »Ich stelle Ihnen eine Patientin vor, die gerade einen Brustaufbau bekommen hat. Ich schicke sie zu Ihnen. Danach können Sie den Schwestern sagen, wie Sie sich entschieden haben.«

Schon nach wenigen Minuten erscheint seine Patientin. Bereitwillig zeigt sie mir ihre Brüste. Ich muss einen Moment zurückweichen, so schön sind sie geworden. Alles was recht ist, da hat er schon was drauf. Möchte ich auch so was? Mein weibliches »Schönheitsbegehren« bekommt eine Stimme: Ja, das will ich auch, ist doch toll, so schöne Brüste hast Du doch nie gehabt.

Mein Kopf erwidert: Schon, aber die sind doch künstlich und außerdem ist das Implantat auch wieder krebserregend. Zudem bräuchte ich eine zweite OP in sechs Monaten.

Daraufhin mein Bauch: Aber stell Dir doch nur vor, auch äußerlich wirst Du wieder eine richtige Frau sein. Komm bitte, schenk mir das!

Das Gefühl, meine Vorstellung, wieder vollständig zu sein, ist so verführerisch, dass ich dieser OP zustimme.

Im Nachhinein würde ich allerdings die Angleichung an der gesunden Brust nicht mehr machen lassen. Meine Brüste waren schon immer sehr sensibel, und zu meinen schönsten Ganzkörperorgasmen gehörten die, die ich über die Stimulierung meiner Brüste bekommen habe. Das war danach erst mal vorbei. Nach langer Zeit kam die Sensibilität ein wenig zurück, aber sie blieb ein Abklatsch von dem, was sie einmal war. Letztlich ist mir heute die Funktionalität wichtiger als die Schönheit.

Am Morgen des Operationstages kommt Volker früh zu mir ins Krankenhaus. Ich habe den zweiten Termin auf dem OP-Plan. Bis man mich abholt, bleibt er bei mir. Er hilft mir beim Anziehen des OP-Hemdchens und wir können über das »Spitzenhöschen« lachen. Galgenhumor nennt man das wohl. Dann hält er meine Hand, das beruhigt mich. Schließlich bekomme ich eine Leck-mich-am-Arsch-Tablette, die mich ein wenig schläfrig werden lässt. Als die Schwestern mich in meinem Bett zum OP fahren, schaue ich nochmal Volker in die Augen. »Gleich sehen wir uns wieder, dann ist alles gut«, flüstert er mir zu. Ich verbinde mich mit der Zuversicht und kann in der Schleuse sogar Witze machen.

Der Anästhesist ist ein Engel. Liegt das am Berufsbild? Ich weiß es nicht. Bislang habe ich immer nur gute Erfahrungen mit diesen Menschen gemacht. In Sekundenschnelle hat er raus, dass ich Pferde liebe. Wir plaudern etwas über ihre Eigenarten. Kurze Pause.

»Was wird denn bei Ihnen gemacht?«, fragt er.

»Bei mir soll die Brust abgenommen werden.«

Zack, sofort wird mir schwindlig, ich bekomme Atemnot, mein ganzer Körper zittert. Zum Glück liegt die Nadel schon, sodass er mich mit liebevollen Worten schnell in eine erholsame Bewusstlosigkeit gleiten lässt.

∞

Ich höre eine wunderbare Musik. Ich schwebe. Spüre eine galoppierende Pferdeherde neben mir. Es sind bestimmt dreißig Pferde in unterschiedlichen Farben und Größen, und irgendwie bin ich ein Teil von ihnen. Es fühlt sich an, als ob ich in einem wohligen Zuhause angekommen wäre. Das bin ich. Alles ist so leicht, ein breites Lächeln liegt auf meinem Gesicht. Mein Körper fühlt sich warm und weich an. Wo bin ich? Im Hintergrund höre ich Stimmen. Meine Welt differenziert sich zunehmend. Ich liege in einem Bett, das

Licht ist gedimmt. Rechts und links neben mir sind auch Betten. Ich beginne zu verstehen, ich liege im Aufwachraum. Alles ist gut gegangen. Ein tiefes Gefühl der Erleichterung und Freude erfüllt mich und hält noch eine ganze Weile an. Selbst zurück auf der Station ist das Grinsen nicht aus meinem Gesicht gewichen. Volker und meine enge Freundin Felizitas warten schon auf mich, als ich auf Station komme. Sie haben ihren Spaß mit mir und meinem Grinsen: Donnerwetter, was für ein geiles Zeug muss in der Narkose gewesen sein …

Die Schmerzen sind zunächst gut auszuhalten, und der operierte Bereich mit dicken Tupfern abgedeckt. Da schon der Expander eingesetzt wurde, der in den nächsten Monaten mein Gewebe dehnen wird, ist meine rechte Brustseite insgesamt noch gefüllt. Ich weiß zwar, dass meine Brust ab ist, aber da ist im Moment nicht nichts. Da ist nicht diese Leere, vor der ich mich so gefürchtet habe.

In den nächsten Tagen reift meine Entscheidung hinsichtlich der Chemotherapie. In meinem Zimmer liegt eine ältere Frau, die auch an Krebs erkrankt ist. Obwohl sie bereits Ende sechzig ist, erhielt sie eine prophylaktische Chemotherapie. Nach dem fünften Zyklus war sie in ihrem Bad kollabiert und dann mit dem Notarzt in die Klinik gebracht worden. Dort hat man sie wieder aufgepäppelt. Sie erzählt mir, dass sie und ihr Mann erst vor kurzem in Rente gegangen sind und sich auf die gemeinsame freie Zeit gefreut hätten. Und nun ist alles so furchtbar geworden! Mir ist klar, dass ich in ihrem Alter ganz sicher keine solch harte Chemotherapie mehr machen würde. Ich habe gelesen, dass Tumore, die so spät entstehen, in der Regel nicht so aggressiv sind. Sicherlich hätte sie auch ohne Therapie noch gute Chancen gehabt, einige Jahre zu leben, da noch nicht mal die Lymphknoten befallen waren. Nach ein paar Tagen, sie hat sich inzwischen ein wenig erholt, kommt das

Ärzteteam zur Visite und stellt sich um ihr Bett. Ich bin neugierig, wie es jetzt weitergeht.

»Jetzt sind Sie schon so weit gekommen«, sagt einer von ihnen, »Sie wollen doch jetzt nicht aufgeben. Wir empfehlen Ihnen, das Ganze jetzt noch durchzuziehen.«

»Wenn Sie das meinen, Herr Doktor.«

Oh nein, es zerreißt mir das Herz, seht Ihr denn nicht, was Ihr der Frau in ihren letzten Lebensjahren noch antut?

Doch was weiß ich schon? Sicherlich gibt es vieles, was ich im Moment nicht sehen kann. Und vielleicht nimmt die Therapie der Patientin am besten ihre Angst? Aus meiner momentanen Sicht kann ich diesen Schritt jedenfalls nicht verstehen, er bringt mein Vertrauen in die klassische prophylaktische Therapie mit Chemo und Bestrahlung weiter ins Wanken.

Gestützt wird das von meinen Büchern, in denen steht, dass die Wirkung von prophylaktischen Chemotherapien umstritten ist – und eben, dass sie epitheliale Krebserkrankungen niemals heilt. Selbst wenn sich also die Anzahl der Tumorzellen zunächst durch die Chemo senken lässt, bleibt doch mit Sicherheit die eine oder andere Krebszelle übrig.

Der im Klinikum Großhadern der Universität München arbeitende Epidemiologe Dieter Hölzel untersuchte zusammen mit Onkologen die Krankengeschichten Tausender Krebspatientinnen. Nach seinen Erkenntnissen, über die der SPIEGEL 2004 berichtete, leben gerade Frauen mit Brustkrebs und Chemotherapie keinen Tag länger als Erkrankte ohne Chemotherapie. Im Gegenteil, im Schnitt lebten sie sogar drei Monate weniger: »Was das Überleben bei metastasierten Karzinomen in Darm, Brust, Lunge und Prostata angeht, hat es in den vergangenen 25 Jahren keinen Fortschritt gegeben«, zieht er Bilanz. »Ich befürchte, dass die systematische Ausweitung der Chemotherapie gerade bei Brustkrebs für den Rückgang der Überlebensraten verantwortlich sein könnte.« Seine Studie ging über zehn Jahre und

untersuchte die Ergebnisse aus mehreren Universitätsklini-
ken in Deutschland.

Wie schon erwähnt: Für die prophylaktische Chemotherapie
nach einer Brustoperation gibt es aus »ethischen Gründen«
bis heute keine vergleichende Studie, also eine Studie mit einer Kontrollgruppe, die sich nicht der Chemotherapie unter-
zieht. Die wird als nicht zumutbar abgelehnt. Ganz sicher
gibt es aber Patientinnen, wie ich, die diese Chemotherapie
nicht wollen. Warum kann man die nicht in eine Studie ein-
binden? Mir ist jedenfalls klar, dass man dem Krebsgesche-
hen nun, spätestens nach der Biopsie, systemisch zu Leibe rücken muss. Mein Körper ist längst von den Tumorzellen
überflutet. Kommt der Krebs nach einer prophylaktischen
Chemotherapie zurück, kann man nur noch schwer mit Chemotherapie etwas bewirken, weil der Körper zum Teil schon
resistent auf die Mittel und natürlich auch geschädigt ist. Ich
will lieber mein Immunsystem stärken und stützen. Lieber
vertraue ich auf meinen Körper als auf die Chemotherapie.

Innerlich kann ich mich ebenfalls nur schwer mit der
Kampf- und Kriegsnomenklatur verbinden, die in der Onkologie vorherrscht. Der Tumor ist ja nicht von außen gekommen, er ist doch in mir gewachsen, aus meinen Zellen
entstanden, irgendwie gehört er deshalb auch zu mir. Warum ist das passiert, wie konnte das so weit kommen? Wo
habe ich mich so verlassen, dass meine Zellen sich gegen
mein Leben richten? Wo liebe ich mich noch nicht genug,
wo arbeite ich noch gegen mich? Vorgeschlagene Imagina-
tionen mit Panzern, Waffen, gute gegen schlechte Soldaten
und Ähnliches schrecken mich eher ab. Viel lieber möchte
ich mich in den Arm nehmen und mir zuhören. Was hat
meine Zellen, mich, so sauer gemacht? Auf der Station lerne
ich weitere Patientinnen kennen, einige von ihnen haben
trotz der aggressiven Therapie ein Rezidiv bekommen. Das
verstärkt meine Skepsis.

Spätestens wenn das Gespräch auf den Grund meines stationären Aufenthaltes kommt, ist die Gesprächspartnerin oder auch der Gesprächspartner in der Regel erst mal geschockt. Diesen Schock spüre ich jedes Mal wie eine Unterbrechung der Energie. Wie ein Blitz durchfährt es mich und in der Regel auch mein Gegenüber. Ein feiner Nebel erscheint zwischen uns. Man nimmt Abstand und bringt sich in Sicherheit. Kein schönes Gefühl. Nach der älteren Dame bezieht nun eine total nette Frau in meinem Alter das Nachbarbett. Und Uli ist anders: Sie ist nicht geschockt, sie unterstützt mich in meiner Hoffnung und vor allem Lebensfreude. Freud und Leid liegen bekanntlich eng beieinander. Wir haben den gleichen Humor und machen Lachtherapie. Wir lachen, bis die Tränen kommen.

Eines Tages bringt mir Volker eine Flasche Fruchtsaft, auf der der Werbespruch »Für Sinnlichkeit und Fruchtbarkeit« steht. Ich entdecke den Spruch und lese ihn Volker und Uli vor. Kurz herrscht Stille, Uli und ich schauen uns an, und können uns dann vor Lachen kaum noch halten. Uli hatte sich die Gebärmutter entfernen lassen, ihre Fruchtbarkeit wurde zerstört, ich habe eine Brust verloren, die Sinnlichkeit ist erst mal in Frage gestellt. Volker steht etwas unbeholfen zwischen uns und kann den Witz nur schwer verstehen. Das treibt uns nur noch mehr an: »Prost, Wundersaft!«, rufe ich. Humor scheint eine wunderbare Medizin gegen Leid zu sein. Mein momentaner Lieblingswitz drückt genau das aus, er hilft mir, mich von meinem Drama zu distanzieren: Geht ein Mann zum Arzt, er will sich untersuchen lassen, weil er sich in letzter Zeit nicht so wohl gefühlt hat. Nach der Untersuchung sagt der Arzt: »Ich habe eine gute und eine schlechte Nachricht für sie. Die schlechte ist, dass Sie Krebs haben, sie werden in sechs Wochen sterben. Die gute lautet, Sie haben auch Alzheimer, Sie werden das alles gleich vergessen haben.«

Natürlich schmerzt nach der Lachattacke die Brust noch stärker. Eine Mitpatientin prägt dafür den passenden Ausdruck »Hackfleischgefühl«. Seltsam, damit kann ich den Schmerz besser aushalten. Es scheint eine Magie darin zu liegen: Wenn man was benennen kann, verliert es an Schrecken. Das wusste wohl auch Jane K. Rowling, die das Grauen mit »Der, der nicht genannt werden darf« bezeichnete. Auch Rumpelstilzchen verliert in dem gleichnamigen Märchen an Wirkung, als sein Name bekannt wird.

Aber obwohl wir viel lachen, gibt es auch Raum für Tränen. Stundenlang quatschen wir uns aus. Wir sind so vertraut, als ob wir schon auf eine jahrelange Freundschaft zurückblicken könnten. Uli tut mir sehr gut.

Nicht zuletzt durch die wunderbare Zeit mit Uli ist der erste Schock überwunden. Meine Schutzschicht ist aber noch ganz dünn. Gleich wird der behandelnde Arzt kommen und mir das Ergebnis der OP mitteilen. Ich bin froh, dass Volker da ist. Ich bekomme Angst, mein Herz schlägt laut und schnell. Werde ich meine Interessen vertreten können? Ich weiß doch noch so wenig. Ich habe viel gelesen, aber das ist letztlich doch nur Papier – wer weiß schon, was an den vielen tollen alternativen Therapieformen dran ist? Ich habe ja null Erfahrung mit Krebs.

Dennoch habe ich mich gegen die Chemotherapie entschieden. Mein Herz schlägt noch schneller, als ich ihn endlich auf dem Flur höre. Er scheint in Zeitdruck zu sein, grüßt kurz und gibt mir dann den Bericht. Ich lese, dass anstatt wie besprochen drei insgesamt 14 Lymphknoten entfernt wurden! Ich fühle mich hintergangen, denn ich hatte vorher eindeutig gesagt, dass es nur diese drei sein sollten. Aber ich versuche, mich wieder zu beruhigen: Der Arzt wird schon wissen, was das Beste für mich ist, vielleicht waren die anderen auch befallen. Weiter lese ich in dem Bericht, dass der entfernte Tumor fünf Zentimeter groß war. Vor der OP hieß es doch 1,6 Zentimeter!? Das bringt meine Vorsätze ins Wanken. Muss ich unter diesen Bedingungen nicht doch der

Chemotherapie zustimmen? Mein Magen beginnt zu rebellieren, mir wird schwindelig, und mir schießen die Tränen in die Augen. Wie peinlich, denke ich, ich wollte doch einen seriösen Eindruck hinterlassen. Aber es hilft nichts, ich fühle mich ausgeliefert, hilflos und voller Angst.

Bei der Besprechung des Berichts bricht zwischen Volker und dem Arzt ein sehr unangenehmer Streit aus. Es kommt so weit, dass wir zu dritt in sein Arztzimmer marschieren, weil Volker die angeblich unabhängigen Studien anzweifelt, mit denen Dr. G. argumentiert. Volker hatte sich schlau gemacht, und weiß, dass die Texas-Studie im Auftrag der Pharmafirmen durchgeführt und von ihr gesponsert wurde. Das bestreitet Dr. G. zunächst. Volker wird sauer, der Arzt wird sauer. Der Wortwechsel geht hin und her, ich stehe dazwischen mit meinem Schmerz, für den gerade kein Raum ist. Ich weiß, dass beide das Beste für mich wollen, aber dieser Streit stresst mich zusätzlich. Ich fühle mich irgendwie dafür verantwortlich, den Streit zu schlichten, aber das gelingt natürlich nicht. Immerhin stellt sich heraus, dass die Größe des Tumors wohl ein Tippfehler ist – er ist tatsächlich deutlich kleiner gewesen.

Im Rückblick erkenne ich ein System bei dieser Erkrankung. Es beginnt mit einem Schock, langsam beruhigt man sich wieder, ordnet die Fakten, aber dann folgt ein weiterer Schock. Auch dieser verliert wieder an Kraft, man schöpft wieder Hoffnung. Beim nächsten Schock wird die Geschichte schon fast langweilig, bis es kaum noch etwas gibt, was einen wirklich noch schocken kann. Die Höhen und Tiefen flachen langsam ab. Und auch hier gilt: Wenn man etwas benennen kann – hier benenne ich den Prozess –, wird es leichter. Schließlich hilft nur noch, das anzunehmen, was ist, und Bewertungen komplett zu unterlassen. Diesen heiligen Weg werde ich nun in den nächsten Jahren zur Perfektion entwickeln.

Schon gut eine Woche nach der Entlassung aus dem Krankenhaus arbeite ich wieder in meiner Praxis für Körper- und Psychotherapie. Ich liebe meine Arbeit, und erstaunlicherweise hilft sie mir auch, mit meiner Diagnose klarzukommen. Wenn ich einem Patienten oder einer Patientin helfen kann, ist das ein sehr schönes Gefühl. Ich fühle mich nicht mehr so machtlos. Wie das Schicksal so spielt, habe ich plötzlich lauter Patienten und Patientinnen, die mit dem Thema Krebs beschäftigt sind. Entweder haben sie nahestehende Menschen oder Tiere an Krebs verloren, beschreiben ihre Angst vor Krebs, oder haben selber Krebs.

Fritz Perls, der Begründer der Gestalttherapie, der psychotherapeutischen Methode, die ich praktiziere, lehrte seine Therapeuten: »Leave your luggage out of the door – Lass dein Gepäck vor der Tür!« Wir sollen unsere eigenen Probleme und Prozesse außen vor lassen, wenn wir im Kontakt mit dem Patienten sind. Es ist immer wieder faszinierend für mich, ich höre die Geschichten, kann mich vollkommen auf den Patienten einstellen – und höre trotzdem parallel dazu eine Stimme, die sagt: »Und ich habe Krebs, und ich habe Krebs.« Aber wie in einem dieser Londoner Taxis verhindert eine Art Trennscheibe, dass ich dadurch beeinträchtigt werde.

Die Prophezeiung

Etwa zwei Jahre vorher: Ich stehe in der Abteilung für Männerunterwäsche im Karstadt. Es ist ein Donnerstagvormittag, mein freier Tag. Ich habe Zeit und genieße es, mich ohne Stress treiben zu lassen. Der Trubel hält sich in Grenzen, das mag ich. Das Raunen von vielen Menschen umgibt mich, Werbemusik im Hintergrund und immer wieder eingeleitet von einem Glockenton eindringliche Ansagen über die Lautsprechanlage: »Die kleine Frieda sucht ihre Mama. Siebzig Prozent auf alle Möve-Handtücher ...« Normalerweise ist das für mich eine eher unangenehme Atmosphäre. Doch gerade verliere ich mich völlig in der Auswahl von Männerunterhosen. Hm, die sieht aber schön aus, und sie fühlt sich so gut an. Ich stelle mir vor, wie sie wohl an Volker aussehen wird. Ganz schön teuer, aber es soll ja ein Geschenk sein. Und was für ein reizvoller Moment, wenn ich ihn in dieser Hose sehe. Gleich zweimal am Tag, beim Anziehen und Ausziehen. Und wie wird er sich freuen, wenn ich ihm so etwas Wertvolles mitbringe, so ein angenehmes Material, so schöne Farben. Ja, meine Entscheidung steht – wo ist jetzt die Kasse?

Mein suchender Blick streift auch eine Frau, die ein paar Meter entfernt steht und mich direkt anschaut. Sie ist nicht sonderlich groß, vielleicht Mitte vierzig, und an der Hand hält sie ein kleines Mädchen. Während ich noch suchend um mich schaue, kommt sie direkt auf mich zu: »Entschuldigen Sie, normalerweise spreche ich keine fremden Leute an, aber ich kann die Aura von Menschen lesen. Und bei Ihnen sehe ich etwas, das ich Ihnen gerne mitteilen möchte, wenn Sie das wollen.«

Na, das hört sich doch wie eine Abzocke an, denke ich

mir. Und dennoch, irgendwas hält mich davon ab, sie einfach freundlich, aber bestimmt abzuweisen. Auch ich spüre, dass ich im Moment auf eine ganz besondere, wunderschöne Art und Weise im Hier und Jetzt bin. Trotz des normalerweise nervigen Umfeldes bin ich überhaupt nicht gestresst. Mein »Feld« um mich fühlt sich weit und klar an. Das tut es immer, wenn ich vorher mit David, einem Therapeuten mit außergewöhnlichen energetischen Fähigkeiten, zusammengearbeitet habe.

Also höre ich mir an, was die Frau zu sagen hat. Seltsame Dinge bekomme ich zu hören: »In Ihrem Energiefeld sehe ich einen Fluch: eine Frau, die eifersüchtig auf Ihr familiäres Glück ist, hat Sie in Spanien bei einer Hexe verflucht.« Ach Gott, mit so etwas kann ich ja gar nicht! Daran glaube ich nicht. Ich schaue skeptisch, aber die Frau bleibt dran: »Haben Sie eine Idee, gibt es jemanden in Ihrem Bekanntenkreis, die sich plötzlich von Ihnen zurückgezogen hat?« Unwillkürlich denke ich darüber nach, aber mir fällt erst einmal niemand ein. Doch sie lässt sich nicht beirren: »Seitdem haben Sie große Probleme mit ihrem Mann.« Das stimmt, für mich stand sogar vor einiger Zeit mal die Trennung im Raum.

Und plötzlich kommt mir eine Idee. Da gibt es eine Freundin, die früher in Spanien war und die sich, für mich völlig unverständlich, vor einiger Zeit plötzlich von mir distanziert hatte. Während ich darüber nachdenke, bietet mir diese »Seherin« an, »den Fluch zu brechen«. In meiner gerade sehr offenen Alles-ist-möglich-Stimmung willige ich tatsächlich ein und folge ihr – innerlich schmunzelnd – in das nächste Café. Als wir uns gesetzt haben, nimmt sie meine Hand und raunt für mich unverständliche Worte. Na ja, denke ich, vielleicht wird sie ja wirklich etwas auflösen, doch so richtig daran glauben kann ich nach wie vor nicht. Sie ist eigentlich schon zum Ende gekommen, da hält sie mich noch einmal fest und sagt: »Ich sehe, dass Sie noch eine schwere Erkrankung bekommen werden.« Sie verstummt kurz und schiebt dann nach: »Aber Sie werden wieder gesund werden und dann doch noch ein langes Leben haben. Dann wird sich Ihr Angebot in Ihrer Praxis verändern, auch ich werde später zu Ihnen kommen und Sie nach Rat fragen. Außerdem entwickeln Sie eine Fähigkeit, die jetzt schon beginnt.«

Tatsächlich wird sich rund ein Jahr nach dem Krankheitsausbruch herausstellen, dass diese Freundin tatsächlich eifersüchtig auf meine Familiensituation war. Ich dachte immer, sie hätte sich bewusst gegen Kinder und für Karriere entschieden. Ihr Abwenden von mir interpretierte ich als Desinteresse, ich vermutete, dass ich ihr vielleicht zu langweilig war. So ein Alltag mit Kindern verändert zwangsläufig die Gesprächsthemen. »Sorry, ich muss gerade mal die Windel wechseln. Oh, schau mal, da kommt ein Zähnchen!« Eventuell etwas tiefergehende Gespräche werden da öfter abrupt unterbrochen. Das Leben mit kleinen Kindern ist einfach eine ganz besondere Zeit. Doch tatsächlich wünschte sie sich sehnsüchtig Kinder, und es wollte einfach nicht klappen. Meine Situation mit dem vermeintlichen Familienglück war für sie kaum auszuhalten.

Was mich heute, seit dem Ausbruch des Krebses, am meisten trägt, ist, dass diese Frau mir damals meine Erkrankung vorhergesagt hat. Dieses Erlebnis kommt mir immer wieder in den Sinn. Nicht, dass diese meine Freundin an meiner Erkrankung schuld sein könnte, das ist natürlich Unsinn. Vielmehr trägt mich die Prophezeiung, dass ich die Erkrankung besiegen werde. Ist meine Entscheidung durch diese Gewissheit beeinflusst? Nein, ich glaube nicht. Mit Sicherheit hat dieses Erlebnis aber mein Bauchgefühl und mein Vertrauen in eine höhere Weisheit gefestigt. Wenn ich, wie die Frau damals voraussagte, wieder gesund werde, dann kann ich auch meinen ganz eigenen Weg wagen. Ich nutze die Prophezeiung für meine innere Sicherheit. Im Verlauf der Erkrankung wird mir der Glauben an die Prophezeiung immer wieder verloren gehen, und das fühlt sich dann nicht gut an. Ganz bewusst versuche ich, mich mit der Kraft, die mir die Prophezeiung gibt, zu verbinden – und pfeif' drauf, ob sie wahr ist oder nicht! Sie tut mir einfach gut.

Klinik Öschelbronn

Ich habe mich gegen den Port und eine damit verbundene Chemotherapie entschieden. Nun will ich alles tun, was mir jenseits der Schulmedizin Heilung verspricht und mich innerlich überzeugt. Zwei Monate nach der Brustamputation bekomme ich einen Platz in der anthroposophischen Klinik in Öschelbronn. Meine Supervisorin Magdalena kannte die Klinik über Klientinnen und gab mir den Tipp. Anthroposophen haben eine wertschätzende und ganzheitliche Sicht auf den Menschen. Da gibt es nicht nur die Krankheit, sondern auch die Psyche, den Geist, die Sinne und das Umfeld. Eines ist mit dem anderen verbunden.

Das spüre ich gleich bei meiner Ankunft. Mein Weg vom Parkplatz zur Klinik führt durch einen wunderschönen, liebevoll angelegten kleinen Park. Ein kleines Bächlein plätschert in einen Teich, prächtige Blumenwelten umsäumen den Lauf, ein kleiner Weg schlängelt sich mal hoch, mal tief durch die Landschaft und macht immer wieder Platz für geheimnisvoll angelegte kleine Ruheplätze, in die man sich zurückziehen kann. Ich werde von dieser Schönheit so ergriffen, dass mir spontan Tränen in die Augen steigen. Ich spüre eine Stille und Zuversicht, nach der ich mich schon lange so gesehnt habe. Im Moment ist alles perfekt. Es ist ein wenig wie »nach Hause kommen«. Ich weiß, hier bin ich richtig, hier bekomme ich den Raum, den ich brauche.

Auch von innen sieht das Krankenhaus nicht nach einer gewöhnlichen Klinik aus. Im neuen Anbau gibt es nur wenig Ecken, die Wände sind eher rund und gebogen. Die Böden und Wände sind farbig, die Eingangshalle sowie die Aula lichtdurchflutet und kreativ-kunstvoll gestaltet. Auf Station, im alten Teil, haben die Zimmer dann schon rechtwinklige

Ecken, aber sie sind vorwiegend mit Naturbaustoffen umgebaut und bieten einen wunderschönen Blick in die Natur. Ein wenig tragen die Zimmer auch den Charme vergangener Zeiten. Klar, Holz verträgt sich nicht wirklich mit einer Nasszelle, so sehen die Türen im Bad auch immer wieder abgewetzt und an den Kanten etwas gammelig aus. Aber alles ist sauber, und die Zimmer sind mit geschmackvollen Bildern geschmückt.

Auffallend ist, wie freundlich das Personal auf mich zugeht. Man hat auf mich gewartet, ich werde mit meinem Koffer an der Anmeldung abgeholt und zu meinem Zimmer gebracht. Ich könnte mich ständig nur bedanken, ein wenig fühle ich mich wie in einem Hotel mit Zimmerservice. Auf der Station gibt es Zwei- und Dreibettzimmer. Leider ist mein Platz zunächst in einem Dreibettzimmer, weit weg vom Fenster. Aber ich habe auch Glück, meine Mitpatientinnen werden sich als sehr nett und unterstützend herausstellen.

Meine Entscheidung gegen die Chemotherapie steht noch auf wackeligen Füßen. Habe ich es richtig gemacht? Richtigmachen – ein Stresswort für mich. Was heißt schon richtig? Ist es richtig, wenn das gewünschte Ergebnis dabei herauskommt? Aber das weiß ich ja jetzt noch nicht. Ich spüre nach wie vor, dass sich mir bei der Vorstellung, eine Chemotherapie zu machen, die Gedärme verkrampfen. Natürlich wird man, wenn man sich nicht sicher ist, auf die Probe gestellt. Der Chefarzt Dr. Woernle besucht mich gleich am zweiten Tag. Er hat eine ruhige Ausstrahlung und nimmt sich auch Zeit für mich. Aha, tatsächlich ist hier der ganze Mensch von Interesse. Nach einiger Zeit kommen wir auf das Thema Chemotherapie zu sprechen. Ich hatte die Hoffnung, hier in meinem alternativen Weg unterstützt zu werden. Aber Dr. Woernle macht klar, dass er eine Chemotherapie bei mir für richtig hält, und will mich der Tumorkonferenz vorstellen. Ich weiß ja, was die Tumorkonferenz sagen wird, dennoch schaffe ich es nicht, gleich nein zu sagen. Wieder bin ich verunsichert. Wenn auch dieser Mann, der so viel Erfahrung mit alternativen Therapieansätzen hat, zur Chemotherapie rät, was weiß ich denn schon? Diese Momente der Unsicherheit sind die allerschlimmsten. Aber ich habe auch Angst, dass die Chemotherapie mein Todesurteil sein könnte. Es wird noch ein paar Tage dauern, bis die Tumorkonferenz ihr Urteil sprechen wird. Die werde ich also mit der verfluchten Unsicherheit verbringen.

Ich ärgere mich auch über den Arzt. Natürlich verstehe ich, dass er dazu verpflichtet ist, mir zur Chemotherapie zu raten – erst recht, wenn er sie selbst für richtig hält. Aber ich bin einfach ärgerlich, da tut ein wenig Projektion (ich schiebe den Ärger, der eigentlich auf mich gerichtet ist, auf andere) ganz gut. Und wieder bleibt mir nur, meinem Bauchgefühl zu vertrauen.

Unabhängig von der Entscheidung für oder gegen Chemotherapie schlägt mir Dr. Woernle zunächst eine Immuntherapie mit Misteln vor. Da ich bislang noch keinen Kontakt mit Mistelpräparaten hatte, kann mit einer aktiven Fiebertherapie begonnen werden. Die wird gleich für den nächsten Tag angesetzt.

Mistel, die heilige Pflanze der Druiden, ist seit Jahrhunderten als Medikament gegen Krebs bekannt. Nach Rudolph Steiner, dem Begründer der Anthroposophic, ist die Mistel das Krebsheilmittel par excellence. Wenn es auch keine Beweise gibt, dass die Mistel den Krebs heilen kann, so ist es doch erwiesen, dass die Lebensqualität durch die regelmäßige Gabe deutlich erhöht wird. Sie wirkt schmerzreduzierend, stimmungsaufhellend, aktiviert das Immunsystem und unterstützt Chemotherapie und Bestrahlung in ihrer Wirkkraft beziehungsweise reduziert deren Nebenwirkungen.

Wie der Krebs lebt sie in natura gegen den normalen Rhythmus. Sie blüht, wenn alle anderen Pflanzen in die Winterpause gehen und sich in sich selbst zurückziehen. Sie wächst von oben nach unten, anstatt von unten nach oben. Wie der Krebs sich in die gesunden Zellen des Körpers frisst, so frisst sie sich auch in ihren Wirt, verschiedene Baumarten, ein. Meist jedoch schädigt sie ihn dabei erst einmal nicht. Je nach Wirt enthält die Mistel unterschiedliche Substanzen, die wiederum verschiedenen Krankheitsbildern und Persönlichkeitstypen zugeordnet sind.

Die erste Anwendung mit der Mistel ist die aktive Hyperthermie. In meinem Fall soll der Körper durch das Spritzen von 20 mg einer auf Krankheitsbild und Persönlichkeitstyp abgestimmten Mistelart dazu veranlasst werden, mit Fieber zu reagieren. Im Gegensatz dazu wird bei der passiven Hyperthermie Wärme von außen zugeführt. Früh am nächsten Morgen kommt der Pfleger verheißungsvoll lächelnd an mein Bett und spritzt mir mit einer langen Nadel die Flüssigkeit in das Bauchfettgewebe. Ich bekomme Abnobaviscum Fraxini, eine Mistel, die auf der Esche gewachsen ist. Sie ist dafür bekannt, besonders bei Brustkrebs gute Ergebnisse zu erzielen.

Als Persönlichkeitstyp beschreibt sie unabhängige, meist große, sportliche Frauen, die sich leicht unter Leistungsdruck setzen. Sie gehen in der Doppelbelastung von Kinder und Karriere im Beruf oft über ihre Grenzen hinaus. Bingo, da fühle ich mich getroffen.

Ich gebe zu, dass ich ein wenig Angst habe. Aber die lockere Art des Pflegers tut mir gut. »Vielleicht wirkt sie ja bei mir nicht und ich spüre gar nichts?«, sage ich. Irgendwo habe ich gelesen, dass nicht alle Patientinnen darauf ansprechen.

»Keine Sorge«, beruhigt er mich, »auch Sie werden wir zum Fiebern bringen.«

Und was soll ich nun die ganze Zeit machen, frage ich mich, nach dem der Pfleger gegangen ist. Katie, eine meiner Zimmergenossinnen, gibt mir eine sehr schöne Meditations-CD, die mich durch den Fieberanstieg begleitet. Je höher das

Fieber steigt, desto mehr Bilder bekomme ich in den Kopf und desto abgefahrener wird die CD. Mittlerweile frage ich mich, was für ein tolles Kraut ich denn hier bekommen habe?

Zudem kümmern sich meine beiden Zimmerbewohnerinnen ganz rührend um mich. Sie haben beide diese Therapie schon hinter sich und können sich noch gut erinnern. Zudem falle ich immer wieder in einen wohltuenden Schlaf.

Gegen Nachmittag geht es mir dann gar nicht mehr gut. Mir ist übel, alles tut mir weh, ich fühle mich elend. Aber anstatt zu klingeln und eine Schwester oder einen Pfleger zu holen, halte ich den Zustand aus. Meine Freundinnen machen Mittagsschlaf und bekommen von meinem Zustand nichts mit. Ich will sie nicht wecken, nicht stören. Ich höre in mich hinein: Ja, mir ist übel, ja, mein Herz rast, ja ich fühle mich schlecht, aber um die Schwester zu holen, ist es sicherlich nicht schlimm genug. Das ist doch bestimmt ganz normal für die Fiebertherapie, verharmlose ich meinen Zustand nach altbekanntem Muster.

Mal wieder darf ich erleben, dass Freud und Leid eng beieinander liegen. Ich habe heftige Kopfschmerzen, meine Glieder tun mir weh, ich glühe vor Fieber, ich habe Brechreiz und gleichsam gibt es einen Punkt, an dem ich Glück pur erfahre. Ich bin so dankbar und voller Liebe, dass mir die Tränen die Wangen hinunterlaufen. Ich lasse vollkommen los. Ich kann akzeptieren, dass ich diese Krankheit wahrscheinlich nicht überleben werde – und im gleichen Moment habe ich innerlich ganz stark das Gefühl, dass ich alles richtig mache, ganz dicht bei mir bin und es sehr wohl Hoffnung für mich gibt. Ich nutze das »Hier und Jetzt«, das Sein in der absoluten Gegenwart und spüre beseelt die Dankbarkeit für mein Leben, das ich jetzt lebe. Diesen Blick für alles, was geschieht, werde ich nun immer mehr verfeinern.

Als meine beiden Zimmergenossinnen wach werden, merken sie sofort, wie schlecht es mir geht, und klingeln nach der Schwester. Zum Glück hat sie schon eine Nierenschale dabei, die ich auch direkt brauche. Dann hängt sie mir eine große Flasche Kochsalzlösung an, denn offensichtlich war ich schon deutlich dehydriert. Nun geht es mir von Minute zu Minute besser. Warum habe ich nur wieder so lange gezögert? Und mich wieder als nicht wichtig genug befunden, um Hilfe zu erbitten?

Zum Ende meines Aufenthaltes, nach der zweiten Woche, gibt es noch eine weitere Fiebertherapie, da kann ich das Gelernte anwenden. Dieses Mal rufe ich die Schwester früher und lasse mir viel eher Kochsalzlösung geben. Das zweite Mal ist das Fiebern nun deutlich leichter.

Mittlerweile ist auch das Ergebnis der Tumorkonferenz da. Natürlich raten sie mir eindringlich zur Chemotherapie. Doch durch die Erfahrungen während des Fiebers bin ich innerlich gestärkt. Ich bin auf einem alternativen Weg, ich bin stark und kräftig. Ich werde es auch ohne Chemotherapie schaffen! Mit diesem guten und tragenden Gefühl fahre ich wieder nach Hause. Im Gepäck den Bericht für meine Ärztin und die Empfehlung, mir zweimal pro Woche mein Mistelpräparat zu spritzen. Natürlich soll das dann in einer sehr viel geringeren Dosis gegeben werden.

Etwa sechs Wochen später bin ich wieder zurück, denn ich habe in Öschelbronn einen Termin zur passiven Hyperthermie. Es soll nun festgestellt werden, wie gut ich die Behandlung vertrage und ob es sinnvoll ist, sie in meinen Therapieplan einzubauen. Innerlich bin ich motiviert bis in die Haarspitzen. Mittlerweile weiß ich, wie wichtig Fieber für die Heilung bei Krebs ist. Es gibt Fallberichte von Menschen mit Krebs im Endstadium, die auf Grund einer Infektion sehr hohes Fieber bekamen und dadurch innerhalb von kurzer Zeit ganz vom Krebs geheilt wurden. Außerdem habe ich in verschiedenen Büchern gelesen, dass an Krebs erkrankte

Menschen meist schon seit vielen Jahren kein Fieber mehr hatten. Bei mir ist das definitiv der Fall. Krebszellen mögen keine hohen Temperaturen. Nachweislich sterben sie bei 43 Grad Celsius ab. So heiß kann man natürlich keine Hyperthermie bei Bewusstsein durchführen. Aber auch niedrigere Temperaturen über eine längere Zeit, mindestens zwei Stunden über 38,8 Grad Celsius, aktivieren das Immunsystem und damit die Bekämpfung der Tumorzellen.

Die passive Hyperthermie ist auch eines der Hauptgesprächsthemen im Speisesaal. »Hast du schon Deine erste Hyperthermie bekommen? Wie war es? Wie hoch bist Du gekommen? Wie ging es Dir diesmal …« Ich hatte schon einiges gehört. Hoffnungsvolles, aber auch Frustrierendes. Manche mussten abbrechen, weil sie es nicht mehr aushielten, einen Krampf bekamen oder der Kreislauf versagte. Jedes Mal scheint es anders abzulaufen. Wenn es mal gut geklappt hat, ist das keine Garantie für das nächste Mal. Ich will es natürlich schaffen. Und was, wenn nicht? Was, wenn ich zu denen gehöre, die frühzeitig die Hyperthermie abbrechen? Ich gebe mir die Erlaubnis, dass ich auch abbrechen darf. Das nimmt mir inneren Druck. Diesen tausche ich nun gegen Neugierde. Fühlt sich gleich viel besser an!

Schließlich ist es so weit. Ich bekomme ein leichtes Frühstück und eine große Kanne Lindenblütentee. Er soll helfen, das Fieber in die Höhe zu treiben. Kurz vorher bade ich meine Füße etwa zwanzig Minuten in warmem Wasser. Ich habe allerlei Tipps bekommen. Manche schütten den Rest des Tees in das Fußbad, andere gehen vorher noch einmal stramm spazieren. Jeder hat wohl seine eigene Theorie entwickelt, die mal besser und mal schlechter funktioniert. In jedem Fall ist der Tag der Hyperthermie für alle Patienten ein besonderes Ereignis.

Die Schwester in der Hyperthermie, eine mittelgroße schlanke Frau in den Dreißigern, begrüßt mich herzlich. In dem dafür vorgesehenen Raum darf ich mir sogar das Bett aussuchen. Zwei sind frei, nur im dritten liegt schon eine ältere Frau, bestimmt ist sie schon über 70 Jahre alt. Sie bekommt mit, dass es mein erstes Mal ist und redet mir gleich gut zu. Das scheint ja alles nicht so schlimm zu sein, denke ich mir. Auf dem Bett ist eine rechteckige Kabine aufgebaut. Über Reißverschlüsse kann man sie auf allen vier Seiten öffnen und schließen. Im Moment ist der vordere Teil geöffnet, sodass ich mich einigermaßen bequem hineinlegen kann. Sie ist etwa achtzig Zentimeter hoch, sodass ich nicht an die Decke der Kabine anstoße, aber mit dem gestreckten Arm über eine kleine viereckige Öffnung in Kopfhöhe mit der kälteren Luft außerhalb Verbindung aufnehmen kann. An der Kabinendecke sind, ähnlich wie in einem Solarium, Wärmelampen angebracht. Aber man darf sie nicht berühren, sie sind heiß!

Auf Einladung der Schwester lege ich mich nackt hinein. Uh, ist das jetzt schon heiß! Damit meine Körpertemperatur überwacht werden kann, muss ich mir eine Sonde in den Hintern schieben. Die Schwester misst mir noch den Blutdruck und schließt dann endlich die Kabine.

»Entspannen Sie sich, ich bin die ganze Zeit hier oder im Nebenzimmer, hier bekommen Sie eine Klingel. Wenn irgendwas ist, klingeln Sie, ich bin sofort bei Ihnen.«

Sie stellt mir ein Glas Wasser auf die Kabine, das ich mir angeln kann, wenn ich den Arm aus dem kleinen Loch über meinem Kopf hinausstrecke. Und ich darf sogar zwischen Wasser und Apfelsaftschorle wählen. Dann fragt sie mich noch, ob ich eine CD hören oder lieber lesen möchte, doch erst mal will ich einfach fühlen und mich auf die Situation in der Kabine einstellen.

Es ist schon jetzt sehr heiß in der Kabine, aber ich bin sicher, ich werde das schaffen. Wenn das die ältere Dame neben mir schafft, dann doch ich erst recht, denke ich. Aber diese Überheblichkeit wird sich noch rächen. Zunächst genieße ich die Wärme. Ich bin ein Mensch, der von Natur aus besser mit Hitze als mit Kälte klarkommt. Ich atme tief durch und versuche mich zu entspannen. Die Zeit vergeht quälend langsam, und das Liegen in der heißen Kabine wird immer unangenehmer. Das Plastik neben mir ist durchsichtig, ich kann hinausschauen. Wie gerne hätte ich das nur ein klein wenig offen! Doch das darf ich wohl noch lange nicht. Nach etwa einer halben Stunde habe ich das Gefühl, es nicht mehr aushalten zu können. Ich spüre meinen Puls schneller schlagen, es ist einfach unangenehm heiß – und alles in mir will wieder raus hier. Es ist wie in der Sauna, wenn man beschließt, dass man jetzt genug hat.

Aber hinter mir liegt die ältere Frau. Sie liegt doch nun schon viel länger als ich, und sie beklagt sich mit keinem Wort. Ich höre noch nicht mal ein Stöhnen. Ich sehe vor meinem geistigen Auge den Scheideweg. Ich könnte mich nun dem Selbstmitleid hingeben, jammern und um Erleichterung bitten, oder ich kann den anderen Weg wählen, den offenbar die Frau hinter mir geht. Für Aufgeben bin ich nicht bekannt. Was die kann, kann ich schon lange, die Blöße darf ich mir nicht geben. Ich versuche mit meinem Atem tiefer und ruhiger zu werden. Es gibt keinen Ausweg, ich muss jetzt hier durch. Ich finde mich damit ab, dass ich jetzt hier liegen bleibe. Ich versuche alle meine Gefühle zu akzeptieren, sie durch mich hindurch zu lassen.

Tatsächlich wird es mit der Zeit leichter. Ich lerne, dass der schlimmste Moment der des Temperaturanstiegs ist, wenn die Wärmelampen in der Kabine automatisch heißer werden. Wenn die Temperatur erst mal einen bestimmten Punkt erreicht hat, ist es nicht mehr so schlimm. Plötzlich tritt so etwas wie Euphorie auf. Ich schwitze wie verrückt, es ist unglaublich heiß und ich habe mich völlig hingegeben. Ein wenig rutsche ich auch in eine Art Halbschlaf, die Gedanken fliegen vorbei. Ich atme, ein und aus. Ganz bewusst und gleichmäßig. Ein und aus, ein und aus, nichts anderes zählt.

Plötzlich ist die Schwester neben mir: »Wunderbar, Frau Gleising! Sie sind schon bei 38,8 Grad, das ist für das erste Mal vollkommen ausreichend. Ich mache Ihnen an der Seite ein wenig auf. Das wird Ihnen guttun.«

Wie unglaublich erfrischend und schön, eine leichte Brise frischer Luft darf herein. Ich habe es geschafft, von jetzt an wird es nur noch leichter. Ich grinse über das ganze Gesicht. Ein wenig bin ich wie in Trance. Nach etwa einer Dreiviertelstunde darf ich einen feuchten, mit Zitronenduft getränkten kalten Waschlappen haben. Wieder eine Erleichterung. Tut das gut! Riecht das gut! Schließlich werden die Wärmelampen ganz ausgestellt, und ich liege noch eine halbe Stunde in dem offenen Bett, bis meine Temperatur wieder unter 38 Grad gesunken ist. Die Schwester gratuliert mir: »Sie haben das ganz toll gemacht!« Ich bin stolz wie Oskar. Ich bekomme jetzt ein trockenes Baumwollhemdchen, packe mich warm ein und werde von einer Stationsschwester abgeholt. Auf meinem Zimmer wartet mein – mittels einer Wärmedecke schon vorgewärmtes – Bett, und ich darf nun nachruhen.

So fühlt sich Heilung an!

In den nächsten zwei Jahren werde ich noch viele Ganzkörperhyperthermie-Behandlungen bekommen, und tatsächlich ist jede anders. Manche sind einfacher, bei manchen ist es anstrengender. Immer ist es eine Herausforderung, und anschließend ein unglaublich tolles Gefühl, es geschafft zu haben. Die innere Gewissheit, dass diese Therapie wesentlich zur Heilung beiträgt, bleibt ungebrochen.

Bei vielen dieser Anwendungen gab es einen Punkt, an dem ich in höhere Bewusstseinszustände eingetreten bin. Ich bin nicht in der Lage, diesen Zustand zu beschreiben. In Worte gefasst, verliert er an Kraft und Wahrheit. Es bleibt nur ein Abklatsch von dem wahren Erlebnis übrig. Meist geht es um die unendliche, tiefe Liebe, die uns alle verbindet. Mein Herz geht auf, alles wird wunderbar, ich bin ein kleiner

Tropfen in einem riesigen Meer. Innerlich verbinde ich mich mit Menschen und kann sie plötzlich viel besser sehen als im Alltag. Es ist, als ob ich in ihnen lesen kann, ich verstehe plötzlich tief in meinem Herzen, warum sie sich so verhalten, wie sie es tun. Ich fühle eine große Dankbarkeit dem Leben gegenüber. Manchmal weine ich vor Freude und Innigkeit. Alles bekommt einen Sinn. So hat auch meine Krankheit einen Sinn.

Ich werde ganz klein und gleichsam riesengroß. Ich weiß doch gar nicht, was gut für mich ist. Vielleicht ist es sogar besser, wenn ich bald sterbe und nicht so alt werde. Wer weiß, was mir erspart bleibt – oder auch was kommt? Möglicherweise ist es eine Belohnung, ins Jenseits zu gehen, vielleicht werden wir durch den sogenannten »Tod« in eine neue Existenz hineingeboren? Ich bin voller Vertrauen, eine große liebevolle Macht umgibt mich und sorgt dafür, dass alles schon richtig ist. Und damit werde ich riesengroß, ich bin mit allem verbunden, ich bin die Liebe, ich bin, hier und jetzt und ewig. Es ist so was von egal, was sein wird, jetzt ist alles. Vergangenheit und Zukunft vereinen sich in einer neuen, tiefen Dimension. Alle Fragen sind beantwortet, alles ist gut.

Die Klinik befindet sich auf einem Hügel am Waldrand, der zu langen Spaziergängen einlädt. Einer meiner Lieblingswege führt durch das märchenhafte Bruchtal zu einem kleinen Weiher mit einer Entenfamilie. Das Essen wird in der Regel im Gemeinschaftsraum eingenommen. Das Buffet ist reichlich und meist auch wohlschmeckend. Beim gemeinsamen Essen bilden sich Freundschaften, man bekommt Trost und es wird viel gelacht. Öschelbronn ist sicherlich eine große Wissensbörse für Krebs. »Wir Patienten wissen doch viel mehr über alternative Krebstherapie als die Ärzte«, höre ich bei einer der gemeinsamen Mahlzeiten. Gibt es etwas Neues über Krebs, dann weiß mit Sicherheit irgendeiner Bescheid. Man kann zudem gut verfolgen, welche Therapie hilft und welche nicht. Man erfährt Heilungsgeschichten, die Hoffnung machen. Leider verliert man aber auch Freunde und Bekannte an das gierige Monster Krebs.

Doch auch der Blick auf die eigene Krankheit wird etwas differenzierter. Jeder hat eine eigene, meist furchtbare Geschichte zu erzählen. Meistens hat sie mit Krebs zu tun, nur manchmal stehen andere Erkrankungen im Vordergrund. Ich erinnere mich an eine junge Frau mit zwei kleinen Kindern, die an heftigem, sehr schmerzhaftem Rheuma litt. Zeitweise saß sie bereits im Rollstuhl. Will ich mit ihr tauschen? Ist Krebs also doch nicht das größte Übel der Zeit? Ich lerne, mich immer wieder von meinem Schicksal zu distanzieren. Es gibt so viele andere leidvolle Erfahrungen – wer will beurteilen, was schlimmer ist?

Zur Immunstärkung gehören Angebote wie Krankengymnastik, rhythmische Massage, Kunsttherapie, Musiktherapie, Gesundheitsgruppe, Psychotherapie, Singen und natürlich die Eurythmie, das Aushängeschild der Anthroposophie. Die Gesundheitsgruppe wird von dem sehr kreativen, einfühlsamen und kompetenten Herrn Ulrich geleitet. Er hat bei Dr. O. Carl Simonton, der für seine Arbeit mit inneren Bildern bei Krebserkrankten bekannt geworden ist, gelernt und anschließend das Erlernte weiterentwickelt. Als Künstler gestaltet er mit den Patienten jedes Mal ein eigenes Bild. Meist fragt er zu Beginn der Sitzungen, ob es Fragen gibt oder ein Thema im Vordergrund steht. Manchmal bietet er aber auch neu gewonnene Erkenntnisse an und stellt sie zur Diskussion. Aber ganz gleich, was er tut – immer bezieht er das Wissen der Anwesenden mit ein und schafft ihm so gleichberechtigt Raum.

Ich liebe diese Gruppen, sie zeigen immer wieder, dass alles, was wir brauchen, längst in uns vorhanden ist. Wir müssen es nur aus uns herauskitzeln. Unserer innerer Heiler, unsere innere Heilerin kommt zu Wort.

Ich erlebe in Öschelbronn auch, wie es ist, ausreichend Zeit zu haben und versorgt zu werden. Ich muss nichts tun: Das Essen steht auf dem Tisch, um das Abräumen kümmern sich andere und mittags ist immer Gelegenheit für einen kleinen Mittagsschlaf. Die Schwestern legen einen Leberwickel auf und ziehen die Gardinen zu. Es gibt kein Fernsehen, aber diejenigen, die mehr Kontakt zu den anderen Patienten wollen, treffen sich im Gemeinschaftsraum, in dem gespielt oder gelesen wird. Viele tauschen sich auch über ihre Erfahrungen mit der Erkrankung aus. Manchmal gibt es Vorträge über interessante Themen, und jeden Freitagabend bekommen wir ein Märchen vorgelesen.

Ist es die Zeit, die man plötzlich hat, ist es die nette Zuwendung des Personals, ist es das gute Essen, die aufbauenden Gespräche mit den anderen Patienten? Ich weiß es nicht. Aber ich weiß, dass ich jedes Mal gestärkt und hochmotiviert nach Hause zurückkomme.

Ein Unglück kommt selten allein

Zu Ostern ist ein wenig Normalität in unsere Familie zurückgekehrt. Die Operation an meiner Brust liegt jetzt knapp drei Monate zurück. Es hat mit geholfen, dass die Verantwortung für meine Kinder natürlich weiterhin mein Leben bestimmt. Der Alltag muss irgendwie wieder funktionieren, und sich auf alltägliche Abläufe und Aufgaben zu konzentrieren, tut auch wohl.

Ich habe mich schließlich endgültig gegen Chemotherapie, Bestrahlung und Hormontherapie entschieden. Ich möchte mir und meinem Immunsystem vertrauen. Auf keinen Fall möchte ich mir prophylaktisch Schaden zuführen. Jetzt geht es darum, meinen Körper in seinem Heilungsprozess zu unterstützen.

Nach wie vor lese ich viel über die Erkrankung Krebs. Dabei interessiert mich besonders, wie er entsteht, welche Stoffwechselprozesse auf biochemischer Ebene zu Grunde liegen, und wie Heilung möglich ist. Ich möchte einfach den Prozess der Erkrankung besser verstehen, um richtig reagieren zu können. Und irgendwie hoffe ich natürlich auch auf ein noch übersehenes Puzzlestück, vielleicht eine Neuentdeckung zur Krebserkrankung.

Die besten Erklärungsansätze bieten aus meiner Sicht tatsächlich alternative Heilmethoden. Schulmedizinische Bücher oder Informationen aus diesem Fach bleiben in der Regel auf einer für Patienten oberflächlichen Beschreibungsebene. Man erfährt allenfalls, was therapeutisch gemacht wird, welche Medikamente gegeben werden. Doch über Hintergründe der Erkrankung und warum gerade dieses oder jenes Medikament eingesetzt wird, das erfährt man in der Regel nicht. Für mich sind diese Berichte nicht befriedigend und hinterlassen immer wieder das schale Gefühl, in einer Werbebroschüre der Pharmaindustrie zu lesen. Mehr und mehr erkenne ich, wie wenig man tatsächlich über Krebs weiß und wie machtlos wir letztlich im Kampf gegen diese Erkrankung noch sind.

Viel mehr Hoffnung bieten da alternative Bücher, deren Autoren die eventuellen Ursachen diskutieren und daraus auch mögliche Behandlungsoptionen ableiten. Sie helfen mir, aus der Opferhaltung herauszukommen. Ob es eine spezielle Diät ist, ein besonderes Nahrungsergänzungsmittel, Vitamine, Bewegung oder vieles anderes – allem gemeinsam ist, dass ich selbstständig etwas zu meiner Heilung beitragen kann.

So habe ich mir inzwischen mein eigenes Programm zusammengestellt. Zunächst laufe ich regelmäßig mindestens dreißig Minuten täglich. Zur Auswirkung von Sport und Bewegung auf Krebs gibt es viele Studien. Trotzdem war ich verblüfft, dass sogar meine Krankenkassenzeitschrift eine Studie zitierte, wonach Frauen mit Brustkrebs, die mindestens sechsmal die Woche eine halbe Stunde laufen, eine bis zu achtzig Prozent niedrigere Wahrscheinlichkeit haben, ein Rezidiv zu erleiden. Im Gegensatz dazu fiel die Chemotherapie mit nur zehn bis zwanzig Prozent niedrigerer Wahrscheinlichkeit deutlich ab. Gleichzeitig betonte der Autor am Ende seines Berichtes, dass man auf keinen Fall auf die Chemotherapie verzichten solle – das war dann wohl der Gruß an die Pharmafirmen. Ich befürchte, dass die meisten Leser diesen Schlusssatz als Zusammenfassung für sich mitnehmen: Auf jeden Fall Chemotherapie! Haben sie auch verstanden, dass regelmäßiger Sport so viel mehr bringt und das ganz ohne negative Nebenwirkung? Davon abgesehen sind Frauen mit dieser aggressiven prophylaktischen Chemotherapie bei Brustkrebs kaum in der Lage, noch regelmäßig zu laufen oder anderen Sport zu treiben. Vielleicht ist es noch möglich, spazieren zu gehen, aber mehr nicht. Ich jedenfalls lege den Schwerpunkt auf die Aktivierung meines Immunsystems und laufe.

Was die Ernährung angeht, haben mich die Ansätze der Apothekerin und Chemikerin Johanna Budwig und des Psychiaters David Servan-Schreiber überzeugt. Budwig, die auch über viele Jahre erfolgreich ein Krankenhaus für an Krebs erkrankte Menschen leitete, empfiehlt im Wesentlichen eine Quark-Eiweiß-Kost. Man soll möglichst oft am Tag Quark mit Leinöl angerührt zu sich nehmen. Ob morgens süß ins Müsli oder mittags salzig zu Pellkartoffeln. Die Ernährungsvorschrift fußt auf energetischem Gedankengut. Demnach ist Krebs eine Erkrankung der Energielosigkeit. Das kann ich bestätigen, ich bin in letzter Zeit oft müde. Die Zusammensetzung von Eiweiß und wertvollen Ölen hilft den Zellen, sich besser mit Energie zu versorgen. Sie sind Nahrung für die Mitochondrien, die Kraftwerke der Zellen. Da ich Quark sehr gerne esse, freue ich mich sogar auf meine Gerichte, die ich vielfältig zubereiten kann.

David Servan-Schreibers »Antikrebs-Buch« ist meiner Meinung nach ein Muss für alle Menschen, die mit Krebs zu tun haben. Er beschreibt dort Nahrungsmittel, die helfen, den Tumor zu zerstören. Curcuma zum Beispiel hat im Zusammenhang mit Pfeffer eine große zerstörerische Wirkung auf die Tumorzellen. Frisches, in gutem Olivenöl angebratenes Gemüse gehört zu seinen Basics, die man essen sollte, während er von Fleisch abrät. Beide Ansätze sind so frei formuliert, dass ich mir mit dem Handwerkszeug schöne und leckere Menüs zusammenstellen kann, ohne mich komplett verbiegen zu müssen. Na ja, auf Hähnchen und Rouladen zu verzichten bedeutet schon eine Herausforderung, die ich aber meistern kann, denn im Herzen bin ich eher eine Vegetarierin. Und zu viel frischem Biogemüse brauche ich mich nicht zu überreden. Ich kann spüren, wie gut mir das tut.

Aber auch über die Ernährungstipps hinaus ist das Buch von Servan-Schreiber ein wertvoller Begleiter im Umgang mit dem Krebs. Sehr offen schreibt er auch über seine eigenen Prozesse und betont die Bedeutung der Psyche. Durch eine Therapie bei meiner Supervisorin, der ich sehr vertraue, bekomme ich Unterstützung bei der Bearbeitung meines Traumas und Begleitung in meiner jetzigen Situation. Nicht umsonst hat mir meine Seele dieses Bild von meinem Trauma geschickt.

Und ich reite wieder! Das Pferd, das ich zurzeit reite, ist ein sehr großes, aber liebes Pferd mit dem Namen Coolman. Im Gelände gibt es noch einigen Diskussionsbedarf, aber es ist grundsätzlich gut ausgebildet und reagiert in der Bahn auf kleinste Hilfen. Schon lange wünsche ich mir, dass Volker meine Begeisterung für das Reiten teilt. Ganz am Anfang unserer Beziehung verbrachten wir einen wunderschönen Urlaub in Irland. Wir hatten ein Häuschen am Meer mit zwei Pferden gemietet. Auch zu Hause sind wir das eine oder andere Mal schon zusammen ausgeritten. Er hat das Reiten nie gelernt, gehört aber zu den Naturtalenten: Er hat ein gutes Körpergefühl und keine Angst. Wesentliche Voraussetzungen also, um schnell Freude am Reiten zu entwickeln.

Meine Tochter Gwenni und ich überreden ihn, mit zum Reiterhof zu kommen und auf Coolman zu reiten. Er hat einen schönen Schaukelgalopp. Was ich aber nicht bedacht habe, ist, dass er einen sehr ungemütlichen Trab hat. Man muss schon gut sitzen können, sonst wird man bei jedem Schritt aus dem Sattel geworfen. Für einen Anfänger zu viel. Ich müsste Coolman zunächst an die Longe nehmen – eine lange Leine, über die das Pferd um einen herumläuft. Volker könnte sich so ganz auf seine Balance konzentrieren und sich, wenn nötig, auch erst mal festhalten. Aber an die Longe will mein Mann nicht, das wird schnell klar – und heute sollte er doch optimal gute Erfahrungen machen.

Das geht gehörig schief.

Volker will angaloppieren, doch Coolman versteht den Befehl nicht und wird stattdessen im Trab immer schneller. Damit fällt es Volker noch schwerer, im Sattel sitzen zu bleiben. Während er noch um sein Gleichgewicht kämpft, beschließt Coolman, schon früher von der Geraden abzubiegen, weil er das an dieser Stelle so gelernt hat. Mit dieser Wendung nach links rechnet Volker nicht und rutscht nun rechts vom Pferd. Das sieht erst gar nicht so dramatisch aus, doch sein Aufschrei lässt mir das Blut in den Adern gefrieren. Ein Schrei, der seltsam ohne Luft auskommt. Obwohl das eher leise vonstatten ging, sind die etwa dreißig Pferde auf der Wiese alarmiert. Sie kommen fast alle an den Zaun und versuchen auf den Reitplatz zu schauen. Ich bin sofort bei Volker, er liegt auf dem Boden und hat offensichtlich heftige Schmerzen und Atemnot. Ich nehme seinen Kopf in meinen Schoß und versuche, mich und ihn zu beruhigen. Er kann nicht aufstehen. Zum Glück sind gleich Menschen bei mir, die mir hilfreich zur Seite stehen. Eva, die Chefin des Reiterhofes, ruft den Krankenwagen. Die Zeit bis dahin kommt mir vor wie eine Ewigkeit. Oh, wenn es doch bloß nichts Schlimmes ist, geht es mir ständig durch den Kopf. Ich fange an zu beten: Bitte, lieber Gott, mach, dass alles wieder gut wird. Ich fühle mich schuldig, hätte ich doch auf ihn gehört, hätten wir ihn doch nicht überredet, hätte ich doch nur Coolman an die Longe genommen, so wie ich das vorhatte. Ich küsse und streichele ihn, lege meine Hand auf seine Schulter und stelle mir vor, wie ich den Schmerz aus ihm herausziehe.

Nach etwa 20 (gefühlt 200) Minuten kommt der Krankenwagen. Zwei nette Krankenpfleger mit ruhiger Ausstrahlung heben ihn auf eine Trage, die sie dann in den Krankenwagen schieben. Sie empfehlen mir, mit dem Auto und einer gepackten Tasche für ihn zum Universitätsklinikum in Gießen nachzukommen. Als ich dort eintreffe, ist er immer noch in der Notaufnahme. Das kann doch nicht sein: Der Unfall ist jetzt schon fast zwei Stunden her und niemand kümmert sich um ihn? Volker ist übel und schwindlig, dennoch liegt er noch immer auf einer schmalen Liege im Gang, niemand achtet auf ihn. Er hätte ohne Weiteres von der schmalen Liege herunterfallen können. Und es vergeht eine weitere halbe Stunde. Ich bin sauer und schnappe mir einen Pfleger: »Sie können doch meinen Mann nicht unbeobachtet hier draußen liegen lassen. Was, wenn er herunterfällt? Außerdem hat er Schmerzen, können Sie ihm nicht schon mal etwas gegen die Schmerzen geben?«

Die lapidare Antwort lautet: »Sie sehen doch, dass wir zu tun haben, und außerdem warten wir auf einen Arzt.«

Immerhin schieben sie ihn kurze Zeit später in ein kleines Behandlungszimmer. Sie wollen ihm eine Infusion legen. Doch dadurch, dass er draußen so lange gelegen hat und wohl auch noch im Schock ist, ist die Vene kaum zu finden. Immer wieder sticht der Pfleger vergeblich. Ich kann es kaum ertragen. Ich sehe, wie Volker leidet.

»Können Sie ihm nicht eine Wärmflasche auf die Venen legen?«, wage ich einen konstruktiven Vorschlag.

»Wir haben kein heißes Wasser, das ist heute Morgen ausgefallen«, bekomme ich zur Antwort. »Wie bitte?« Ich traue meinen Ohren nicht. »Das kann doch wohl nicht wahr sein? In diesem riesigen Krankenhaus gibt es kein warmes Wasser?«

Es hilft nichts, ich muss das aushalten. Ich halte Volkers Hand und versuche ihm ganz viel Wärme zu geben. An seinem oberen Unterarm hat er eine große und tiefe Schürfwunde, die zudem voller Schmutz ist. Ich frage den Pfleger, ob er sie säubern kann. Er findet das ganz und gar nicht wichtig: »Das wird auf Station gemacht«, wehrt er mich ab.

Mein Bauch fühlt sich hart wie ein Stein an. Ich versuche tief durchzuatmen, direkt in den festen Knoten. Schließlich kommt eine junge Ärztin, der es nun doch gelingt, eine Vene zu treffen. Volker erhält eine Infusion, auch mit Schmerzmitteln. Aber auch die Ärztin findet die Wunde nicht wichtig genug, um sie zu säubern. Am liebsten würde ich es selbst tun, doch das ist nicht erlaubt.

Danach wird die Schulter geschallt, um zu erkennen, welche Strukturen von dem Sturz betroffen sind. Ich sitze an seinem Kopf und streichele ihm über die Haare. Er wirkt so schwach, so wehrlos. Mir wird unbarmherzig klar, wie verwundbar wir Menschen sind. Ich mit dem Krebs, Volker nun mit der Schulter … Gedanken, die ich versuche, schleunigst zu stoppen, denn sie machen mir Angst. Es zerreißt mir fast das Herz, so sehr spüre ich in diesem Moment, wie sehr ich Volker liebe.

Die Diagnose selbst ist niederschmetternd: Drei Rippen sind gebrochen, eine davon perforiert sogar die Lunge, das rechte Schlüsselbein ist sogar mehrfach gebrochen. Eigentlich müsste er sofort operiert werden, doch der OP-Saal ist ausgebucht. So wird er erst mal auf Station aufgenommen. Er liegt dort mit fünf anderen Männern in einem Zimmer. Einer von ihnen schaut von morgens bis abends ständig Fernsehen, insbesondere Dokusoaps und Fußball. Der Horror für Volker.

Aber auch so geschehen weiterhin seltsame Dinge: Kurz bevor er auf das Zimmer dieser Station kam, ist ihm vom vorherigen Pfleger eine große Flasche Kochsalzlösung als Infusion angehängt worden. Auf der Station nimmt der neue Pfleger als Erstes die fast volle Flasche, reißt sie ab und schmeißt sie in den Mülleiner. Ich traue meinen Augen nicht. »Entschuldigen Sie, die Flasche hat mein Mann erst eben angehängt bekommen, weil er unter Schock steht!«, sage ich ihm.

»Das müssen Sie schon mir überlassen, die braucht er jetzt nicht mehr, darum können wir uns nicht auch noch kümmern«, erwidert der Pfleger.

Dies ist keine gute Atmosphäre zum Heilen!

Der OP-Termin liegt weiterhin in weiter Ferne. Nach drei

Tagen geht Volker dann auf eigene Verantwortung und dem Ratschlag eines netten Assistenzarztes erst einmal nach Hause. Insgesamt müssen wir fast zehn Tage warten, bis er endlich operiert wird. Inzwischen ist der Knochen bereits wieder ein wenig zusammengewachsen. Da das nicht zufriedenstellend passiert ist, steht sogar im Raum, ihn erneut zu brechen. Die OP verläuft zunächst gut. Es wird ein Implantat eingesetzt, das die Knochenstücke zusammenhalten soll. Es ist noch nicht klar, ob alles wieder gut zusammenheilen wird, da der Bruch sehr kompliziert ist.

Nach der Operation tauchen Probleme bei der Wundheilung auf. Angeblich hat sich ein Keim im Wundgebiet festgesetzt. Volker kommt sofort auf die Quarantänestation. Ich muss jetzt Schutzbekleidung überziehen, wenn ich ihn in seinem Zimmer besuche. Ich komme fast jeden Tag, ich habe Angst um ihn. Nebenher arbeite ich in meiner Praxis, mache den Haushalt, versorge meine beiden Kinder und versuche mein Heilungsprogramm durchzuziehen. Bei all dem darf ich eigentlich keinen Stress haben. Das funktioniert so natürlich nicht. Jedenfalls kann ich meinen Plan, meiner Heilung ganz viel Zeit einzuräumen, nicht umsetzen. In gewisser Weise dient das »Gefordert sein« aber auch meinem Muster. Ich werde gebraucht, und bin selber nicht mehr so wichtig.

Der Keim in Volkers Wunde bleibt hartnäckig. Das Damoklesschwert, dass die Wunde gar nicht mehr zuheilen würde, schwebt unaufhörlich über uns. Insgesamt muss fünfmal operiert werden. Dabei wird jedes Mal gespült und eine neue Antibiotikakette eingelegt. Den für den Sommer geplanten Griechenlandurlaub, der für mich Erholung und die große Heilung bringen sollte, und der so lange ersehnt ist, müssen wir auf den Herbst verschieben. Zum Glück habe ich einen netten Veranstalter, der alles möglich macht. Doch sogar der Urlaub im Oktober steht noch in den Sternen, denn auch nach der fünften Operation heilt Volkers Wunde in der regulären Zeit nicht zu.

Nun greifen wir zu unorthodoxen Mitteln. Am Donnerstag sagt der Arzt zu uns: »Wenn die Wunde bis Montag nicht zu ist, müssen wir erneut operieren.« Am Freitag ist noch keine Besserung zu sehen, sodass wir uns schon auf den *worst case* einstellen. Ich lege nun so oft, wie es geht, die Hand auf seine tiefe Wunde, und wir beide visualisieren zusammen, dass sie zuwächst und wie die Schulter geheilt aussieht. Ich spürte, wie die Energie aus meinen Händen fließt. Immer wieder visualisiert Volker, wenn ich nicht da bin, auch ohne mich.

Am Montag darauf ist der Arzt verblüfft: »Was haben Sie gemacht?«

Die Wunde heilte zu.

Urlaub in Griechenland

Doch dann ist es endlich so weit: Wir fahren nach Griechenland! Wie wohl so viele, die eine lebensbedrohliche Diagnose erhalten haben, habe auch ich mich gefragt, wo ich in meinem Leben unbedingt noch hinreisen möchte. Ich war zwar schon mal in Athen und auf einigen griechischen Inseln, aber ich war noch nicht auf der Peloponnes. Auf jeden Fall möchte ich den geschichtsträchtigen Boden von Sparta betreten. Schon in der Schulzeit hatten wir einige Texte über das Leben in Sparta gelesen, die mich sehr beeindruckt haben. Noch immer kann ich über mein inneres Ohr hören: »Wanderer, kommst du nach Sparta …«. Ja, was denn, was ist denn da? Irgendwie hört sich das für mich weiterhin geheimnisvoll an.

Bewusst wählen wir den langen und langsamen Weg über das Meer nach Griechenland. Wir werden erst durch Italien nach Ancona fahren und von da weiter mit der Autofähre nach Patras übersetzen. Für mich und auch für die Kinder will ich, dass wir die echte Entfernung erleben. Mit dem Flugzeug betrügt man irgendwie.

Und ich werde nicht enttäuscht. Die erste Etappe bis Ancona erarbeiten wir uns über Nacht mit dem Auto. Gerion und Gwendolin können beide ganz gut im Auto schlafen, sodass wir relativ entspannt früh morgens an der Adria ankommen. Wir haben noch genug Zeit, uns in einer kleinen Bar mit einem Frühstück zu stärken. Es ist warm genug, um auf der Terrasse zu sitzen und den Blick auf das Meer zu genießen. Ich fühle mich so frei und sorglos wie schon lange nicht mehr.

Schließlich fahren wir zum Fährhafen und stellen uns in die lange Autoschlange zum Schiff. Groß und mächtig liegt es vor uns. Das soll uns jetzt samt Auto direkt nach Griechenland bringen, die Fahrt wird etwa 20 Stunden dauern. Der Weg ist das Ziel, der Urlaub hat längst begonnen.

Wir haben eine kleine Kabine gebucht. Sie ist sehr klein, aber ich mag die kuschelige Nähe. Da bin ich nicht die Einzige, auch Volker und Gwenni probieren gleich ein Bett zusammen aus und haben Freude an der Nähe, die dadurch entsteht. Und wem es zu eng wird, der kann sich ja auf dem Schiff Nischen suchen, die ihm gefallen. Nachdem ich intensiv die Kabine mit meinen Lieben Probe gelegen habe, gehe ich auf Entdeckungstour. Bei meiner Recherche bleibe ich auf dem Panoramadeck hängen. Dort sitzen einige der Passagiere an verschiedenen kleinen Tischen verteilt und spielen Karten, unterhalten sich, lesen oder schauen einfach aufs Meer. Eigentlich hatte ich im Vorfeld Angst, dass mir auf dem Schiff schlecht werden würde, doch wir fahren nun schon einige Stunden und ich spüre nichts von Übelkeit. Ich bin begeistert.

Ich habe ein Buch dabei, aber mir ist gerade überhaupt nicht nach Lesen zu Mute. Das Kino vor mir ist viel interessanter. Ich setze mich auf einen der weichen einladenden Sessel hier auf dem Deck und schaue durch die verglaste Front ungehindert auf das Meer. Die Wellen, die Weite, die verschiedenen Nuancen von Blau, das gleichmäßige Brummen der Fähre – ich kann gar nicht genug bekommen. Wie hypnotisiert lasse ich mich in die Ferne davontragen. Ich habe unendlich viel Zeit, es gibt nichts zu tun. Im Moment schaue, spüre, lebe ich. Könnte ich auch in der Zeit so loslassen, wenn mein Leben nicht unmittelbar endlich geworden wäre?

Ich versinke in eine tiefe Meditation und lande im Hier und Jetzt. Ich weiß nicht, wie lange ich hier sitze, eine Ewigkeit? Und ich glaube, ich werde noch eine Ewigkeit sitzen. Ich spüre riesengroße Freude in mir. Ich fühle mich einfach rundherum wohl, alles ist gut, der perfekte Moment.

Neben mir sitzt eine Gruppe südländisch aussehender Männer, die Karten spielen. Einer von ihnen schaut mich an. Wow, ist der schön! Diese klaren Gesichtszüge, der weiche Mund, die tiefen geheimnisvollen Augen, er könnte Grieche sein. Eine Sekunde zu lange halte ich seinem Blick stand, bevor wir die Blicke wieder abwenden. Irgendetwas geht in Resonanz, auch er ist auf eine seltsame Art von mir gefangen. Er spiegelt mich. Für einen kleinen Moment und irgendwie auch eine Ewigkeit sind wir tief verbunden. Die Zeit bleibt stehen. Auf einer für die Augen unsichtbaren Ebene sind wir so nah, als würden wir uns schon eine Ewigkeit kennen. Ist es möglich, dass mein ekstatischer Zustand auf ihn übergesprungen ist? Sicherlich strahle ich aber gerade eine Offenheit aus, die für Frauen eher unüblich ist.

Mit einem Schmunzeln trage ich ihn und irgendwie auch stellvertretend alle Männer in meinem Herzen. Wie schön, wie wunderbar, dass es Männer gibt! Was für ein Geschenk! Ich begegne ihm zufällig noch ein paarmal. Wie bei schüchternen Teenagern treffen sich immer wieder unsere Blicke. Schließlich sehen wir uns auch am nächsten Morgen unter Deck bei den Autos, wo wir warten, bis wir das Schiff verlassen dürfen. Volker, die Kinder und ich sind noch nicht eingestiegen. Er kommt auf uns zu und beginnt ein kleines Gespräch. Ich spüre, dass er genauso wie ich darüber verblüfft ist, was da gerade zwischen uns passiert. Das Reden über Alltäglichkeiten zerstört ein wenig den Zauber, etwas Geheimnisvolles droht ins Banale abzurutschen. Nein, es geht nicht um einen realen Kontakt, es geht um diesen Zauber.

Schließlich gehen wir zu unseren Autos und verlassen das Schiff. Ich kann nicht sehen, wo er hinfährt. Ich kann das Wunderbare aber noch immer in mir fühlen. Im Geiste sehe ich ihn noch vor mir. Nach etwa einer halben Stunde verlassen wir die Straße, um zu tanken. Das gibt es doch nicht, er tankt an der Tanksäule ein paar Meter weiter rechts. Alles nur Zufall? Sind es meine Gedanken, die das Treffen arrangiert haben? Gibt es ein Paralleluniversum, in dem wir ein Paar sind? Ich habe das Gefühl, ihn schon sehr lange zu kennen. Bringen uns in einem bestimmten Bewusstseinszustand, vielleicht per Gedanken, unsichtbare Kraftlinien zusammen? Wie spannend, was alles möglich sein könnte. Wie wunderbar und zauberhaft das Leben doch ist. Ich fühle mich von einer höheren Macht getragen.

Er steht mit dem Rücken zu mir, und ich mache mich nicht bemerkbar. Ich freue mich über meine Familie, meine Liebe zu Volker, zu Gerion und zu Gwendolin. Es ist ein wenig so, als ob ich einen kleinen Blick in eine andere Zeitlinie gewagt hätte. In meiner Wahrnehmung habe ich die Grenzen der sogenannten Realität überschritten. Es gibt so vieles mehr. Ich bin berauscht und hochbefriedigt. Irgendwie bin ich auf einer höheren Ebene unterwegs. Hier sind wir alle verbunden.

Dieser Zustand ist einfach wunderbar.

Und er wird mich während des Urlaubs weiter begleiten. Diese alles durchdringende Liebe und Freude hört nicht auf. Ich genieße die Momente mit Volker und den Kindern, als ob es die letzten wären: jeden Tag, unmittelbar. Mein innerer Zustand projiziert sich nach außen. Alles ist einfach schön. Da macht es nichts, dass das Haus nicht ausreichend ausgestattet ist. Immerhin ist es neu, und alles ist sauber. Und es hat zu unserer aller Freude einen *Sandwich Maker*. So werden heiße Schinken- und Käsesandwiches zu unserer Leibspeise. Klar, dass wir nun für zu Hause auch einen Sandwichtoaster brauchen. Obwohl zumindest Volker und mir schon jetzt klar ist, dass sie zurück in Deutschland nicht mehr so gut schmecken werden. Wie bei Wein fehlt dann einfach das Ambiente, das ganze Paket gibt es nur hier und jetzt.

Wir haben sogar eine Katze, die uns am zweiten Tag zuläuft. Für uns hört sie auf den Namen Merle. Vermutlich ist sie die Mätresse von allen Urlaubern, die in ihrem Revier die Sonne Griechenlands genießen. Aber sie schenkt uns viel Zärtlichkeit und Freude. Ihr Lieblingsplatz ist auf den Betten der Kinder.

Morgens frühstücken wir auf der Veranda mit einem atemberaubenden Blick aus etwa hundert Meter Höhe über Felsen und Bäume auf das Meer und Koroni. Koroni ist ein reizendes Fischerdörfchen am südwestlichen Ende der Peleponnes. Es grenzt an eine alte, in Felsen gehauenen Burg. Zu Füßen der Burg liegen die malerischen Fischerhäuschen des Dörfchens. Direkt am Meer sind auch einige kleine Restaurants und Kaffees, in denen der Kaffee besonders gut schmeckt. Das Wetter ist warm, aber nicht heiß. Es geht immer ein angenehmer leichter Wind.

Gerion hat gleich zu Beginn des Urlaubes sein größtes Erfolgserlebnis. Wie viele Jungen in seinem Alter, er wird in drei Monaten 14 Jahre alt, spielt er nach unserem Geschmack zu viel am Computer. Das sorgt regelmäßig für Stress, da wir ihn als fürsorgliche Eltern immer wieder darin begrenzen. Von klein auf konnte er sehr gut argumentieren und diskutieren. Vor etwa einem Jahr fragte er Volker: »Wann darf ich denn so viel Computer spielen, wie ich will?«

»Wenn du erwachsen bist«, antwortete Volker.

»Wann bin ich denn erwachsen?«, wollte Gerion wissen.

»Wenn du mich im Armdrücken besiegen kannst«, antwortete Volker schmunzelnd, da er ihn zu körperlicher Betätigung anregen wollte.

»Wirklich, Papa, wirklich?« Gerions Augen glänzten, und schlagartig war er voller Energie.

Volker dachte natürlich, dass das in den nächsten Jahren sicherlich nicht passieren würde. So antwortete er selbstbewusst: »Ja, wenn du das schaffst, darfst du so lange Computer spielen, wie du willst.«

Sicherheitshalber holte Gerion noch mich als Zeugin hinzu: »Mama, hast du das gehört? Kannst du das bezeugen? Ihr müsst das Versprechen auch halten!«

Mir ging es nicht so gut dabei, Gerion wirkte schon jetzt so überzeugend, dass ich mir gar nicht so sicher war, ob das nicht bald eintreten könnte, und schaute fragend zu Volker. Doch der ließ sich nicht beirren. Der Vertrag wurde mit Handschlag besiegelt.

Täglich hörte man ihn in seinem Zimmer Liegestützen machen und seine Muskeln trainieren. Immer wieder kam er und forderte Volker zum Armdrücken heraus. Wir freuten uns zunächst darüber, dass er ein klares Ziel hatte und offensichtlich alles dafür tat, um erfolgreich zu sein. Als Volker noch seine ganze Kraft zur Verfügung stand, waren wir auf der sicheren Seite. Doch nun hatte er ja Ostern das Schlüsselbein gebrochen und konnte seine Schulter über viele Monate nicht belasten. Fairerweise wurde in dieser Zeit die Wette unterbrochen.

Doch hier in Griechenland fängt Gerion an, Volker wieder herauszufordern: »Komm, du traust dich nicht, du hast doch schon lange genug gewartet. Du weißt, dass ich gewinnen würde. Ich bin stärker!« Und so weiter. Schließlich hat er Volker so weit, er stimmt dem Kräftemessen zu: »Ich schaffe dich auch noch mit halber Kraft!«

Dann geschieht das Unvermeidliche. Erst kann ich es gar nicht glauben, ich denke noch, Volker würde spielen. Doch er hatte noch längst nicht seine alte Kraft zurück, und Gerion war durch sein regelmäßiges Training stärker geworden, als er das gedacht hätte.

Sie sitzen sich am Küchentisch gegenüber, die Ellenbogen aufgestützt, die Hände verschränkt. Ich stehe vor dem Herd, Gwenni sitzt auf dem Sofa. Alle Augen sind auf das Kräftemessen gerichtet. Volker versucht es über die schnelle Methode. Er denkt offensichtlich, er könnte ihn direkt besiegen, anstatt ihn durch Gegenhalten müde zu machen. Doch Gerion bleibt standhaft, und Volker verliert wichtige Kraft. Die Hände kommen wieder zur Mitte zurück. Minutenlang bleiben sie auf gleicher Höhe. Nun versucht Volker, Gerion mit Worten aus der Reserve zu locken: »Komm, zeig was du drauf hast, oder ist das alles?«

Doch Gerion fällt nicht auf den Trick herein, er hält weiter dagegen. Schließlich gibt es weitere Angriffsversuche von Volker, die Gerion wieder gut pariert. Gerion bekommt immer mehr Oberwasser, merkt dass Volkers Kraft nachlässt und – nein, das gibt es doch nicht! – er drückt tatsächlich Volkers Hand auf den Tisch.

Bei den Kindern ist der Jubel groß. Volker beweist sich als guter und fairer Verlierer. Ich bekomme im ersten Moment Stress, unser Druckmittel gegen zu viel Computerspielzeit ist uns gerade unter den Fingern zerronnen. Doch Gerions Freude ist so ansteckend, wir können nicht anders, als uns mit ihm zu freuen.

Gerion springt durch das Zimmer und ruft immer wieder: »Was für ein tolles Gefühl, was für ein geiles Gefühl!«

Während Volker am Tisch sitzen geblieben ist und betrübt einstimmt: »Was für ein mieses Gefühl, was für ein scheiß Gefühl!«

Wir können uns alle vor Lachen kaum halten.

Und was war mit Sparta? Leider ist nicht mehr viel von diesem ehemaligen geschichtsträchtigem Ort zu sehen. Es ist ein ruhiger Ort geworden, auf dem einzelne Touristen spazieren gehen. Es ist gut, dass keine Horden von mordenden Soldaten mehr den Boden mit Blut tränken. Es ist gut, dass unsere Kinder nicht mehr mit dieser Härte und Strenge der Spartaner erzogen werden.

Als wir über den geschichtsträchtigen Boden streifen, sehen wir eine Schildkröte und Volker ruft Gwenni, die ein paar Meter entfernt ist: »Gwenni, kommt mal her, hier ist eine ganz große Schildkröte!«

Gwenni hat gerade eine schnelle kleine Eidechse beobachtet. Sie denkt, dass Volker sie reinlegen will und antwortet in ihrem typischen ironischen Tonfall: »Ne Schildkröte!«

Sie weigert sich zunächst, zu uns zu kommen. Doch schließlich siegt die Neugier, und ich werde nie ihren Blick vergessen, als sie nun tatsächlich die Schildkröte sieht. Wieder können wir uns vor Lachen kaum halten. »Ne Schildkröte!« wird für Jahre ein *running gag* in unserer Familie bleiben.

Während der ganzen Zeit laufe ich mit Unterarmgehstützen, da ich heftige Schmerzen im linken Knie habe. Selbst durch die am Hang gelegenen Ruinen von Mystra klettere ich mit meinen Krücken. Das Gelände ist schon für Gesunde anstrengend. Aber ich lasse mir einfach die Freude am Klettern nicht nehmen. Ich muss alles sehr langsam machen, aber ich komme überall hin, wo ich will. Ich hadere auch nicht, im Gegenteil: Ich freue mich einfach daran, dass ich alles kann, was die anderen auch können.

Manchmal gehe ich auch an die Grenzen. Zu den schönsten Wanderungen gehört unsere Tour zu den Wasserfällen von Kazárma in der Gegend von Polilimni (was so viel heißt wie »viele Wasser«). Bevor wir starten, sage ich meiner Familie: »Ich versuche, was geht, und wenn es nicht mehr geht, warte ich an einem schönen Platz, bis ihr wieder zurückkommt, oder wir drehen gemeinsam um.« Das nimmt mir und auch den anderen den Druck. Ein schmaler Wanderweg führt uns durch dichte, unglaublich schöne Vegetation an einem Bachlauf entlang. Volker dreht sich immer wieder zu mir um, reicht mir die Hand, passt auf mich auf. Ich fühle mich mit ihm so sicher, dass ich den Weg bis zum Ende mitgehen kann.

Es ist sehr heiß, zwischendurch halten wir unsere Füße

immer wieder in den kalten Bach. Schließlich erreichen wir den Platz, der für seine Wasserfälle so bekannt ist. Tatsächlich ist er von geradezu magischer Schönheit. Mitten in der dichtesten Vegetation liegen kleine Seen, die durch Wasserfälle miteinander verbunden sind. Wie gut, dass ich durchgehalten habe. Das Wasser ist eiskalt, doch wir gehen alle unter großem Geschrei hinein und genießen die Abkühlung. Gerion, Gwenni und Volker können die Wasserfälle mit etwas Geschick hochklettern und von verschiedenen Höhen in den See springen. Wenn es zu kalt wird, legen wir uns auf die durch die Sonne erhitzten Steine.

Ich bin schon auf meinem Stein und schaue Volker und den Kindern beim Spielen im Wasser zu. Das kalte Wasser hat den Schmerz in meinem Knie betäubt. Die Sonne wärmt mit ihrer Kraft meine Zellen wohlig auf, im Hintergrund höre ich das Zwitschern der Vögel, der Wasserfall benetzt mich mit winzigen Tröpfchen, die Vegetation um mich herum kann im Paradies nicht schöner sein. Was brauche ich mehr?

Vor einem Jahr hatte ich eine Meniskusoperation am rechten Knie, und der Arzt prophezeite mir damals, dass das auch beim linken Knie nötig werden würde, da es dem Ultraschallbild nach auch geschädigt ist. Wie wahr! Doch durch den Krebs war das in den Hintergrund gedrängt worden. Zudem hatte ich irgendwo in meinem Inneren auch den unschönen Gedanken: Erst mal sehen, ob sich eine Operation noch lohnt. Mir ist vollkommen klar, wie nahe ich dem Tod bin. Und nun kommen noch die Schmerzen in dem Knie und die Probleme zu laufen hinzu. Dennoch bin ich im Moment glücklich. So glücklich, denn ich lebe und spüre unfassbar viel Liebe. Die Liebe zu meinem Mann, zu meinen Kindern, zu der wärmenden Sonne, zu dem klaren Meer, den vielen faszinierenden Fischen darin, zu den Griechen und zu mir …

Es ist nicht das erste Mal, dass ich diesen Zustand der Verbindung und Liebe erlebe. Ganz extrem habe ich ihn nach meiner ersten Behandlung von David Crean erfahren dürfen. Ich bin mir sicher, dass dieser Zustand auch ein Feld der Heilung ist.

Transformation mit David Crean

David lerne ich etwa drei Jahre vorher auf einem Kongress der Craniosacraltherapeuten kennen. Er arbeitet mit dem Körper und der Psyche, also mein Metier. Auf dem Kongress hält er einen interessanten Vortrag über Bewusstsein und körperliche Prozesse. Da ich meine Abschlussarbeit an der Uni über das Thema »Bewusstsein durch den Körper« geschrieben hatte, stelle ich eifrig Fragen, und David hat dazu wirklich etwas zu sagen. Nach seinen theoretischen Ausführungen leitet er einige Übungen an. Schließlich setzen wir uns zum Abschluss noch in einen Kreis: Sein Blick geht einmal herum und bleibt dann bei Einzelnen hängen. Er schaut den Betreffenden für ein bis zwei Minuten direkt in die Augen. Einige lächeln, andere werden rot, und manche fangen sogar an zu weinen.

Keine Ahnung, welche Reihenfolge ihn leitet, und wer als Nächster an der Reihe ist. Wird er mich auch anschauen? Ist mir egal, doch heulen werde ich bestimmt nicht, denke ich mir.

Sein Blick trifft mich dann wie ein Blitzschlag. Mein ganzer Körper kribbelt wohlig und beängstigend zugleich. Meine Schädeldecke scheint sich zu öffnen, ich spüre, wie Energie nach oben hinausströmt. Oder strömt sie hinein? Egal, zu solchen Fragen bin ich erst später fähig. Es fühlt sich so an, als ob jede Zelle meines Körpers vibriert, ich aus tausend kleinen summenden, sich ständig bewegenden Punkten bestünde. Der gefühlte Raum um mich hat sich mindestens verdoppelt. Unmöglich kann ich damit in die Nähe einer anderen Person gehen!

Mittlerweile hat er die Sitzung beendet, und viele Teilnehmer umringen ihn. Ich würde auch gern zu ihm gehen – soll ich mich in die Schlange einreihen? Was soll ich fragen? Was sein Blick ausgelöst hat, was da passiert ist? Wie blöd ist das denn, ich werde mich bis auf die Knochen blamieren, denke ich mir. So belausche ich ein wenig die Gespräche der anderen, aber keiner redet über dieses Energiegefühl. Was soll ich jetzt bloß damit machen?

Zunächst bin ich total überfordert. Immerhin kann ich laufen, aber wo soll ich hin? Ich fühle mich wie ein großes Fragezeichen. Ich beschließe, auf mein Zimmer zu gehen und mich im Spiegel anzuschauen, vielleicht kann man ja dort etwas sehen. Bis auf gut durchblutete Wangen und glasige Augen ist aber nichts auffällig. Ich teile mir das Zimmer mit mehreren Kongressteilnehmerinnen. Ich erzähle, dass ich gerade bei einem ganz beeindruckenden Seminar war und noch ganz aufgewühlt bin.

»Ach ja«, bestätigt eine Therapeutin, die auch selbst auf dem Kongress ein Seminar gibt, »das ist David, der ist interessant. Ich hatte heute Morgen schon eine Stunde bei ihm.«

Wie? Man kann ihn buchen? Auf die Idee war ich bislang gar nicht gekommen. Also, neues Ziel, egal, welchen Preis er nimmt, da muss ich hin! Ich gehe in Richtung Gemeinschaftsraum und sehe eine große Menschentraube. Als ich näher komme, erkenne ich David im Zentrum der Ansammlung – natürlich. Mein Herz schlägt noch schneller. Oh Gott, die wollen bestimmt alle einen Termin bei ihm und für mich hat er dann keine Zeit mehr!

Doch er hat noch einen Termin für mich, morgen früh um halb sechs. Abends ist noch Tanz und Party, natürlich ist David dabei umringt von Neugierigen, insbesondere Frauen. Attraktiv ist er nämlich auch noch, fällt mir jetzt auf. Er hat seine langen Haare zu einem Zopf zusammengebunden, ist schlank und wirkt alterslos. Gegen ein Uhr gehe ich ins Bett, bleibe lange ohne Schlaf und stehe um vier Uhr morgens wieder auf, weil ich denke, es sei schon fünf Uhr. Ich will die anderen im Zimmer nicht wecken, und da ich sowieso wach bin, tigere ich noch eine Stunde durch das Seminarhaus.

Endlich ist es so weit. David rückt die Stühle zurecht, sodass wir uns gegenübersitzen. Wieder schaut er mich tief und verbindlich an. In sanftem Ton sagt er: »Please, I need some minutes, I just want to look at your energy field, you have to do nothing.« Er sieht also so etwas wie die Aura, na ja, das haben ja schon viele behauptet … Doch wieder überrascht er mich. Als Erstes sagt er mir, dass ich mit meinem Mann verstrickt bin, wir zurzeit in unserer Liebe nicht zusammenfinden. Bingo, das trifft es genau, ich sehne mich so nach seiner Liebe und kann sie oft nicht fühlen! In vielen Dingen sind wir so schmerzlich verschieden, und trotz großer Toleranz kommt es immer wieder zu Verletzungen. Ein tiefer innerlicher Schmerz bricht aus mir heraus. Jemand bemerkt meinen Schmerz, sieht mich. Ich fange vor diesem fremden Mann hemmungslos an zu weinen. Dafür hat er nicht mehr als fünf Minuten gebraucht! Was tue ich hier, wie kann das sein? Aber er lässt mich gar nicht lange weinen, bis der nächste Treffer kommt.

»You want to be seen, this is a very old story, you weren't seen in your family, when you were very small.« Auch damit hat er recht, in meiner Familie war wenig Zeit für mich. Meine Schwester kam mit einer schweren Behinderung zur Welt, sie hatte ein Wasserköpfchen, das damals noch nicht behandelt werden konnte. Sie litt an unglaublichen Schmerzen, der Druck im Kopf muss unerträglich gewesen sein. »Die kleine Astrid wird sterben, vielleicht können Sie sich für ein weiteres Baby entscheiden, das wird Ihren Schmerz lindern«, sagte die Kinderärztin damals zu meinen Eltern. Meine Schwester starb im Alter von dreieinhalb Jahren, laut meiner Mutter schlief sie nie länger als eine Stunde am Stück und schrie neunzig Prozent ihres bewussten Lebens vor Schmerzen. Hatte ich meine Existenzberechtigung also durch den Tod meiner Schwester? Mein älterer Bruder litt an starkem Asthma und bedurfte ständiger Aufmerksamkeit. Schließlich war da noch die an Alzheimer erkrankte Großmutter. Und als ob das noch nicht genug wäre, herrschten große finanzielle Nöte. Meine Mutter arbeitete bis tief in die Nacht, wir hatten eine Wäscherei mit Heißmangelbetrieb. Von meinem Vater bekam meine Mutter nur wenig Unterstützung.

Wie wunderbar und schmerzhaft zugleich, endlich gesehen zu werden. Und wie traumhaft, er sieht mich, ohne dass ich mich erklären muss, er hat das einfach gespürt. Gerade hatte ich mich ein wenig gefangen, da geht der nächste Heulkrampf los. In meinem Kopf drehen sich die Gedanken: Was soll ich verändern, wie stelle ich das an, wie geht es jetzt weiter? »You have to do nothing«, kommt da von ihm. Erwischt, kann er Gedanken lesen? Das ist jetzt wirklich gespenstisch. Er bittet mich, auf der Liege Platz zu nehmen. Ich müsse nichts tun, wiederholt er nochmals. Nun gebe ich mich voller Vertrauen in seine Hände und lasse seine Energie durch mich durchfließen. Er bleibt auch mit Worten immer wieder mit mir in Kontakt, lässt mich nicht abdriften. Ich lande in einem tiefen Trancezustand. Alles ist gut, alles hat einen Zusammenhang und einen Sinn, ich bin erfüllt von unendlicher Liebe.

Später am Vormittag bin ich auf einem Vortrag. Normalerweise sitze ich ganz vorne, ich will möglichst viel mitbekommen und stelle oft Fragen – »You want to be seen …«, erinnert mich eine innere Stimme. Erstaunlicherweise habe ich gar keinen Impuls, nach vorne zu gehen. Ich habe auch keine Fragen. Völlig untypisch für mich, setze ich mich ganz nach hinten und beteilige mich auch nicht an der Diskussion. Ich bin einfach zufrieden. Nichts kann mein riesiges Energiefeld negativ durchstoßen. Ist es das, was die Menschen Erleuchtung nennen?

Glückliche Umstände führen dazu, dass ich auf der Zugfahrt nach Hause, die sechs Stunden dauert, ein Abteil in der ersten Klasse für mich alleine habe. In meinem entrückten Zustand wäre ich auch für die meisten Mitreisenden eine Zumutung gewesen. Manchmal kommt der Schaffner und fragt mich, was ich bräuchte, einen Kaffee, die Zeitung? Ich kann mich gerade noch lange genug zurückhalten, bis er draußen ist, da fange ich auch schon wieder an zu weinen. Es sind Tränen der Rührung darüber, dass sich jemand einfach unaufgefordert um mich kümmert.

Ständig kommen mir Situationen aus meinem Leben in den Kopf, die ich neu erlebe und denen ich innerlich Absolution erteile. Peinliche Situationen, die plötzlich nicht mehr peinlich sind. Wut auf einen Menschen, den ich plötzlich verstehen kann. Ich vergebe ihm und mir. Die negativen Erfahrungen verbrennen in der allumfassenden Liebe, die mich vollständig erfüllt. Ich verbringe die sechs Stunden Fahrtzeit mit wachem Schlaf, freudigen, freilassenden Tränen, kribbelnd und schwebend in unendlicher Glückseligkeit.

Dieser Zustand hält in abgeschwächter Form auch zu Hause noch ein paar Tage an. Mir wird klar, dass ich meinen Sohn Gerion zu ihm bringen möchte, denn gerade bereitete er mir etwas Kummer. Aber was ist mit meinen Freundinnen? Er würde auch ihnen guttun. Dann kommt mir die Idee, dass ich ihn ja einladen könnte, hier zu behandeln. Da ich noch keinen Therapieraum in unserem neuen Haus habe – wir sind gerade umgezogen und mit dem Umbau unseres Dachgeschosses beschäftigt –, ist dieser Gedanke allerdings recht verwegen. Aber über die Probleme mache ich mir seltsamerweise gar keine Gedanken. Ich bin mir so sicher, dass er kommen wird, dass die Einladung und Übersetzung jetzt meine Aufgabe ist, dass das einfach so sein muss. Ich erwische mich sogar bei dem Gedanken: Und wenn das alles ist, was du in deinem Leben je getan hast, diesem Menschen zu ermöglichen, möglichst vielen Menschen zu helfen, dann hast du deinen Sinn auf Erden erfüllt.

Und so kommt es dann auch. Ich nehme Kontakt zu ihm auf, er nennt mir den Mindestpreis, den er verlangt. Auch wenn dieser mir zunächst hoch vorkommt, antworte ich wie in Trance: »I'll do my very best!« Und auf wundersame Weise melden sich in kurzer Zeit auf meine Einladung hin genügend Patienten an, sodass er tatsächlich kommen kann.

Aus diesem ersten Termin werden in den nächsten acht Jahren regelmäßig Termine zweimal im Jahr. Mein Patientenstamm wird zunehmend größer, und der Aufwand für mich immer kleiner. Zusätzlich zu einer kleinen Bezahlung bekomme ich von David, wenn er hier ist, eine Behandlung gratis. Zwar hat keine mehr diese Durchschlagskraft wie die erste, doch sie helfen mir, mich weiter zu entwickeln. Definitiv ist allein das Zusammensein mit David eine Batterie für meinen Energiekörper mit all seinen Folgen. Da ich bei den Terminen oft für ihn übersetze, erlebe ich dabei immer wieder seltsame Dinge. Oft haben die Patienten und auch ich das Gefühl, David könne Gedanken lesen.

Der Krebs kommt zurück

Der Krebs kommt zurück – kann man das so sagen? In gewissem Sinne war er ja immer da. Selbst gesunde Menschen haben Krebszellen in sich. Der Unterschied zwischen mir und einem Gesunden ist, dass mein Körper die Krebszellen nicht erkennt. Bei sämtlichen Infekten und leichten Erkrankungen tut er seinen Job hervorragend, aber das wirklich Gefährliche erkennt er nicht. Warum?

Seit Jahren hatte ich kein Fieber mehr. Man sagt, dass bei hohem Fieber besonders viele Krebszellen absterben. Warum versteht das mein Körper nicht? Manchmal werde ich deshalb richtig sauer. Eigentlich liebe ich doch meinen Körper. Ob beim Sport, beim Sex, beim Motorradfahren, Reiten, Tanzen – wir sind doch so oft ein gutes Team gewesen. Warum verrät er mich jetzt so schändlich?

Wenn ich das denke, tue ich so, als ob es eine Trennung zwischen mir und meinem Körper gäbe. Als existiere ein Ich, das den Körper besitzt. Ist es nicht vielmehr so, dass ich mein Körper bin? Darüber handelte auch meine Magisterarbeit an der Universität. Kurz gefasst war mein Resümee: Es gibt keine Objektivität, da es immer ein Subjekt gibt, das mit der Erkenntnis verwoben ist. Bewusstsein ist in dieser Existenz mit dem Körper verbunden.

Und so arbeite ich auch in meiner Praxis als Körper- und Psychotherapeutin. Immer wieder erlebe ich dabei, dass Psyche, Geist und Körper untrennbar zusammengehören. Um zur Erkenntnis zu gelangen, können wir uns nicht von unserem Körper oder von unseren mit ihm verbundenen Erfahrungen trennen.

Eigentlich will ich liebevoll mit mir sein und den Krebs nicht als Feind, sondern als einen Hilferuf eines verletzten

Teiles in mir ansehen. Was brauchst Du, mein Körper, mein Krebs, was brauche ich?

Im Oktober, weniger als ein Jahr nach der Entdeckung des Tumors, ist er wieder da. Auf der wieder aufgebauten Brust erscheint ein kleines blutunterlaufenes Knötchen. Ich bin frustriert, enttäuscht und auch ärgerlich. Habe ich nicht alles getan? Aber jetzt sehe ich, dass es nicht genug war oder das Falsche. Wieder hinterfrage ich mich: War es richtig, die Chemotherapie abzulehnen? Am schlimmsten wird der Besuch bei Dr. G. Ich habe seinen Vorschlag nicht befolgt, und es ist nicht so gelaufen, wie ich mir das gewünscht habe. Was ist, wenn er sagt: »Wenn Sie getan hätten, was ich empfohlen habe, wären Sie nicht wieder erkrankt.«

Nein, das glaube ich nicht wirklich. Ich weiß, dass er sich nicht darüber freut, auch wenn er diesen blöden Wettstreit gewonnen hat. Ich wollte ihm zeigen, dass es auch ohne Chemotherapie und Bestrahlung geht. Doch wer bin ich schon, was weiß ich schon? Um einigermaßen mein Gesicht zu wahren, gehe ich wieder in mich. Stehe ich noch zu meiner Entscheidung, oder bereue ich sie? Und wieder, tief in mir, weiß ich, dass diese Entscheidung für mich richtig war, was immer auch jetzt auf mich zukommt.

Dr. G. ist sichtlich betroffen: »Es tut mir in der Seele weh, wenn ich sehe, dass Sie noch geheilt werden können«, sagt er, »und Sie meine Vorschläge ablehnen. Ich akzeptiere Ihre Meinung und doch müssen Sie sehen, dass es bis jetzt nicht so gut gelaufen ist. Jetzt sollten Sie vielleicht mal tun, was ich vorschlage.«

Oh ja, das ist tatsächlich sehr verführerisch. Einfach die Verantwortung abgeben und mich jemandem anvertrauen, der weiß, wie es geht. Er schlägt vor, jetzt doch mit Bestrahlung oder wenigstens einer Hormontherapie zu beginnen. Kann sein, dass er recht hat. Sofort bekomme ich wieder das altbekannte Magendrücken. Es mahnt mich, dass dies einfach nicht mein Weg ist. Die Krebserkrankung ist wahrscheinlich durch radioaktive Strahlung ausgelöst worden, auf keinen Fall will ich meinen Körper wieder den Strahlen aussetzen. Bei einer Hormontherapie habe ich Angst, dass ich mich auch psychisch verändere, dass ich meinen Mut und meine positive Einstellung verliere. Man hört so oft, dass Frauen davon depressiv werden. Das kann ich gar nicht gebrauchen. Und was ist mit Sexualität? Bin ich nicht dann von heute auf morgen eine alte Frau und habe keine Lust mehr? Okay, das kann auch ein dummes Vorurteil sein, aber weibliche Hormone aktivieren unbestritten das Immunsystem und kräftigen die Knochenstruktur. Schließlich will ich keine Knochenmetastasen bekommen. Nein, dem kann ich jetzt noch nicht zustimmen.

Also antworte ich: »Lieber lebe ich acht Jahre weniger mit voller Kraft und Freude, als länger zerschunden und leidend mit Chemotherapie, Bestrahlungen und diversen weiteren Operationen.«

Ich war schon immer ein Alles-oder-nichts-Typ und hatte wenig Angst. Als Sechzehnjährige war ich die Einzige im Reitverein (und auch im Umkreis kannte ich niemanden sonst), die stehend auf zwei Pferden über Hindernisse sprang. Diese Energie ist immer noch in mir, und mit dieser Energie lasse ich mich nicht ohne große Not verstümmeln, verbrennen oder vergiften.

Knochenmetastasen

Meine ganze Kraft geht weiterhin in die alternative Behandlung. Mittlerweile habe ich Unmengen an Büchern über Krebs gelesen. Es gibt kaum noch einen Bereich, der mir unbekannt ist oder von dem ich noch nicht gehört habe.

Meine Tochter fragt manchmal, wenn ich über ein Buch gebeugt bin: »Mama, was liest du? Wieder ein Krebsbuch?« Sie verdreht die Augen. »Lies doch mal was Ordentliches?« Wie soll ich ihr erklären, dass das Lesen für mich überlebenswichtig ist.

Es geht um mein Leben. Ich würde alles tun, wenn es mich heilen könnte. Ich laufe regelmäßig und achte auf gesunde Ernährung. Mittlerweile esse ich in Maßen wieder Fleisch, da das konsequente Weglassen von Fleisch ja offensichtlich keine Heilung gebracht hat. Da für Volker und Gerion eine fleischlose Mahlzeit keine »ordentliche« Mahlzeit ist, erleichtert diese Maßnahme das Kochen deutlich. Sie mussten zwar auch vorher nicht auf Fleisch verzichten, aber ich brauche nun kein gesondertes Essen mehr vorbereiten oder muss mir Beschwerden anhören, dass das Essen schon wieder nach Knoblauch und Curry schmeckt.

Ich würde sogar monatelang fasten, kenne aber niemanden von meinen Bekannten, dem das geholfen hätte. Es gibt eine Mitpatientin in Öschelbronn, die sechs Wochen lang gefastet hat. Am Anfang sank der Tumormarker bei ihr, doch schon nach fünf Wochen fing er wieder an zu steigen. Sie selbst ist rappeldürr geworden. Ich bin mir hingegen sicher, dass zu wenig Gewicht bei Krebs nicht gut ist. Anscheinend holt sich der Krebs immer, was er braucht, zur Not auf Kosten seines Wirts. Fasten kann ihn also tatsächlich töten, doch ein klein wenig vorher stirbt der Mensch, also ich.

Ich nehme Nahrungsergänzungsmittel zu mir, presse mir Gemüsesäfte, versorge mich mit Vitamin C und achte auf einen stressfreien Tagesablauf, soweit mir das möglich ist. Volker und die Kinder versuchen mir Arbeit abzunehmen. Gibt es etwas Schweres zu heben, sind sie schnell zur Stelle und tragen es für mich. Ansonsten läuft vieles erstaunlich normal. Ich werde von meiner pubertierenden Tochter schmerzhaft hinterfragt. Gerion bekommt seine Wutanfälle, wenn er mal wieder mit sich unzufrieden ist. Schonung ist was anderes. Ab und zu beschleicht mich der Gedanke: Können die nicht etwas mehr Rücksicht nehmen?

Von Freunden und Bekannten werde ich immer wieder gefragt: »Und, wie kommen deine Kinder damit klar?« Ich hasse diese Frage. Was soll ich sagen? Natürlich finden sie es schrecklich, dass ich so krank bin. Aber hinter dieser schnell aufkommenden Wut steckt mein schlechtes Gewissen. Ich möchte doch eine gute Mutter sein! Und ich höre in dieser Frage eine Anklage, die nie ausgesprochen wurde.

Und wie kommen sie tatsächlich damit klar? Nach außen hin ganz gut. Aber was innerlich in ihnen vorgeht, zeigen sie mir selten. Und ich lasse sie die meiste Zeit gewähren. Wenn ich Gerion mal nach seinen Gefühlen frage, versucht er, ehrlich zu antworten. Bei Gwenni bekomme ich in der Regel eine schroffere Reaktion. Beide wollen nicht gerne darüber reden, und ich bin bestimmt die Letzte, der sie sich mit diesem Thema anvertrauen wollen.

Trotzdem – letztlich bin ich auch froh darüber, dass sie nicht mehr Rücksicht nehmen. Umso natürlicher verläuft doch ihre Entwicklung. Wie sollen sie erwachsen werden, wenn sie sich wegen ihrer kranken Mutter zurücknehmen müssen? Ich kann das auch bei Pferden beobachten. Sobald ein Tier aus der Herde schwächelt, wird es herausgefordert. Aufgeben gilt nicht. In der Natur wäre ein krankes Pferd ein Risiko für die ganze Herde.

Bei all dem fühle ich mich tatsächlich oft schwach und erschöpft. Krebs ist eine Erkrankung der Energielosigkeit. Schon seit Jahren habe ich diese meist kurzen Phasen am Tag, in denen ich so unsagbar müde bin. Eine halbe Stunde Schlaf reicht in der Regel aus, bis die Speicher wieder gefüllt sind. Danach fühle mich dann immer wie ein anderer Mensch. Aber vielleicht waren auch das schon erste Anzeichen?

Alle drei bis vier Monate bin ich in Öschelbronn, um mein Immunsystem zu aktivieren. Dort verfolge ich ängstlich die Entwicklung meiner befallenen Lymphknoten. Es sind neue Metastasen gewachsen, und sie werden mehr. Manchmal werden sie auch wieder kleiner, aber insgesamt wachsen sie in Menge und Größe stetig an. Wirklich schlimm ist die immer wiederkehrende Angst vor der Diagnostik, noch immer scheint es überlebenswichtig für mich, wie das Ergebnis sein wird. Dabei ist mir mittlerweile klar, dass ich in ein anderes Stadium der Krebserkrankung eingetreten bin, einem Stadium, dem die Schulmediziner keine Chance auf Heilung mehr geben.

Das will ich aber nicht akzeptieren. Ich motiviere mich damit, dass ich eine gute Chance auf Heilung habe, weil ich noch keine Chemotherapie und Bestrahlung hatte. Mein Immunsystem und meine Selbstheilungskräfte sind noch nicht so geschädigt wie bei den meisten anderen Brustkrebspatientinnen, die metastasierten Krebs haben. Sie haben die ganze Prozedur mit Hochdosis-Chemotherapie, Bestrahlung und Hormontherapie durchlaufen, ihr Körper ist nicht mehr derselbe. Ich glaube fest, dass gerade deswegen noch Hoffnung besteht.

Der neu auf der Kunstbrust entstandene Tumor verändert sich ständig. Er wächst, dann wird er ganz blau, fließt irgendwie ins Gewebe ab und wird dann wieder kleiner. Heißt das, dass er sichtbar die Metastasen im Körper verteilt, oder heißt das etwa, dass der Krebs auch immer wieder ein wenig abheilt, der Körper es immer wieder schafft, Krebszellen zu zerstören? Ich entscheide mich für die zweite Version, damit geht es mir besser.

Schließlich bekomme ich von einer Bettnachbarin in Öschelbronn den Tipp, den Internisten Dr. Mastall zu konsultieren. Er ist Mitglied in der Gesellschaft für biologische Krebsabwehr und informiert seit Jahren Patienten über integrative und alternative Therapien. Dafür hat er 2010 sogar das Bundesverdienstkreuz erhalten. Das macht mir Hoffnung auf einen Mediziner, der mich in meinem Weg unterstützen könnte. Erfreulicherweise liegt seine Praxis nur etwas über eine Stunde von meinem Zuhause entfernt, und er rechnet zudem über Kasse ab, was mich finanziell sehr entlastet. Für einen Termin muss ich zudem nicht lange warten. Fast zu schön, um wahr zu sein!

Seine Praxis ist eine typische Landarztpraxis mit einfachem Ambiente. Wenigstens mal ein Arzt, der sich nicht an den Krebskranken bereichert, ist mein erster Gedanke. Manche Praxen könnten ja durchaus einen Preis in geschmackvoller, aber sicher auch sehr teurer Einrichtung gewinnen. Ich muss lange warten, bis ich endlich zu ihm vorgelassen werde, sein Warteraum ist übervoll. Gut Ding will Weile haben.

Schließlich werde ich in sein Behandlungszimmer gebeten. Da ich auch hier nochmal eine halbe Stunde warten muss, habe ich genug Zeit, mir einen ersten Eindruck zu verschaffen. Sein Schreibtisch ist groß und übervoll. Sicherlich hat er enorm viel zu tun.

Schließlich kommt er herein, begrüßt mich kurz mit Handschlag, geht dann hinter seinen Schreibtisch und vergräbt sich in meinen Akten. Ich versuche ein Gespräch anzufangen, möchte erzählen, warum ich hier bin. Aber er stoppt mich gleich. Meine schriftlichen Berichte sind offensichtlich interessanter. Ich vermisse einen Blick, einen ersten Kontakt.

Etwas enttäuscht verstumme ich und warte. Ich fühle mich nicht richtig wohl, habe aber weiterhin die Hoffnung, von dem Experten Hilfe zu bekommen.

Schließlich bekomme ich seine Aufmerksamkeit. Er sagt mir, dass ihm die vorliegenden Befunde nicht ausreichen. Er möchte, dass ich ein PET/CT machen lasse, das aus der Kombination dieser zwei Untersuchungsverfahren besteht. Das PET zeige mit nur einer Diagnostik, was im ganzen Körper abläuft und wo eventuell Metastasen wachsen. Dazu müsse ich nach Wiesbaden in die Deutsche Klinik für Diagnostik (DKD).

Ich bin verunsichert: Will ich wirklich wissen, wo überall in meinem Körper der Krebs wütet? Jetzt kann ich mir noch einreden, dass alles noch gar nicht so schlimm ist. Doch es gibt ja einen Grund, warum ich hier bin. Also entschließe ich mich zu vertrauen. Weil ich Angst habe vor dem, was das PET/CT zeigen könnte, bitte ich Volker nach meiner Rückkehr von Dr. Mastall, mich zu diesem Termin zu begleiten. Zu meiner Freude stimmt er zu und wird sich einen Tag für mich frei nehmen.

Schon früh morgens machen wir uns auf den Weg nach Wiesbaden, der Termin ist um neun Uhr. Als ich auf der Autobahn neben ihm sitze, bin ich erneut heilfroh, dass er bei mir ist. Ich muss in meiner innerlichen Erregung nicht auf die Straße achten und bin nicht allein, wenn das Ergebnis schlecht ausfällt. Ich lege meine Hand auf seinen Oberschenkel und fühle seine Wärme und Stärke. Das tut mir immer gut.

Wir finden das Diagnostikzentrum in Wiesbaden relativ schnell und können direkt davor parken. Jetzt gibt es kein Zurück mehr. Innen ist es modern und weitläufig gestaltet. Wir müssen auch nicht lange warten, bis ich an der Reihe bin. Der Arzt will mir als Erstes eine radioaktive Substanz spritzen. Ich möchte das nicht: »Ich dachte, es ginge auch ohne?«

»Nein, leider gehört das für ein gutes Ergebnis dazu«, sagt er mir.

Er rechnet mir vor, wie gering die schädliche Dosis ist. Ich möchte am liebsten nie wieder eine radioaktive Substanz in meinen Venen haben. In meiner Wahrnehmung hat die mich doch so krank gemacht.

»Wenn Sie diese Untersuchung haben wollen, müssen Sie das jetzt zulassen«, beharrt der Arzt.

Ja, das will ich. Also stimme ich zu, mit großem Druck im Bauch.

Ich muss über eine halbe Stunde mit den Armen über dem Kopf in der Röhre liegen, denn dort wird zunächst die PET und dann direkt die CT durchgeführt. Das ist nicht einfach. Mal kratzt es hier, mal möchte man sich dort bewegen. Doch das alles darf ich nicht. Und das Schlimmste ist die Vorstellung, dass sich der Krebs schon im Körper ausgebreitet hat. Dass nun wirklich alles zu spät ist. In dem großen Raum bin ich ganz allein. Ich stelle mir vor, wie Volker draußen sitzt und auf mich wartet. Egal, was mir der Pfleger anschließend sagen wird, Volker wird bei mir sein.

Schließlich öffnet sich die große Doppelschiebetüre, und ich werde wieder aus der Röhre geholt und darf nach draußen. Dort erfahre ich, dass mir das Ergebnis erst durch Dr. Mastall mitgeteilt wird, denn es muss zunächst von den Radiologen ausgewertet werden. Das ist Erleichterung und Enttäuschung zugleich. Jetzt zieht sich die Angst zwar noch länger hin – aber im Moment überwiegt die Erleichterung. Ich habe alles hinter mich gebracht, und jetzt muss ich mit dem Ergebnis leben.

Leider kann Volker an dem Tag der Ergebnisverkündung nicht zu Dr. Mastall mitkommen. Wieder muss ich lange im Wartezimmer warten, aber jetzt kenne ich mich schon aus. Seltsamerweise nimmt das ein wenig die Anspannung. Ins

Wartezimmer scheint die Sonne herein, die wärmenden Strahlen tun mir gut. Schließlich werde ich zu Dr. Mastall vorgelassen. Sicherheitshalber visualisiere ich eine Art Schutzschicht um mich herum. Ich werde die Wahrheit tragen, wie auch immer sie ausfällt, lautet mein Mantra, damit glaube ich, seine Botschaft tragen zu können.

Der Arzt schaut in seine Unterlagen, dann schaut er mich an: »Sie haben auf dem zweiten Lendenwirbelkörper eine Knochenmetastase.«

Innerlich fühle ich einen kreisförmigen Strudel, der alles nach unten zieht.

»Jetzt müssen Sie schon die Schulmedizin nutzen«, fährt er fort.

»Gibt es keine Alternative? Meinen Sie nicht, dass ich es auch alternativ schaffen kann?«

»Nein, das glaube ich nicht!«, sagt er bestimmt.

Raus hier, schnell raus hier, höre ich meine innere Stimme. Wie aus der Ferne sehe ich, wie ich mich von Dr. Mastall verabschiede, die Treppen hinuntergehe, an der Rezeption auf mein Rezept warte, es in Empfang nehme und schließlich zu meinem Auto gehe. Im Auto stürzt mein ganzes sorgfältig aufgebautes Kartenhaus in sich zusammen und ich breche in Tränen aus. Jetzt ist alles zu spät, der Krebs ist schon in die Knochen metastasiert. Ich denke an unsere Freundin Anita. Nachdem sie die Diagnose Knochenmetastasen bekommen hatte, blieben ihr gerade noch 15 Monate.

Zitternd am ganzen Körper und schluchzend rufe ich meine Freundin Felizitas an. Sie nimmt sofort ab: »Hallo?«

Zunächst bekomme ich keinen vernünftigen Satz zustande: »Bin bei Mastall – Knochenmetastase – alles vorbei – keine Hoffnung.«

Es ist still am anderen Ende der Leitung, ich spüre, wie geschockt sie ist. Sie fühlt mit mir.

Dann sagt sie: »Es tut mir so leid! Aber ein Schritt nach dem anderen: Wo bist du jetzt?«

»Auf dem Parkplatz vor der Praxis.«

»Fahr jetzt nicht los, ich bin bei dir, ich umarme dich.«

»Es tut so weh, es ist so furchtbar«, schluchze ich, das Atmen fällt mir schwer.

»Die Metastasen im Knochen sind jetzt Fakt. Im Grunde wusstest du das doch schon.«

Ja, realistische Felizitas, im Grunde wusste ich das. Und tatsächlich verschafft die Realität auch Erleichterung. Das Ansprechen tut gut.

Felizitas gehört zu den wunderbaren Menschen, die mich schon allein durch ihre Anwesenheit beruhigen können. Es tut mir gut, meinen Schrecken und meine aufkommende Panik mit ihr zu teilen. Ich habe das Gefühl, dass jetzt alles vorbei ist, es keine Chance auf Heilung mehr gibt. Okay, das war schon vorher klar, doch jetzt kann ich nicht mehr den Schleier der Verdrängung darüber legen. Felizitas hält das mit mir aus. Ich weine und weine, alles tut weh. Mein Bauch ist ganz hart und verkrampft, mein Kopf wie benebelt. Wie komme ich bloß raus aus diesem Film? Gibt es keinen Ausschalter? Wann wache ich auf und erkenne, dass ich nur geträumt habe? Nein, es ist das wahre, harte und ungerechte Leben.

Ich merke, wie ich mich langsam beruhige.

»Ja, ich wusste es«, sage ich schließlich. »Jetzt habe ich Gewissheit. Das ist alles. Alles Weitere wird sich zeigen. Es ist so schön, dass du da bist, dass du bei mir bist.«

»Ich wünschte, ich könnte mehr für dich tun.«

»Du machst schon ganz viel.«

Jetzt spüre ich, dass ich nach Hause möchte. Einfach erst mal weg von diesem Ort.

Das ist die grausame Wahrheit und ich habe keine Chance, sie zu verändern, so sehr ich auch hier weine und verzweifelt bin. In Gedanken bin ich bei meiner Mutter und deren Mutter und deren Mutter. Die ganzen Generationen weiblicher

Stärke. Trotz heftiger Schicksalsschläge haben auch sie sich nicht unterkriegen lassen. Noch lebe ich – und das werde ich auch verdammt noch mal genießen.

Virenimpfung, insulinpotenzierte Chemotherapie und mehr

Wenn man mit dem Rücken zur Wand steht, neigt man zu außergewöhnlichen Maßnahmen. Über eine Freundin, die den Beruf der Heilpraktikerin ausübt, erfahre ich von einem alternativen Arzt in Süddeutschland, der angeblich wunderbare Erfolge bei seinen Patienten erreicht. Sie hatte ihn auf einem Kongress gehört und sein dort verteiltes »Handout« mitgebracht.

Dort lese ich, dass auch er die Segnungen der Chemotherapie anzweifelt. Aufwändig schildert er seine Methode, Tumorzellen zu entnehmen und dann direkt auf diese Zellen Antikörper zu trainieren, um diese dann wieder den Patienten zu injizieren. Wie auch immer, da scheint jemand über den Tellerrand hinauszuschauen. Offensichtlich betritt er neue Wege. Immerhin ist das besser als die Hoffnungslosigkeit, die die Schulmedizin verbreitet.

Die Telefonnummer steht auf dem Informationsheft, kurz entschlossen rufe ich ihn einfach an. Ich habe Glück, ich darf noch an diesem Morgen mit ihm sprechen. Er nimmt sich richtig Zeit, fragt nach und macht mir Hoffnung: »Am besten kommen Sie zu mir in meine Praxis, bringen Sie ihre Befunde mit, Hoffnung gibt es immer.«

Er wirkt überhaupt nicht desillusioniert. Nach dem Gespräch bin ich völlig aufgedreht. Ich springe durch das Haus, jede Zelle jauchzt vor Freude. Ich kann es kaum erwarten, bis Volker endlich nach Hause kommt. Euphorisch rufe ich Freundinnen an, ich habe wieder Hoffnung.

Mit Behla fahre ich schon wenige Tage danach zu ihm. Behla ist eine enge Freundin und wie ich hat sie eine Praxis für Körper- und Psychotherapie. Die Gestalttherapieausbildung haben wir sogar im gleichen Institut absolviert. Ich bin froh, dass sie sich kurzentschlossen für mich frei nehmen konnte und nun bei mir ist. Es ist ein schöner, sonniger Tag. Als wir ankommen, werden wir zu unserer Freude gebeten, in seinem Garten an einem alten Eisentisch unter einer großen Kastanie Platz nehmen. Das Ambiente ist einfach, aber auch künstlerisch. In der gezwieselten Kastanie hat jemand ein kunstvolles Baumhaus errichtet. Schließlich erscheint Dr. Th., und wie die meisten Ärzte hört er sich gerne reden und lässt es nicht an positiver Selbstdarstellung fehlen. Ein wenig schräg und zerstreut kommt er mir vor, aber das hat man ja oft bei genialen Menschen. Was ich aber deutlich spüre, ist, dass er tatsächlich das Beste will und glaubt, dafür gute Ansätze zur Verfügung zu haben.

Aus dem Bauch heraus bestimmt er direkt meinen Persönlichkeitstypus und empfiehlt mir einen Mix homöopathischer Mittel. Er scheint sehr von sich und seinen übersinnlichen Fähigkeiten überzeugt zu sein. Zwar gefällt mir der Gedanke, dass mich jemand im Innersten erkennt, allerdings habe ich bei Dr. Th. meine Zweifel, da er bis jetzt noch nicht wirklich mit mir in Kontakt war. Er schaut mich kaum an, hört mir kaum zu oder geht nicht wirklich auf mich ein. Er ist weiterhin im Selbstdarstellungsmodus – aber noch hoffe ich, dass dahinter auch etwas Authentisches und Substanzielles wartet. Ganz bewusst gebe ich ihm viel mehr Raum, als dass ich das normalerweise in so einer Situation tun würde. Wie gesagt, ich bin bereit, mich auf vieles einzulassen, solange ein kleines bisschen Hoffnung besteht.

Obwohl auch Behla seine Kontaktlosigkeit wahrnimmt, entscheide ich mich schließlich für eine Behandlung bei ihm und werde in der nächsten Zeit mit den folgenden Therapien beginnen:

Stärkung des Immunsystems: Das hört man immer gerne, kann ja nie schaden. Ich bekomme Immunomax- und Gepon-Spritzen, Immunpräparate aus Russland. »Die haben in Studien gut abgeschnitten und sind mit acht Euro pro Spritze auch eine billige Lösung«, sagt der Arzt. »Das würde ich Ihnen auf jeden Fall empfehlen. Legen Sie sich die Spritzen in die Gefriertruhe und verabreichen Sie sich jeden Tag eine unter die Haut.«

Mit subkutan zu verabreichenden Spritzen bin ich ja vertraut. Wie viele Monate habe ich mir selbst Blutverdünnung gespritzt. Auch die Mistel spritze ich mir ja jetzt schon seit über einem Jahr zweimal pro Woche. Diesem Vorschlag kann ich leicht zustimmen. Und das Geld? Das ist mir meine Gesundung allemal wert. Umgehend bekomme ich eine Thymusspritze in meine Bauchmuskulatur gespritzt. Auch von denen nehme ich weitere mit nach Hause, um sie mir in der nächsten Zeit regelmäßig selbst verabreichen zu können. Die Injektion in die Muskulatur ist ganz schön schmerzhaft. Ich muss mich immer wieder überwinden, aber man gewöhnt sich an alles.

Schließlich beginnt er eine Quaddelung. Dabei werden die Injektionen nicht unter, sondern in die Haut gegeben. Die werde ich zu Hause jeden zweiten Tag weiterführen. Injiziert wird ein Gemisch aus inaktiven Bakterien (Polyvaccinum forte), die das Immunsystem stimulieren sollen.

Die lokale Hyperthermie mit insulinpotenzierter Chemotherapie: Direkt auf meinen befallenen Lymphknoten wird lokal eine Überwärmung von bis zu 43 Grad Celsius erzeugt. Parallel läuft eine Chemotherapie mit Oxiplatin, die den durch die Hitze geschädigten Krebszellen den Rest geben soll. Um die Wirkkraft der Chemotherapie zu erhöhen, bekomme ich vor der Überwärmung Insulin gespritzt. Das sorgt dafür, dass der Zucker im Blut so weit wie möglich reduziert wird. Die Idee dahinter ist, dass die Tumorzellen aufgrund des mangelnden Zuckers gierig den schädlichen Wirkstoff der Chemotherapie aufsaugen, der sie dann abtötet. Brustkrebszellen haben für die Aufnahme von Zucker angeblich sechsmal mehr Rezeptoren zur Verfügung als normale Zellen. Ich hatte darüber auch schon in diversen Büchern gelesen. Das hört sich für mich durchaus überzeugend an. Im Grunde bin ich immer noch gegen Chemotherapie, doch dieser Ansatz überzeugt mich. Ich bekomme sie ja nur einmal und die Dosis ist sehr gering, weil sie angeblich durch das Insulin besonders gut an die Tumorzellen andockt.

Durchgeführt wird diese Prozedur durch die Sprechstundenhilfe. Sie ist eine Art »Mutter der Nation«: Es gibt wohl nichts, was sie nicht tun oder organisieren kann. Ohne sie wäre Doktor Th. wohl ganz schön aufgeschmissen. Sie organisiert die Praxis, nimmt Blut ab, spritzt Vitamin C oder gleich die Chemotherapie und sorgt für gute Stimmung. So eine Superfrau halt, die in der Regel hinter genialen, aber eher unorganisierten Männern steht. Allerdings machen auch solche Superfrauen manchmal Fehler. Für die Hyperthermie legt sie mir ein paar Wochen später die Wärmeplatten auf meine rechte Schulter, wo sich die geschwollenen Lymphknoten befinden, dreht die Temperatur hoch und verlässt dann das Zimmer, um die vielen anderen Patienten zu betreuen, die gerade ebenfalls eine Hyperthermiebehandlung bekommen. Sie muss ans Telefon gehen, die Anmeldung machen, dem Arzt zur Hand gehen, andere Patienten in der Fiebertherapie betreuen und so weiter. Darüber gerate ich wohl in Vergessenheit. Nach der Behandlung zeigt sich auf meiner Schulter eine große Verbrennung. Das scheint sie aber nicht sonderlich zu berühren. Mit einem Schmunzeln im Gesicht sagt sie: »Oh, da ist es wohl eine wenig zu heiß geworden! Ich mache Ihnen einen Salbenverband, dann ist das alles wieder gut.«

Ich halte das für ganz und gar nicht normal. Die Verbrennungsnarbe habe ich bis heute.

Die aktive Ganzkörperhyperthermie mit insulinpotenzierter Chemotherapie: Anders als bei der passiven Hyperthermie wird hier das Fieber durch den Körper selbst erzeugt. Ausgelöst durch Viren, die in die Vene gespritzt werden, entwickelt der Körper als Abwehr hohes Fieber. Das kann bis über 40 Grad Celsius gehen. Daher muss der Patient dabei unbedingt überwacht werden. Grundlage sind Studien aus den USA, die aufzeigen, dass bei Krebs nach einem schweren Infekt mit hohem Fieber überproportional oft Spontanheilungen erfolgt sind. Theoretisch macht das alles Sinn. Das Immunsystem wird stark aktiviert – und beseitigt im Idealfall bei der Gelegenheit den Krebs gleich mit. Warum wird das in der Schulmedizin nicht gemacht? Vielleicht ist das zu gefährlich? Doch wie schon gesagt, ich stehe mit dem Rücken zur Wand, es kann kaum schlimmer werden. Genau wie bei der lokalen Hyperthermie soll die Wirkung über eine mit Insulin potenzierte Chemotherapie verstärkt werden.

Für diese Prozedur muss ich ein paar Tage da bleiben. Ich miete mich in einer Pension ein, und meine Freundin Heidi, auch sie hat mit mir die Ausbildung zur Gestalttherapie gemacht, begleitet mich. Ich bin so froh, dass sie bei mir ist. Es ist ein warmer Frühlingsabend und wir machen noch einen schönen Spaziergang durch die Natur und gönnen uns auf der Terrasse ein Gläschen Wein. Heidi gibt mir großen Halt und Sicherheit. Ich bin nicht allein, was soll schon passieren?

Am nächsten Morgen werden wir in den Raum geführt, in dem die Überwärmung stattfinden soll. Der Raum könnte nicht chaotischer sein. Zugestellt bis auf den letzten Meter, muss ich mich zu dem mir zugewiesenen Bett durcharbeiten. Es riecht alt und modrig. Dieser Geruch hängt zwar in der ganzen Praxis, doch hier lässt er mich die Luft anhalten. Ich soll meinen Schlafanzug anziehen und mich ins Bett legen, lautet die Anweisung. Skeptisch begutachte ich das Bettzeug, hoffentlich ist es gewaschen. Schließlich sitze ich im

Bett und schau mich um. Mein Blick geht nach rechts, dort ist ein Bett mit einer Hyperthermie-Kabine. Hier scheint er wohl die passive Ganzkörperhyperthermie durchzuführen. Ich bin froh, dass dort gerade kein anderer Patient liegt.

Dann fällt mein Blick auf eine Skulptur vor meinem Bett: Dort steht ein etwa anderthalb Meter großer, aus Holz gemeißelter Kopf. Unglaublich, Dr. T. präsentiert sich hier selber! Das passt zu den vielen, zum Teil sehr privaten Bildern, die die Wände der Praxis pflastern. Auf der einen Seite finde ich das sehr offen und verbindlich, aber auf der anderen Seite auch etwas selbstverliebt und egozentrisch. Im Moment vor allem Letzteres. Ich schaue zu Heidi, auch ihr Blick ruht an der Kopfskulptur. Ich bin sicher, dass sie das Gleiche denkt.

Mittlerweile überlege ich ernsthaft, ob ich das Ganze vielleicht doch noch abblasen soll. Aber eine Stimme in mir flüstert: »Hey, du hast doch einfach nur Angst. Du hast jetzt so viele Menschen auf den Plan gerufen, du musst das jetzt durchziehen, du darfst ihre Zeit nicht unnötig in Anspruch nehmen!« Man kann nicht sagen, dass ich nun entspannt und locker bin. Heidi hat sich mittlerweile verabschiedet, um ein wenig spazieren zu gehen. Die Assistentin findet keine Vene, obwohl sie das doch bislang so gut konnte. Sträubt sich mein Körper, meine innere Weisheit? Sie muss den Arzt holen. Ihm gelingt es auch nicht besser. Schließlich geht er an die Füße. Autsch, tut das weh!

Doch schließlich liegt der Zugang, allerdings mehr schlecht als recht. Ich soll den Fuß nicht bewegen, damit er nicht gleich wieder verrutscht.

Es dauert ungefähr eine halbe Stunde, bis die Übelkeit kommt. Sie steigert sich zunehmend, dazu schmerzt mein Kopf. Ich will nur raus hier, ich fühle mich beschissen. Heidi kommt zurück. Sie betritt den Raum und zeigt mir freudestrahlend eine Banane. »Schau, ich habe dir ein wenig Obst mitgebracht.« Ich kann mir gerade noch die Nierenschale schnappen und all das in mir Angestaute entlädt sich unmittelbar. Danach geht es mir für einen Moment etwas besser. Doch sofort geht es wieder los.

Leider ist auch die Temperatur noch nicht wirklich befriedigend angestiegen. Ich bekomme etwas nachgespritzt. Die Übelkeit ist wieder unerträglich. Nachdem mir eiskalt war, schwitze ich nun, mein Bauch krampft vor Schmerzen. Wann ist es endlich zu Ende?

Eine junge Frau kommt mit ihrem Vater in den Raum. Ich erfahre, dass sie auch gleich eine aktive Hyperthermie bekommen wird und dass sie das schon öfter über sich hat ergehen lassen. Sie ist herzzerreißend dünn und ausgezehrt, aber gut gelaunt und sehr freundlich. Sie macht mir Mut und betont, wie gut ihr das immer wieder tut. Sie glaubt fest an die Segnungen dieser Therapie. Stell dich also nicht so an, meldet sich meine innere Stimme, was die kann, kannst du schon längst.

Tatsächlich hilft mir das, die nächste Stunde zu überstehen. Nebenher erhalte ich Kochsalzlösung. Aber schließlich ist die Vene wieder zu, und erneut beginnt die schmerzhafte Suche nach einer neuen Vene am Fuß. Schließlich hat er einen dünnen, sehr schwachen Zugang gefunden. Er spritzt noch einmal nach, aber der Erfolg bleibt aus. Ich bin erst bei knapp über 39 Grad. Der Zugang ist wieder zu. Nochmals spritzen? Er beschließt, dass das für das erste Mal genug ist. Gott sei Dank! Mittlerweile sind etwa vier Stunden vergangen.

Virenimpfung: Dabei werden spezielle, den Tumor angreifende Virenstämme direkt in das erkrankte Gebiet gespritzt. Im Vorfeld gehe ich in das nahe der Praxis von Dr. Th. gelegene Krankenhaus, um mir Tumorgewebe aus einem angeschwollenen Lymphknoten oberhalb des rechten Schlüsselbeins entfernen zu lassen. Meine Freundin und Nachbarin Martina, die mich diesmal zu dieser Operation begleitet, wartet vor dem OP-Saal und nimmt das Tumorgewebe direkt in Empfang. Damit es so lange wie möglich frisch bleibt, liegt es in einer Kühlbox auf Eis. Dann bringt sie es zu Dr. M., einem Arzt am Bodensee, der nun das Tumorgewebe anzüchtet und schließlich verschiedene Virusstämme in ihrer onkolytischen Aktivität gegen genau meinen Tumor testet.

Unter Kontrolle eines Ultraschallgerätes spritzt dann Doktor Th. zu einem späteren Zeitpunkt die auf meinen Tumor trainierten Viren in meine befallenen Lymphknoten und in die unmittelbare Umgebung. Das ist sehr unangenehm. Mein hilfesuchender Blick ruht bei Heidi oder ein anderes Mal bei Felizitas. Je nachdem, wer mich gerade begleitet. Es tut mir auch hier sehr gut, nicht allein zu sein. Bei jedem Stich hoffe ich, dass es der letzte für heute sein möge. Ich spüre, wie das kalte Serum an meinem Hals herunterläuft. Das uralte Ultraschallgerät, das Dr. Th. zur Kontrolle einsetzt, wirkt auf mich nicht sehr vertrauenerweckend. Eigentlich habe ich das Gefühl, dass er das Zeug einfach irgendwie in meinen Körper injiziert. Wieder heißt es loslassen und vertrauen. Was habe ich schon für eine Wahl? Ich wünsche mir so sehr, dass mir dieses schmerzhafte Prozedere hilft.

Die Viren nehme ich auch mit nach Hause, dort lasse ich sie mir von einem Arzt in meiner Nähe in die Vene spritzen.

Homöopathie: Dr. Th. verschreibt mir einen Cocktail aus verschiedenen Mitteln. Die Rezeptur hat er aus diversen Eindrücken zusammengestellt. Meine Konstitution hat er mittels angeblich besonderer Fähigkeiten erspürt; einige weitere Mittel empfiehlt er, nachdem er meine Hand genommen hat und gleichzeitig mit seiner anderen Hand über seine vielen Mittel in einem beeindruckenden Schubladenschrank streicht. Zudem bekomme ich ein von ihm selbst hergestelltes Mittel, dass das Oxaliplatin, das Gift der Chemotherapie, wieder aus meinem Körper entfernen soll. Ich nehme die Rezeptur entgegen und versuche, wieder zu vertrauen. Wie viel leichter wäre es doch damit, wenn ich nicht so einen kritischen Verstand hätte!

Natürlich haben die alternativen Ansätze ihren Preis. Zunächst habe ich aber nicht das Gefühl, dass er es auf das Geld abgesehen hat. Er versucht, so viel wie möglich über die Kasse abzurechnen, und die Kosten für die Medikamente sind für mich nachvollziehbar.
So kosten:

Die russischen Immunspritzen pro Stück	8,– Euro
Anzüchten des Tumorgewebes und Test der Virusstämme	2500,– Euro
Eine auf meinen Tumor trainierte Virusspritze	300,– Euro
Aktive Hyperthermie	600,– Euro
Tiefenhyperthermie	145,– Euro

Unzählige Stunden, die er mit Beratung verbringt, berechnet er mir überhaupt nicht. Von den Immunspritzen hatte ich bestimmt fünfzig, von den Virusspritzen etwa zehn.

Im Raum steht noch die Therapie mit dendritischen und natürlichen Killerzellen, von der er sich viel verspricht. Allerdings würde diese mit 3830 Euro pro Monat quasi der Mercedes unter den Therapieansätzen sein. Die Entscheidung darüber soll erst mal nach hinten verlegt werden.

Leider kommt es nach drei Monaten intensiver Behandlung mit den genannten Therapien nicht zu einer Verbesserung meines Zustandes. Ich denke also ernsthaft über so ein Prozedere nach. Das Geld habe ich natürlich nicht, aber ein Haus, das ich vererbt bekommen habe. Ist es das wert?

Bislang war das Haus meine Rentenabsicherung, und meine Kinder sollen es einmal erben. Für eine garantierte Heilung wäre es das vielleicht wert. Aber eine Heilung durch diese Methode ist auch sehr unwahrscheinlich. Ich bespreche das mit Dr. Th., der inzwischen ebenfalls eher skeptisch wirkt, auch wenn er diese Therapie sehr gerne durchführen würde. So nehme ich die Entscheidung erst einmal in meine Gedanken. Ich will mich zu Hause noch weiter schlaumachen.

Noch bevor ich zu einer Entscheidung gekommen bin, erhalte ich einen Anruf von Dr. Th. »Leider reicht das Geld für Dr. M. nicht aus«, sagt er mir, »er kommt nicht auf seine Kosten und macht mir jetzt großen Stress. Man muss das auch verstehen, er muss Ihr Gewebe ja am Leben erhalten, das ist sehr aufwändig.«

Ich hatte das Geld für Dr. M. längst überwiesen. Jetzt bin ich verblüfft: »Um wie viel Geld würde es sich dabei handeln?«, frage ich nach.

Stottern und Herumgedruckse am anderen Ende der Leitung. Schließlich rückt er heraus: »Also, er würde nochmals 5000 Euro benötigen.«

»Wie bitte?« Mir schießt das Blut in den Kopf, mein Magen wird hart und fest. Noch glaube ich, ich habe mich verhört.

Während er weiter herumstottert, fällt mir ein, dass ich schon zweimal in vorangegangenen Stunden bei Dr. Th. Telefonate mit Dr. M. mitgehört hatte. Ganz offensichtlich war es da um Geldforderungen gegangen. Oh, mein Gott, wie komme ich aus dieser Nummer bloß wieder heraus? »Dr. Th., ich bin nicht bereit, diese Summe zu bezahlen«, sage ich mit fester Stimme. »Die ist nie besprochen worden. Ich habe alles pünktlich bezahlt. Und jetzt möchte ich das Telefonat beenden.« Dann legte ich auf.

Später bekomme ich noch zweimal einen Anruf von Dr. M. Er will wissen, ob ich noch bei Dr. Th. in Behandlung bin. Ich bin froh, dass ich das nun mit gutem Gewissen verneinen kann. Zwischendurch kommt eine E-Mail von Dr. Th., in der er mich bittet, ihm Geld nach Irland zu schicken, er hätte sein Portemonnaie mit Kreditkarte und Pass verloren. In dem späteren Anruf von Dr. M. spreche ich ihn auf diese seltsame Nachricht an. Er sagt mir, dass diese E-Mail wohl auf einen Virus zurückgeht, der sich über Dr. Th's Computer verbreitet hatte. Ich frage mich, warum Dr. Th. seine Patienten danach nicht darüber informiert hat? Jedenfalls bin ich sehr erleichtert, dass ich den Kontakt mit den beiden Ärzten inzwischen abgebrochen habe.

Wenn auch die Ideen und die Theorien hinter den Ansätzen durchaus interessant sind, haben sie mir leider nicht zu einer Heilung verholfen. Im Gegenteil. Der Krebs wächst weiter.

Hormontherapie, Bisphosphonate und Port

Die Metastasen in meinen Knochen wachsen und streuen immer mehr. Der Herd im zweiten Lendenwirbelkörper hat sich in etwa fünf Monaten fast verdoppelt. Auch auf beiden Beckenkämmen sind neue Metastasen gewachsen. Im Oktober 2011 wende ich mich deshalb wieder der Schulmedizin zu. Ich will nun doch den Bisphosphonaten eine Chance geben. Diese Medikamente stärken die Knochenstruktur, können aber im schlimmsten Fall auch zu einer Kiefernekrose als Nebenwirkung führen. Wie der Name schon sagt, fängt dabei der Kiefer an zu faulen. Sollte es dazu kommen, ist dieser Prozess nur noch schlecht aufzuhalten. Das räumte auch Dr. G. ein, obwohl er von der positiven Wirkung der Bisphosphonate überzeugt ist. Man weiß wohl auch nicht, warum und wieso es zu einer Kiefernekrose kommt. Immerhin bietet eine gute Mundhygiene einen gewissen Schutz vor dieser schrecklichen Nebenwirkung. Eintreten kann sie aber dennoch. Ich muss also regelmäßiger zum Zahnarzt.

Vor dieser Komplikation habe ich große Angst, und ich bin auch von der Wirkung dieses Medikamentes noch nicht überzeugt. Ich finde immer nur Studien, die von Pharmafirmen finanziert wurden. Auch die Literatur, die den Fachärzten zur Verfügung steht – ein Onkologe aus Öschelbronn war so nett, sie mir auszuleihen –, wiederholt gebetsmühlenartig die positive Wirkung in Studien. Keine Diskussion über Nebenwirkungen und Risiken – natürlich nicht, denn das Lehrbuch wurde von Pharmafirmen finanziert.

Trotzdem geht es so nicht mehr weiter, mittlerweile leide ich unter starken Schmerzen. Also gebe ich den Bisphosphonaten eine Chance. Sie sollen mir alle vier Wochen in Form einer Infusion in die Vene injiziert werden. Ich habe schon immer schlechte Venen gehabt, doch durch die regelmäßigen Infusionen in Öschelbronn bis Februar 2011 hat sich ihr Zustand so verschlechtert, dass die Gabe des Knochenmittels über eine Vene kaum noch möglich ist. Also stimme ich schließlich der Legung eines Portes zu.

Vorher will ich mich aber noch mit Frau Prof. Dr. Kempkes-Matthes von der Universität Marburg abstimmen. Sie ist einer der führenden Expertinnen für Blutverdünnung in Deutschland. Meine Konsultationen bei ihr sind immer ein Genuss. Es fühlt sich eher wie ein Freundinnentreff an, und im Wartezimmer wird mir sogar Kaffee angeboten. Wenn alle Ärzte so wären, gäbe es weniger Kranke, davon bin ich überzeugt. Sie ist auch eine passionierte Reiterin, die Bilder von ihren Pferden hängen im Behandlungszimmer. Aber auch ihre offene und herzlichen Art macht es mir leicht, Vertrauen aufzubauen. Wir besprechen die Legung des Portkatheters und ihrer Meinung nach brauche ich davor keine Angst zu haben. Mit ihrem Okay im Rücken fühle ich mich jetzt stark genug für den Eingriff.

Vor der Operation habe ich das obligatorische Gespräch mit der Anästhesistin. Sie klärt mich über das Prozedere auf und notiert eventuelle Unverträglichkeiten oder schon erlebte Komplikationen. Ich erzähle ihr ausführlich von meinen zwei Thrombosen und meiner Heparin-Unverträglichkeit. Ebenso erwähne ich meine Erfahrung, dass dies immer wieder nicht ernst genug genommen wird. Ich habe auch etwas Angst, denn während des Eingriffs werde ich in einer Art Tiefschlaf sein und kann nicht darauf achten, dass der Port nicht mit Heparin gespült wird, was normalerweise routinemäßig gemacht wird. Die Ärztin ist sehr verständnisvoll und scheint das alles sehr ernst zu nehmen. Mit großen Buchstaben schreibt sie schräg über das ganze erste Blatt des Aufklärungsbogens:

Achtung – kein Heparin !!!

Wir lachen sogar beide darüber und verabschieden uns dann. Jetzt habe ich keine Angst mehr.

Früh am nächsten Morgen bringt mich Volker nüchtern ins Krankenhaus. Ich weiß, dass der Eingriff bei mir ein Risiko ist, doch ich vertraue darauf, dass die Anästhesistin das Team gut informiert hat. Im OP-Saal herrscht gute Laune. Es wird gewitzelt und erzählt, was am Wochenende passiert ist. Mein Eingriff ist offensichtlich eine Lapalie. Ich bekomme eine sedierende Infusion, das heißt, eigentlich werde ich schlafen, doch es kann sein, dass ich zwischendurch wach werde. Es ist also keine richtig tiefe Narkose. Gott sei Dank.

Trotz der Infusion kann ich mich noch wachhalten, bis die Chirurgin kommt, die den Eingriff vornehmen wird. Wir nehmen noch Kontakt auf, dann falle ich in tiefen angenehmen Schlaf. Plötzlich höre ich Stimmen im Hintergrund: »So, jetzt müssen wir nur noch den Port mit Heparin spülen, dann sind wir fertig.« Ich bin noch völlig im Tran, schaffe es trotzdem, meinen Kopf leicht nach links zu drehen, von dort kommen die Stimmen, und bringe mit heiserer Stimme hervor: »Nein, kein Heparin!« Sofort rollt mein Kopf wieder zur rechten Seite, die wunderschöne Traumwelt wartet.

»Warum kein Heparin?«, fragt eine der Stimmen.

Ich versuche wieder den Kraftakt mit der Kopfdrehung nach links: »Ich habe ein HIT-Syndrom. Rufen Sie auf Station an, dort liegt Arixtra für mich bereit.« Und sofort bin ich wieder weg.

Als ich wieder aufwache, liege ich bereits auf der Station und Volker ist da. Ich erzähle ihm den Vorfall, und er wird richtig wütend. Sein Vertrauen in die Ärzte ist inzwischen vollständig aufgebraucht. Das Schlafmittel wirkt noch so stark, dass ich mich gar nicht richtig darüber aufregen kann. Aber Volker hat recht: Wenn es irgendwie geht, sollte man alles kontrollieren. Ich habe mal wieder Glück gehabt. Aber auch meine Bereitschaft zum Drama hat merklich nachgelassen. Ob Thrombose, ob Embolie, ob Diagnose Krebs, ob fast tödliches Medikament – das alles kann mich nicht mehr wirklich schocken …

Alle vier Wochen gehe ich nun in die onkologische Tagesklinik und lasse mir per Infusion Bondronat, ein relativ neues, aber angeblich gut erprobtes Bisphosphonat, geben. Dort sitze ich im Behandlungsraum mit all den anderen Brustkrebspatientinnen, die ihre prophylaktische Chemotherapie nach einer Brustoperation bekommen.

Der Raum wirkt neu gestaltet und ist hell. Farbenfrohe und kuschelige Decken liegen für jede Patientin bereit. Ich bin sehr dankbar für das Ambiente, es hebt sich sehr positiv von der normalen Krankenhausatmosphäre ab. Zudem sorgen überaus nette und authentische Schwestern für eine herzliche Stimmung. Es ist gar nicht so schlimm, hier zu sein. Ich interpretiere das als einen Ort, an dem ich Ruhe und Kraft bekomme. So liege ich hier lächelnd und gut gelaunt und lausche den Mitpatientinnen.

»Die letzte Chemo war so furchtbar, ich hing nur über der Kloschüssel.«

»Schau mal, wie entzündet meine Hände sind!«

»Gott sei Dank ist das bald vorbei.«

»Ich bekomme einen Fressflash nach dem anderen, ich habe schon fünf Kilogramm zugenommen.«

Die Hände meiner Leidensgenossinnen ruhen manchmal in Schalen mit Eiswürfeln, damit die Nervenenden nicht von der aggressiven Chemotherapie verletzt werden. Selten höre ich sie klagen, sie sind vereint in der Überzeugung, dass diese Tortour ihnen die Heilung bringt. Schließlich kommt die Frage an mich: »Und wie weit sind Sie, wie viel Chemo haben Sie noch?«

Was soll ich antworten? Ich versuche die Wahrheit so einfach wie möglich auszusprechen: »Ich bekomme ein Mittel für die Knochen, weil der Krebs bei mir schon in die Knochen metastasiert ist.« Und um sie zu beruhigen, schiebe ich nach: »Ich habe keine Chemotherapie nach der Operation gemacht.«

»Oh, keine Chemotherapie? Das würde ich mich nicht trauen«, lautet die Antwort.

Soll ich sie in dem Glauben lassen, dass ich ein armes Opfer bin, das die falsche Entscheidung getroffen hat? Nein, ich finde, dass meine Wahrheit auf den Tisch muss. Es gibt so viele Wege – wer weiß schon, was richtig und was falsch ist?

»Ich bin einen anderen Weg gegangen«, sage ich, »weil für mich der Weg mit der Chemotherapie mit mehr Angst beladen war. Meine innere Stimme hat mich davor gewarnt. Ja, ich habe jetzt Metastasen, aber ich weiß nicht, wo ich wäre, wenn ich die Chemotherapie gemacht hätte.« Ich bin der Überzeugung, dass jeder Mensch seinen eigenen Weg gehen muss, und das ist dann der richtige. Denn die Konsequenzen tragen, das müssen wir am Ende ja auch selbst. Ich kann in diesem Zusammenhang auch mit den Kategorien richtig und falsch nichts mehr anfangen. Mein Kriterium ist zunehmend: Fühlt es sich stimmig an, oder entscheide ich gerade gegen mich?

Ich gewöhne mich zunehmend an diese Situation, es macht mir Freude zu spüren, dass ich offensichtlich völlig aus der Bewertung ausgestiegen bin. Das ist mein Weg, und im Moment bekomme ich Bondronat, das mir hoffentlich hilft. Das ist meine Wahrheit.

Ebenso entscheide ich mich nun für das Antihormon Tamoxiphen, ein Medikament, das meine körpereigenen Östrogene neutralisieren soll. Ich stehe immer noch nicht voll dahinter, aber ich versuche es. Meine Schmerzen sind mittlerweile kaum noch zu ertragen. Nach wie vor weigere ich mich, stärkere Schmerzmittel zu nehmen, ich möchte meinen Körper nicht noch mehr belasten. Außerdem habe ich gehört, dass sich der Umgang mit den Schmerzen lernen lässt. Das ist definitiv so, das habe ich schon jetzt zur Genüge an meinem eigenen Körper erfahren dürfen. Aber manchmal tut es einfach nur höllisch weh.

Aus mehreren Gründen stehe ich dem Tamoxifen so kritisch gegenüber:

1. Der Chefarzt meinte einmal, mit meinen Hormonen sei alles in Ordnung. Das Problem sei nur, dass sich der Krebs davon ernährt. Aber er ernährt sich von so vielem. Auch Kohlenhydrate sind für ihn wichtig, weshalb Johannes Coy die kohlenhydratarme Therapie entwickelt hat (Johannes Coy: »Die neue Anti-Krebs-Ernährung: Wie Sie das Krebs-Gen stoppen«). Aber auch hier liegen keine Beweise für die Wirksamkeit vor. Die Tumorzellen passen sich ständig veränderten Bedingungen an, sie lernen sogar, Zytostatika zu verdauen, die eigentlich zu ihrem Tod bestimmt sind. Ich möchte verhindern, dass ich den Krebs noch aggressiver mache. Wie bei der Ernährung kann man auch die Östrogene nicht ganz aus dem Körper beseitigen. In einem weiblichen Körper sind trotz Tamoxifen immer noch genügend Östrogene vorhanden, die den Tumorzellen zur Nahrung dienen.

2. Weibliche Hormone sorgen für Kraft, Stärke und Regenerationsfähigkeit meines Körpers. Sie unterstützen maßgeblich das Immunsystem und sie spielen für die Knochengesundheit eine große Rolle. Ich habe dort doch bereits Metastasen, sind sie dann nicht umso schwerer im Zaum zu halten, wenn ich Tamoxifen nehme? Der Gynäkologe Volker Rimkus hat ein sehr gutes und einsichtiges Buch über das Thema geschrieben (»Die Rimkus-Methode: Eine natürliche Hormonersatztherapie für die Frau«). Dort erklärt er, wie wichtig Östrogene für die Gesundheit, Abwehr und positive Lebenseinstellung sind.

3. Es ist bekannt, dass Tamoxifen das Thromboserisiko erhöht. Da bin ich ja nun ein gebranntes Kind. Ich hatte schon zwei Thrombosen und zwei Lungenembolien. Würde ich eine weitere Embolie überleben?

4. Erstaunlicherweise wirkt Tamoxifen bei sehr vielen Patientinnen nicht. Bezüglich der genauen Prozentzahl habe ich unterschiedliche Studien gefunden, sie reichen von sieben bis zu 50 Prozent. Tamoxifen ist ein Prodrug, enthält also eine Vorstufe des eigentlichen Wirkstoffes, der zu seiner vollen Wirkung ein Enzym benötigt. Durch das Enzym CYP2D6 wird Tamoxifen zu Endoxifen, das die gewünschte antihormonelle Wirkung im Körper erzielt. Nun haben aber genetisch bedingt nur 50 Prozent aller Frauen dieses Enzym. Die anderen 50 Prozent können das Endoxifen nur verlangsamt bis gar nicht bilden. Das heißt, dass viele Frauen keinen oder nur wenig Nutzen aus Tamoxifen beziehen. Man kann im Blut testen, in welcher Menge das Enzym bereitgestellt wird. Dieser Test kostet allerdings etwa 700,– Euro und wird von den Kassen nicht bezahlt. Würde vor der Gabe von Tamoxifen ein Test gemacht werden, würde sich bei vielen Frauen die teure Therapie erübrigen. Der Test wird aber weder standardmäßig durchgeführt noch empfohlen. Das verstehe ich nicht, und es macht mich mal wieder sehr skeptisch.

5. Der US-amerikanische Onkologe Christopher Li bewies am Fred Hutchinson Cancer Research Center in Seattle in einer zehn Jahre andauernden Studie an 9000 Brustkrebspatientinnen, dass die Langzeiteinnahme von Tamoxifen die Wahrscheinlichkeit, an einem nur schwer zu behandelnden Zweittumor zu erkranken, um das Vier- bis Fünffache erhöht.

6. Bei den meisten Frauen führt Tamoxifen zur Gewichtszunahme. Teilweise erheblich. Möchte ich das? Ich bin mit meinem Gewicht sehr zufrieden.

7. Wie ist es mit der Sexualität? Verliere ich meine Lust und

Leidenschaft? Auch Sexualität treibt die Glückshormone und das Immunsystem an. Definitiv will ich nicht darauf verzichten.

Aber ich habe Schmerzen, die Metastasen breiten sich aus, und es muss jetzt was getan werden. Also gebe ich trotz aller Bedenken dem Tamoxifen eine Chance.

Erstaunlicherweise vertrage ich das Medikament ganz gut. Zunächst muss ich nur zwei Tabletten mehr schlucken. An mein übervolles Tablettendöschen habe ich mich einigermaßen gewöhnt. Da ich ja eine so große Skeptikerin bin, was Tabletten angeht, habe ich mir eine Regel gesetzt: Nicht mehr Tabletten, als in das Döschen passen! Viele sind auch Nahrungsergänzungsmittel wie Zink, Selen, Vitamin D oder Pilze in Kapselform. Und doch fühle ich mich manchmal wie eine Drogenabhängige, die ohne ihre Pillen nicht mehr lebensfähig ist.

Relativ schnell spüre ich eine Veränderung der Scheidenflüssigkeit, sie ist nicht mehr so sämig und weich wie gewohnt, sondern mehr flüssig und dünn. Zum Glück zeigt es sich aber beim Sex, dass diese Konsistenz ausreicht. Zu Beginn fühlt es sich nicht ganz so schön an, doch da ich mit der Feuchtigkeit bislang kein Problem hatte, hilft wohl die Quantität der Flüssigkeit die etwas schlechtere Qualität zu kompensieren. Ich bin sehr stolz auf meinen Körper, dass er das so gut geregelt bekommt. Zwar nehme ich auch zu, aber nur rund zwei Kilogramm, und da ich eher schlank bin, ist das kein Problem.

Nach drei Monaten bekomme ich allerdings das vernichtende Ergebnis, dass der Krebs trotz der Therapien weiter gewachsen ist. Mittlerweile sind im MRT sechs weitere Metastasen in der Brustwirbelsäule und neue Metastasen im Kreuzbein nachweisbar. Mit Sicherheit sind auch in mehreren Rippen Metastasen, denn auch dort habe ich große

Schmerzen. »Rippenmetastasen sind zwar sehr schmerzhaft, aber eher ungefährlich«, tröstet mich Dr. G.

Da ich nachts kaum noch liegen kann vor Schmerzen, kaufe ich mir eine Matratzenauflage von Tempur, nachdem ich deren Wirkung bei einer befreundeten Krankengymnastin ausprobiert habe. Was für eine Wohltat! Die normale Matratze von Tempur ist relativ hart, zu hart für mich in meinem momentanen Zustand. Jeder Druck auf den Rippen tut höllisch weh. Deshalb entscheide ich mich für eine Auflage. Zudem ist die Auflage die billigere Lösung. Der Preis für eine Matratze liegt bei mindestens 1300 Euro, die Auflage bekomme ich für etwas weniger als die Hälfte. Außerdem kann ich so meine alte Matratze, die eigentlich ganz gut ist, im Bett lassen.

Die Auflage ist so weich, dass der Körper sanft in sie hineinsinkt. Das bedeutet aber auch, dass man sich nachts nicht so oft dreht, was wiederum für die optimale Regeneration der Wirbelsäule nicht so gut ist. Die braucht nämlich die wechselnde Be- und Entlastung. Aber jetzt freue ich mich erst mal über meine wunderbare weiche Tempur-Matratzenauflage. Wie schön, ich kann wieder besser schlafen.

Über das Fortschreiten des Krebses nach schon drei Monaten bin ich frustriert und beschließe, die Hormontherapie und die Bisphosphonate wieder abzusetzen. Zeitgleich will mir eine Freundin, der ich in der Vergangenheit bei etwas geholfen hatte, 2300 Euro schenken, um mich zu unterstützen. Erst will ich das Geld nicht annehmen, doch sie besteht so sehr darauf, dass ich mir etwas Zeit für die endgültige Entscheidung nehme. In dieser Zeit höre ich über eine Patientin in Öschelbronn von einer Therapie, die ausgerechnet 2300 Euro kosten soll! Jetzt bin ich schicksalsgläubig, so viel Zufall kann es doch gar nicht geben. Das Universum schubst mich auf diesen Weg. Ich nehme das Geld an und fahre zu Dr. Andreas Puttich nach Darmstadt, der sich auf komplementäre Onkologie spezialisiert hat. Er arbeitet mit Vitamin-B17-Infusionen.

Infusionen mit »Vitamin B17«

Liebe Freunde und Freundinnen,
kürzlich habe ich das Buch »Mut und Gnade« gelesen. Darin beschreibt Ken Wilber die letzten fünf Jahre mit seiner geliebten Treya, die dann leider an Brustkrebs verstorben ist. Das hört sich negativ an und dennoch hat mir das Buch Kraft, Sicherheit und wieder mehr Vertrauen gegeben. Vertrauen auf meinem Weg, wo auch immer er hinführen mag.

Treya schreibt Gemeinschaftsbriefe an ihre Freunde. Solche Sammelbriefe fand ich immer doof, aber jetzt glaube ich, dass sie mir helfen können. Ihr bedeutet mir alle sehr viel und ich weiß, wie sehr Ihr um mich bangt. Natürlich wollt Ihr wissen, wie es mir geht und wie weit die Krankheit ihr Unwesen treibt. Allerdings merke ich, dass meine Kraft und vor allem meine Zeit begrenzt sind. Ich will nicht immer über meine Krankheit erzählen und vor allem nicht immer das Gleiche. Auf der anderen Seite ist das natürlich klar, dass genau das im Raum steht. Aber damit gebe ich der Krankheit auch immer wieder Raum, viel mehr Platz will ich der Gesundheit und dem Leben einräumen. Die Krankheit kostet mich viel Zeit, gleichsam ist sie aber auch eine große Chance, wirklich bei mir zu bleiben. Es ist, als ob es mein Körper überhaupt nicht mehr toleriert, wenn ich über meine Grenzen gehe. Ich würde gerne öfter mit Euch reden und auch schöne Dinge unternehmen, und oft schaffe ich es einfach nicht.

Bitte seid mir nicht böse, wenn ich nicht zurückrufe. Wenn ich mir dann vorstelle, wieder die ganze Story zu erzählen, sinkt meine Energie. Sie nicht zu erzählen ist aber wie etwas Wichtiges auszulassen. Es steht dann doch im Raum. Und oft ist es einfach auch ein Zeitproblem. Meine Prioritäten liegen jetzt neben Familie und Arbeiten eben auch beim Säftepressen, Sportmachen, Meditieren und Puzzlesteinefinden, um wieder gesund zu werden. Ein Puzzlestein ist sicherlich, mehr Ruhe und Zeit in mein Leben zu bringen.

Also dachte ich mir, ich schreibe Euch jetzt einfach immer wieder per E-Mail-Verteiler den neuesten Stand, dann können wir uns am Telefon über Aktuelles unterhalten oder einfach was tun. Jedenfalls wisst Ihr, wie es gerade ausschaut.

Der schulmedizinische Schwenk, den ich seit Oktober vollzogen habe, hat leider nicht den gewünschten Erfolg gebracht. Trotz Hormontherapie und Bisphosphonaten wächst der Krebs einfach weiter. So habe ich die Hormone auf Anraten des Arztes wieder abgesetzt. Auf der einen Seite ist das super, ich habe sie von Anfang an nicht wirklich gewollt und wohl auch nicht an sie geglaubt, auf der anderen Seite ist das der Supergau. Schulmedizinisch gibt es jetzt nur noch Dauerchemo, bis auch die nicht mehr wirkt. Sollte sie denn dann doch wirken, bleibt sie dennoch ohne jedwede Hoffnung auf Heilung.

Da macht es mehr Freude, sich auf Ansätze zu konzentrieren, die mehr versprechen. Wie zum Beispiel die Therapie von Dr. Puttich in Darmstadt. Ich war am letzten Dienstag bei ihm und bin motiviert bis in die Haarspitzen wieder zurückgekehrt. Was mir besonders gefallen hat, ist, dass er findet, dass ich bis jetzt alles richtig gemacht habe. Er ist sich sicher, dass mit Chemo und Bestrahlung die Erkrankung viel aggressiver verlaufen wäre. Und er setzt auf meine Kraft, er war beeindruckt, dass ich keine kranke Ausstrahlung habe. Und an genau die glaube ich wieder mehr, spätestens seit ich die Heilpraktikerin in Karlsruhe besuche. Die hat mir übrigens schon im Dezember gesagt, dass die Hormontherapie nicht mehr wirkt und die Bisphosphonate mir sogar schaden.

Ab nächsten Montag fahre ich nun also fünf Tage lang täglich nach Darmstadt und lasse mir Infusionen mit Vitamin B17 nebst anderen Vitaminen, Mineralien und Enzymen verabreichen. Das Vitamin B17 wird wohl nur von Krebszellen aufgespalten, die dafür ein besonderes Enzym haben, wobei dann Blausäure freigesetzt wird, das die Krebszelle abtötet. Dr. P. sagt selbst, dass das nicht die Heilung ist. Die Heilung muss vom Körper kommen und dafür wird er mit Reinigung und Kräftigung unterstützt.

Der Plan ist, dass der Krebs ab nächste Woche nur so dahinschmilzt und es dann ein großes Fest im Sommer gibt. Innerlich habe ich die Bilder schon parat. ☺

Es tut mir so gut, dass Ihr immer wieder hoffnungsvoll an mich denkt. Wie hat Aragorn in Helms Klamm schon gesagt? Hoffnung gibt es immer!!!!!!

Besonders nächste Woche kann ich Eure guten Wünsche gebrauchen.

Herzlichst

Eure Stefanie

In Griechenland hatte ich mich bereits intensiv mit »Vitamin B17« beschäftigt und mir Aprikosenkerne aus dem Internet bestellt. Auf den kleinen Tütchen stand: »Achtung lebensgefährlich, nicht mehr als drei bis fünf Kerne am Tag essen, von Kindern fernhalten.« Auch die staatlichen Gesundheitsbehörden warnen weiterhin eindringlich vor einer möglichen Vergiftung durch Blausäure, die beim Abbau der Inhaltsstoffe entstehen kann. Die niedrigste möglicherweise tödliche Dosis für Erwachsene wird auf vierzig Kerne am Tag beziffert, ernsthafte Vergiftungserscheinungen sind wohl auch bei deutlich niedrigeren Dosen möglich. Über ein halbes Jahr aß ich über dreißig Kerne am Tag und hatte überhaupt keine Nebenwirkungen. Aber das gilt natürlich nur für mich! Leider mochte ich den Geschmack überhaupt nicht. Sie schmecken abgrundtief bitter. Aber auch das geht nicht jedem so, Volker fand sie sogar lecker. Leider konnte der Verzehr bei mir weder Besserung noch wenigstens Stillstand des Krankheitsverlaufes bewirken, deshalb aß ich keine Kerne mehr. Der Geschmack war einfach zu scheußlich. Vielleicht war diese Menge auch zu wenig? Eigentlich ist meine Devise: Weniger ist mehr, doch wer weiß …

Nach wie vor bin ich aber von der Idee der Therapie überzeugt. Amygdalin, das irreführenderweise auch als Vitamin B17 bezeichnet wird, ist ein Pflanzengift, das unter anderem in Obstkernen (besonders in Aprikosenkernen) und Hirse vorkommt. Kaum jemand knackt noch Kirsch- oder Aprikosenkerne, was früher durchaus üblich war. Und nur die wenigsten von uns essen noch Hirse. Manche Autoren vermuten, dass das ein Grund dafür sei, dass wir jetzt so viel mehr Krebserkrankungen haben als noch vor 100 Jahren. Allerdings ist natürlich auch die Lebenserwartung erheblich gestiegen – und damit auch die Wahrscheinlichkeit, an Krebs zu erkranken. Zudem sind verlässliche Erkrankungszahlen von vor hundert Jahren sowieso nicht zu bekommen.

Die These hinter diesem sehr umstrittenen Therapieansatz besagt nun: Gelangt Amygdalin in die Krebszelle, wird durch ein Enzym, das nur in Krebszellen vorhanden sei, ein Spaltungsprozess ausgelöst, bei dem unter anderem eben Blausäure entsteht. Die wiederum sorge für das Absterben der Tumorzelle. Die gesunde Zelle habe dieses Enzym nicht, dort sorge im Gegenteil das Amygdalin für positive Effekte. Im Grunde sei dieser Prozess eine Chemotherapie ohne Nebenwirkung. Sehr gut erklärt diesen Zusammenhang Phillip Day in dem Buch »Krebs: Stahl, Strahl, Chemo und Co.«.

Mir gefällt auch eine Aussage von Dr. Puttich, die ich im Netz gelesen habe: »Krebs ist ein Versuch, den Körper zu heilen, der außer Kontrolle geraten ist.« Das bezieht sich auf die Trophoblasten-Theorie. Ich hatte von Anfang an nicht das Gefühl, dass mein Körper mir etwas Böses will. Mein Körper, das bin doch ich! Und bislang konnte ich mich so gut auf ihn verlassen. Auch meine Narbenheilung ist meist überschießend. Macht da mein Körper zu viel des Guten? Jedenfalls gefällt mir diese Vorstellung viel besser als das Bild des Körpers als Feind.

Die Throphoblasten-Theorie besagt etwa Folgendes: Vom Aufbau her sind Krebszellen wie Trophoblasten, frühe embryonale Zellen. Diese besitzen die Fähigkeit, sich in jede beliebige Körperzelle zu verwandeln. Das ist für die Einnistung des Embryos von entscheidender Bedeutung. Dass das die Krebszelle auch kann, macht den Tumor so gefährlich. Da sich beide Zellformen so ähneln, stellt der Nachweis von Beta-HCG – dem Schwangerschaftshormon – im Blut auch einen Nachweis von Krebs dar. Mit den Trophoplasten schickt der Körper in gewissem Sinn sein größtes Heilmittel.

Zu dem ersten Termin bei Dr. Puttich fahre ich mit meiner Freundin Behla. Die Praxis wirkt auf den ersten Blick leider nicht sehr vertrauenerweckend. Ich hatte gehört, dass er nie lange an einem Ort bleibt, da seine Therapie am Rande der Legalität ist und er daher immer wieder seinen Behandlungsort wechselt. So sieht es hier auch aus. Mir ist nicht ganz klar, ob er hier gerade eingezogen ist und sich noch nicht richtig eingerichtet hat, oder ob er schon wieder vor dem Umzug steht. Bilder stehen lieblos auf dem Boden, wahllos in irgendwelchen Ecken, auf einem Tisch stapeln sich Fachbücher, eine große Pflanze soll wohl für Atmosphäre sorgen. Der Raum ist langgezogen. Im vorderen Bereich ist Platz für die wartenden Patienten, im hinteren Bereich finden Behandlungen statt. Vom Eingang aus hat man also freien Blick auf die Behandlungszone und sieht, wer da jetzt gerade sitzt. Rechts gehen hintereinander drei Zimmer ab. Das erste ist das Zimmer der Sprechstundenhilfe, das zweite das Sprechzimmer des Arztes und das dritte ein weiteres Zimmer für Patienten, in dem auch eine Liege steht.

Wir müssen warten, der Raum ist übervoll. Was sind das für Menschen, die diesen Weg als vielleicht letzte Möglichkeit sehen? Ich sehe eine ältere, halb verschleierte Frau mit Mann und Tochter; zwei Freundinnen; einen ausgezehrten älteren Mann mit einer Frau, die einen deutlich vergrößerten Kropf hat. Die Patientin, von der ich den Tipp bekommen habe und die mir so hoffnungsvoll von Dr. Puttich erzählt hatte, ist mittlerweile verstorben.

Schließlich werden wir in das Sprechzimmer hineingebeten. Dort geht das Chaos weiter. Der Arzt sitzt hinter einem Schreibtisch, der nicht nur mit Akten und Zetteln überfüllt ist. Ich hoffe, dass das Genie das Chaos beherrscht, und richte mich innerlich positiv aus. Ich will ja etwas von ihm und hoffe so sehr, dass er mir helfen kann. Etwas irritiert schaut er von mir zu Behla und wieder zurück: »Wer von Ihnen ist denn die Patientin?«

Das gefällt mir, er sieht mich nicht gleich als Kranke. Und, ganz wesentlich, er schaut mich überhaupt an! Wie oft habe ich es schon erlebt, dass der Blick der Ärzte nicht über die Krankenakte hinausging. Meine Krankheitsgeschichte habe ich mit ihren Eckdaten zusammengeschrieben und reiche sie ihm. Dabei erzähle ich über mich. Sein Erstaunen ist ihm ins Gesicht geschrieben. »Sie sehen überhaupt nicht so aus, als ob diese Befunde auf Sie zutreffen könnten. Und das ist eines Ihrer größten Potenziale, Sie haben keine Krankheitsausstrahlung.«

Wow, das freut mich. Etwas in mir will ihn jetzt toll finden. Ganz offensichtlich verliert er sich nicht im schriftlichen Befund, er hat auch Augen für das Gesunde. Er nimmt sich Zeit, hört mir zu und kann gut erklären. Seine Aussagen hören sich fundiert an. Er zitiert Studien, ist in der Szene der alternativen Krebstherapie vernetzt, kennt sich auch über den Tellerrand des Arztes hinaus aus und beklagt die oft einseitige Sicht der Medizin. So hält er zum Beispiel ein Plädoyer für Leinsamen, der laut einer Veröffentlichung eine sehr positive Wirkung auf den Krankheitsverlauf habe, und ärgert sich darüber, dass das in Fachkreisen nicht ebenso diskutiert wird: »Das gibt ja kein Geld für.« Auch bei ihm habe ich das Gefühl, dass er wirklich helfen will und sich für seine Patienten verausgabt.

Dann spreche ich ihn auf meine verstorbene Mitpatientin an. Er zeigt sich sehr betroffen, offensichtlich hatte er von ihrem Tod noch nichts gehört.

»Ihre Bekannte kam leider zu spät, sie hat nur eine Infusion bekommen und die in sehr reduzierter Form. Sie war viel zu schwach für die Behandlung. Das habe ich ihr auch gesagt. Aber von ihrem Tod habe ich tatsächlich noch nichts erfahren. Das tut mir sehr leid.«

Kann sein, kann nicht sein. Jedenfalls hat er ruhig und auch betroffen reagiert, und ich glaube ihm.

Dann stellt er mir sein Programm vor: Eine Woche lang soll ich von Montag bis Freitag jeden Tag zu ihm kommen und Infusionen mit Amygdalin, Vitamin C, L-Carnitin und Lymphdiaral, einem homöopathischen Mittel, bekommen. Amygdalin und Vitamin C sollen die Tumorzellen zerstören, L-Carnitin den Körper stärken und Lymphdiaral die Reinigung unterstützen. Die Konzentration von Amygdalin entspricht am Montag 600, am Dienstag 1200, am Mittwoch 2000, am Donnerstag 3000 und am Freitag 4000 Aprikosenkernen. Ich kann es kaum glauben, 4000 Aprikosenkerne an einem Tag! Insgesamt werde ich in dieser Woche dann rund 10 000 Aprikosenkerne verabreicht bekommen.

»Muss ich etwas beachten, kann es sein, dass es Komplikationen gibt?«, will ich deshalb wissen.

Er beruhigt mich: »Sie brauchen überhaupt keine Angst zu haben, Sie bekommen meine Handynummer, ich bin dann jederzeit erreichbar. Aber es ist sehr unwahrscheinlich, dass irgendwas passiert. Vielleicht wird Ihnen in den ersten zwei Stunden nach der Infusion etwas schwindlig und Sie werden an dem Tag etwas müde sein, daher sollten Sie jemanden mitbringen, der Sie nach Hause fährt. Die Wirkung ist ähnlich wie bei einer schwachen Chemotherapie.«

Jetzt direkt soll ich noch eine Thymusspritze für das Immunsystem in den Po bekommen. Oh je, da habe ich die schlechten Erfahrungen von Dr. Th. noch gespeichert, diese

Spritzen haben sehr weh getan. Doch weit gefehlt, er bringt mich zunächst in eine Drehlagerung, sodass der Pomuskel entspannt ist, erst dann spritzt er.

Erstaunt bemerke ich: »Wie haben Sie denn das gemacht, das hat ja gar nicht weh getan!«

»Ich habe mir auch lange Gedanken gemacht, wie ich es meinen Patienten leichter machen kann, ich will möglichst keine Schmerzen zufügen.«

So fahre ich zunächst ganz euphorisch wieder nach Hause. Im Auto sind Behla und ich uns einig, dass der Arzt zwar etwas chaotisch und narzisstisch wirkt, es aber mit Sicherheit gut meint.

Ich habe weitere Thymusspritzen bekommen, die ich mir zuhause selbst injizieren soll. Da sie intramuskulär verabreicht werden müssen, ist die Nadel sehr lang und ziemlich dick. Doch jetzt habe ich einen Trick gelernt, und zumindest das Stechen geht jetzt sehr viel besser, es tut deutlich weniger weh. Da man aber selbst so verdreht liegt, brauche ich Volker, der sich als Krankenschwester bewährt. Als eines Tages Volker nicht da ist, versuche ich es allein, aber ich kann mich drehen und wenden, wie ich will, ich habe in dieser Position einfach nicht genug Kraft, um die Spritze in den Po zu stechen. In meiner Not frage ich meinen 14-jährigen Sohn Gerion. Er ist bereit, mir zu helfen, und gemeinsam schaffen wir es schließlich. Das hätten bestimmt nicht viele in seinem Alter gemacht. Ich bin sehr stolz auf ihn.

Am ersten Tag meiner Infusionswoche bin ich schon früh da. Die Arzthelferin stellt sich als eine echte Könnerin heraus. Wieder so eine Traumfrau, die dem etwas chaotischen Chef den Rücken frei hält. Jede Infusionsnadel sitzt, sie betreut bis zu zehn Patienten gleichzeitig und ist dabei auch noch freundlich und aufmerksam.

Neben mir sitzt eine Frau in meinem Alter. Wir kommen schnell ins Gespräch, und überhaupt entwickeln sich diese

Infusionstermine zu einer Informationsbörse wie in Öschelbronn. Auf seinem Gebiet ist jeder Patient in gewisser Weise ein Experte, es gibt immer etwas zu lernen. Von meiner Nachbarin erfahre ich, dass sie auch Brustkrebs hat und mit der Therapie von Dr. Puttich sehr gute Erfahrungen gemacht hat. Ihr Tumormarker war deutlich gesunken, es ging ihr über viele Monate hinweg richtig gut. Leider ist der Marker nun wieder angestiegen, daher erhält sie einen zweiten Zyklus. Sie steht der Therapie sehr positiv gegenüber und ist sich sicher, dass auch dieses Mal wieder eine Besserung eintreten wird. Dann schaltet sich auch ein älterer Mann ein: »Ja, man hört hier viele tolle Geschichten. Auch mein PSH-Wert ist zunächst ganz deutlich gesunken. Ich komme regelmäßig alle paar Wochen, um die Konzentration von Vitamin B17 aufzufrischen.«

Eine andere Patientin hat einen dicken Kropf unter dem Kinn. Hier spricht mehr ihr Mann, er wettert gegen die Schulmedizin und macht sich zum euphorischen Fürsprecher für Dr. Puttich. Ich merke, wie sehr er um seine Frau bangt und fast verbissen will, dass die Therapie anschlägt. Ich bin jedenfalls sehr glücklich über diese aufmunternden Geschichten. Ich fühle meinen hoffnungsvollen Atem und kann gar nicht aufhören zu lächeln.

Wenn es so sein soll, werde ich es schaffen.

Dr. Puttich behält recht. Nach der Infusion spüre ich erstaunlich wenig. Vielleicht ist mir ein bisschen schwindelig, aber ich habe wieder eine Freundin mitgebracht. Heike ist wie eine Löwin, sie verteidigt mich gegen alle Widrigkeiten und sorgt für mich. Auch sie findet das Verhalten von Dr. Puttich und das gesamte Ambiente etwas seltsam. Aber wir sind uns sicher, dass man auch ein großes Selbstwertgefühl benötigt, wenn man sich mit so viel Mut gegen den Mainstream der Schulmedizin stemmt. Da kann es schon passieren, dass man durch die vielen Anfeindungen leicht überzogen reagiert. Wir wollen beide unsere Energie lieber in die Hoffnung auf meine Heilung stecken.

Und auch die nächsten Male vertrage ich die Infusionen erstaunlich gut. In der Regel bin ich an diesem Tag sehr müde. Darauf stelle ich mich ein und mache nachmittags ein ausgedehntes Schläfchen. Selbst am letzten Tag, an dem ich angeblich die 4000-fache Menge an Amygdalin verabreicht bekomme, die in einem Aprikosenkern enthalten ist, geht es mir erstaunlich gut.

Am 17. April 2012 lasse ich den Tumormarker bestimmen. Im Gegensatz zum letzten Test am 24. November des Vorjahres ist er nun mit einem Wert von 21,4 positiv. Das heißt, er ist über den Normalwert gestiegen, dieser liegt normalerweise unter fünf. Ich weiß zwar nicht, wann in dieser Zeit der Tumormarker angestiegen ist, doch es sieht gerade nicht so aus, als ob mir die Therapie bei Dr. Puttich bisher geholfen hätte. Vielleicht habe ich zu früh aufgehört? Ich brauche ein klares Signal für die Therapie, zumal sie ja auch sehr teuer ist.

So überlasse ich mich in den nächsten Monaten den Selbstheilungskräften meines Körpers und nehme viele Nahrungsergänzungsmittel und Pilze zu mir. Vor einiger Zeit sagte mir meine Thaimasseurin, zu der ich immer wieder einmal gehe: »In unserem Land sagt man: Wenn du stark genug bist, geht der Krebs einfach durch.« Wie wunderbar, diese Botschaft ist so hoffnungsvoll. Damit deute ich seither unermüdlich meine Schmerzen als »Heilungsschmerzen«. Doch leider stimmt das für den Zeitraum nach den Infusionen mit Amygdalin überhaupt nicht. Die Metastasen fressen sich ungehindert durch meine Knochen und meinen Körper.

Traumabearbeitung

Im Oktober 2012 bin ich wieder in Öschelbronn. Zeit für mich, Zeit für Heilung. Im Gepäck habe ich das Buch von Brandon Bays »The Journey«. Ich beginne zu lesen und bin sehr schnell von ihrer außergewöhnlichen Heilungsgeschichte gefesselt. Mit einem Tumor in der Größe eines Basketballs im Bauch und heftigen Blutungen kam sie zu ihrer Frauenärztin. Diese wollte sie sofort operieren lassen, was Brandon ablehnte. Sie ging nach Hause und stellte sich radikal ihren unterdrückten Gefühlen. Und tatsächlich wurden nach kurzer Zeit ihre Blutungen schwächer, bis sie schließlich ganz aufhörten. Dann veränderte sie ihre Lebenssituation grundlegend und konnte letztlich ihre Krebserkrankung besiegen. Ihre Methode nannte sie »The Journey«. Brandon ist zutiefst davon überzeugt, dass Krankheiten durch zurückgehaltene Emotionen entstehen. Es gibt Erlebnisse, die so schmerzhaft sind, dass die dazugehörenden Gefühle verdrängt werden. Diese werden im Körper gespeichert und sorgen dort nach einer bestimmten Zeit für Probleme. Krebs ist eine mögliche Folge.

Mit dieser Theorie steht sie nicht allein. Persönlichkeiten wic Fritz Perls, der Begründer der Gestalttherapie, John Upledger, der Vater der Craniosacraltherapie, Deepak Chopra, der weise Arzt aus Indien und viele andere teilen diese Annahme. Auch ich kann das in meiner Arbeit als Körper- und Psychotherapeutin immer wieder bestätigen. In ihrem Buch beschreibt Brandon anschaulich, wie man sich selbst auf eine Reise zu verdrängten Gefühlen, zu seiner Seele machen kann.

Ich folge der Anleitung und gehe in Kontakt mit meiner Seele. Als ob kein Tag vergangen wäre, steht plötzlich mein

Trauma, das ich vor fast anderthalb Jahrzehnten im Zusammenhang mit der Geburt von Gerion erlebt habe, wieder gnadenlos vor mir. Gefühle von Hilflosigkeit, Ärger, Wut und Schmerz überwältigen mich. Endlich mache ich das, worum mich meine Seele schon so lange gebeten hat. Ich schreibe einen Brief an den Chefarzt des damaligen Krankenhauses:

Sehr geehrter Herr Prof. S.,

Ende 1996 habe ich im Rahmen der Geburt meines ersten Sohnes gut zwei Monate in Ihrem Krankenhaus verbracht. Leider waren meine Erfahrungen zum Teil traumatisch.

Ich habe sie in dem beiliegenden Bericht zusammengefasst. Zum einen glaube ich, dies meiner Seele zu schulden, zum anderen hoffe ich damit nachfolgenden Patientinnen zu helfen.

Letztlich habe ich die Namen der Ärzte vergessen, wenn ich auch glaube, dass Sie damals der Chefarzt waren, der so nett und einfühlsam zu mir war.

Wie auch immer, ich will sowieso niemanden persönlich an den Pranger stellen, ich möchte nur die Augen öffnen, wie sich Dinge aus Patientinnensicht darstellen können, und meine Erfahrung in die Welt geben.

Über eine Stellungnahme oder Resonanz Ihrerseits würde ich mich freuen.
Mit freundlichen Grüßen
Stefanie Gleising

Erfahrungsbericht, Geburtshilfe im Krankenhaus rechts der Isar

Von November 1996 bis Januar 1997 lag ich im Rahmen meiner Schwangerschaft und Geburt meines ersten Sohnes in Ihrem Krankenhaus. Für mich, aber besonders für nachfolgende Patientinnen, ist es mir wichtig, Ihnen Folgendes mitzuteilen: Seit gut zweieinhalb Jahren kämpfe ich mit Brustkrebs, der mittlerweile leider schon in die Knochen metastasiert ist. Als die Krankheit im Januar 2010 diagnostiziert wurde, meinte der behandelnde Onkologe, dass der Krebs vor etwa zehn Jahren entstanden sei. Doch diese zeitliche Einordnung brauchte ich nicht. Sofort stand die Situation vor meinen Augen, als ich zwei Tage nach Milcheinschuss, Ende Dezember, in Ihrem Krankenhaus 1996 ein Lungenszintigramm über mich ergehen lassen musste. Ich hatte das Szintigramm nicht gewollt, da es keine therapeutische Konsequenz für mich hatte.

Im Oktober 1996 wurde ich auf Grund einer tiefen Beckenvenenthrombose und Lungenembolie in das Krankenhaus in Dingolfing eingeliefert. Nach zwei Wochen überwiesen mich die Ärzte in Ihr Krankenhaus nach München. Dort kam es dann am 23.12.1986 unter einem Kaiserschnitt neben massiven Blutungen, ich stand unter der Blutverdünnung von Oragaran, zu einer erneuten Lungenembolie.

Mein Sohn sollte eigentlich am sechsten Januar 1997 geboren werden. Damals waren zwei Ärzteteams in der Verantwortung. Das eine unterstützte mich in meinem Wunsch, auf eine Spontangeburt zu warten, und gab auch zu bedenken, dass durch den schnellen Druckabfall bei einem Kaiserschnitt das Risiko einer erneuten Embolie erhöht sei. Jeder Tag sei zudem wertvoll, an dem sich die Thrombose noch organisieren könnte. Sie sprachen mir damit aus dem Herzen. Genau damit fühlte ich mich gut. Leider ging diese Schicht vor Weihnachten in den Urlaub und die andere Schicht wollte wohl vor den Feiertagen diesen unkontrollierbaren Fall unter Kontrolle bringen. Ich wurde von diesen Ärzten massiv zu einem Kaiserschnitt gedrängt. Unter anderem mit diesen Worten: »Wenn das Kind behindert ist, sind Sie schuld.« Mein Einwand, dass das für mich nicht der richtige Weg ist, wurde als hysterisch und unwissenschaftlich abgetan.

Auch hielt man es nicht für nötig, den damaligen Experten für das Orgaran, Prof. Greinacher aus Greifswald, über den Kaiserschnitt zu informieren und weitere Informationen im Umgang mit diesem Medikament einzuholen. Ich stand noch lange telefonisch mit ihm in Kontakt und später erzählte er mir, dass er darüber sehr verärgert gewesen sei. Er habe damals sogar seine Privatnummer durchgegeben und gesagt, dass man ihn sogar nachts anrufen könne. Jedenfalls solle, ohne Rücksprache mit ihm, kein Kaiserschnitt gemacht werden.

Der Kaiserschnitt wurde am 23.12.1996 mittags um 12:00 Uhr durchgeführt. Heute ist Orgaran für seine hohe Blutungsneigung bei Operationen bekannt. Bei mir wurde es offensichtlich nicht lange genug vorher abgesetzt. Diese Arroganz, den Experten zu übergehen, hätte mich beinahe mein Leben gekostet. Wegen der erneuten Embolie konnte man mir kein Gerinnungsmittel geben, man konnte die Blutung nur immer wieder tamponieren. Die Geburt wurde zu einem mehrstündigen, recht dramatischen Kampf zwischen Leben und Tod. Anschließend kam ich auf die Intensivstation der Herzchirurgie, weit weg von meinem Kind. Auf der gynäkologischen Intensivstation war wohl leider kein Platz mehr frei. Der behandelnde Arzt verabschiedete sich mit den Worten: »Sehen Sie zu, dass Sie aufhören zu bluten, sonst müssen wir morgen Ihre Gebärmutter entfernen.«

Die ganze Nacht beschwor ich mein Blut. Zunächst wurden aber erst mal wieder neue Blutkonserven angehängt. Am nächsten Morgen versammelte sich eine Großvisite um mein Bett. All die fremden Männer durften nun zuschauen, wie der behandelnde Arzt Unmengen an blutigen Mullbinden aus mir herauszog. Mein Schamgefühl lag längst danieder. Ich drückte die seltsame Situation weg und hoffte inständig, die Blutung möge endlich zum Stoppen gekommen sein. Meine bange Frage, wie es denn nun aussähe, verstand er zunächst gar nicht. Offensichtlich hatte das alles eine andere Bedeutung für ihn. Er antwortete schließlich lapidar: »Im Moment sieht es ja ganz gut aus.« An diesem Tag musste ich dann noch das Sterben eines Mannes, etwa einen knappen Meter neben mir, miterleben.

Als ich zwei Tage später weinend vor dem Bild meines Kindes saß, erbarmte sich eine Ärztin auf der Intensivstation und sorgte dafür, dass mein Kind zu mir gebracht wurde. Bis dato hatte ich es noch nicht gesehen oder halten dürfen. Ich hörte, wie sie sich gegen massive Widerstände der Kollegen durchsetzte. Man könne das Kind nicht auf die Intensivstation bringen, und es wäre noch kein Platz auf Station für mich frei. Unbeeindruckt antwortete sie: »Dann holen Sie das Kind hierher und fahren die Frau in die Schleuse.«

Vielen herzlichen Dank diesem Engel! Mit meinem Kind im Arm bekam ich wieder Lebensmut und Kraft.

Zum ersten Mal konnte ich meinen Sohn sehen. Instinktiv legte ich es an die Brust und trotz der zwei Tage ohne Mutter fing er wunderbarerweise gleich an zu trinken. Nachdem die Geburt und das Ende der Schwangerschaft so dramatisch verlaufen waren, war es mir über die Maßen wichtig, wenigstens zu stillen.

Schon auf der Intensivstation sagte mir der behandelnde Arzt, dass die Gynäkologen ein Lungenszintigramm machen wollten. Weil die Sauerstoffsättigung so schnell wieder in Ordnung war, wollte man mit dem Lungenszintigramm nachschauen, wie es in der Lunge aussah. Also aus wissenschaftlichen Gründen, die nichts mit den Interessen einer Mutter zu tun haben, die gerade unter großer Todesnähe ihr erstes Kind geboren hatte. Er habe das wegen mangelnder therapeutischer Konsequenz für mich abgelehnt. Das müsse ich dann auf Station mit den Gynäkologen selbst weiterverhandeln.

Dieses Gespräch fand dann auf Station auch statt. Auf mein Weigern wurde ich mit den folgenden Worten des Gynäkologen unter Druck gesetzt: »Frau Gleising, wenn Sie das Orgaran verschrieben bekommen möchten, müssen Sie uns schon mit dem Szintigramm entgegenkommen.« Dieses Medikament war zu der Zeit noch nicht zugelassen. Weil ich aber ein HIT-Syndrom entwickelt hatte, also kein Heparin nehmen durfte und auch Marcumar ausfiel, weil es in die Muttermilch geht, war Orgaran zu dieser Zeit die einzige Blutverdünnung, mit der ich stillen konnte.

Diesen Satz habe ich nie vergessen können. Es war, als ob alles in mir zusammenbrechen würde. Heute würde ich mich von so einem Satz nicht mehr erpressen lassen. Doch damals war ich körperlich (ich hatte meine ganze Blutmenge per Infusion neu verabreicht bekommen) und psychisch (seit Wochen lebte ich, und noch schlimmer mein Kind, in Todesnähe) ganz unten. Der innige Wunsch, zu stillen und das Krankenhaus so schnell wie möglich zu verlassen, waren in dieser Zeit die wichtigsten kraftspendenden Gedanken. Also stimmte ich zu.

Dieses Bild, als ich innerlich gebrochen – die Milch tropfte aus meiner rechten Brust und die Tränen liefen – in dem Szintigramm saß, erschien sofort nach der Krebsdiagnose vor meinem geistigen Auge. Ich bin mir sicher, dass durch die radioaktive Belastung auf die frisch eingeschossene Milchbrust der Krebs entstanden ist. In diesem Moment hatte ich körperlich wie auch psychisch dieser Belastung nicht mehr viel entgegenzusetzen. Dazu kam, dass ich auch den Kaiserschnitt nicht gewollt hatte.

Was man mir zudem nicht mitteilte, war, dass ich in den 48 Stunden nach dem Szintigramm meinen Sohn nicht mehr halten durfte, er lag knapp zehn Meter von meinem Bett entfernt. Wenn er schrie, musste ich nach der Krankenschwester klingeln, und sie brachte ihn weg in das Säuglingszimmer. Meine seit zwei Tagen frisch eingeschossene Milch musste ich abpumpen und wegschütten. Wie kann ich erklären, was das für eine Mutter bedeutet?

Ich musste mein Schreiben unterbrechen. Ich weine und weine. Ich hätte nicht gedacht, dass mein damaliges Trauma noch so tief sitzt. Ich bin endlich dem starken Ruf meiner Seele gefolgt und schreibe diesen Brief. Ich hatte schon lange den

Impuls. Aber mein Verstand sagte mir, dass das doch sowieso nichts bringt.

Ich weiß nicht, was es bringt, ich weiß nur, dass ich das tun muss. Verstehen Sie mich nicht falsch, ich will niemand verurteilen. Wir versuchen alle unser Bestes. Aber ich glaube, dass die Dinge in die Welt müssen, damit solche Situationen hoffentlich später anders gelöst werden. Ich will auch keinen anzeigen, nicht mehr. Ich habe die Namen der dafür verantwortlichen Ärzte sowieso verdrängt und längst vergessen. Aber ich bin sicher, dass eine frisch eingeschossene Milchbrust keiner radioaktiven Belastung ausgesetzt werden sollte.

Vielleicht können Sie verstehen, wie sehr mein Vertrauen in die Schulmedizin erschüttert wurde. Es hängt aber immer noch von den Menschen ab, die sie durchführen. Bitte nehmen Sie diesen Brief als Erinnerung, wach zu bleiben, auch für die Bedürfnisse und Gefühle der Patientinnen.

Eine Heilung passiert immer auf allen Ebenen. Das darf ich im Rahmen der Krebserkrankung nochmal mehr erleben. Vielleicht täte mir eine Entschuldigung Ihrerseits gut. Ich weiß, dass dies Ärzten nicht leichtfällt, da sie Angst vor Anzeigen haben. Aber glauben Sie mir, daran habe ich kein Interesse. Ich glaube nicht, dadurch irgendetwas zu erreichen. Jedenfalls würde mich interessieren, ob irgendjemand diesen Brief gelesen hat und ob irgendetwas dadurch ausgelöst wurde.

Zum Schluss will ich aber sagen, dass ich auch Gutes erlebt habe. Das Ärzteteam, das mich bis zur Spontangeburt begleiten wollte, habe ich als sehr einfühlsam und unterstützend erlebt. So bin ich zum Beispiel für eine Zeit zu einer Frau in ein Privatzimmer gelegt worden, obwohl ich Kassenpatientin war. Man wollte mir das Umfeld von ständig neuen Müttern, die glücklich ihr Kind geboren hatten, während bei mir alles unsicher war und ich warten musste, ersparen. Herzlichen Dank dafür!

Ganz besonderen Dank gilt dem Chefanästhesisten, der extra wegen mir an seinem freien Tag in die Klinik gekommen ist und mir, laut Aussage des behandelnden Arztes, das Leben gerettet hat. Was soll man dazu noch sagen, da fehlen mir die Worte.

In Hoffnung auf irgendeine positive Resonanz,
verbleibe ich mit freundlichen Grüßen
Stefanie Gleising

Ich rechne nicht wirklich mit einer Antwort. Jetzt ist es einfach gut, mir das Erlebte von der Seele zu schreiben und es dahin zu schicken, wo es hingehört. Ich fühle mich um Tonnen leichter. Doch ich werde noch mehr belohnt. Tatsächlich bekomme ich nach etwa zwei Wochen einen langen und sehr freundlichen Antwortbrief von dem jetzigen Chefarzt des Krankenhauses, der damals der Oberarzt der Schicht vor Weihnachten war. Er hat sich mit den Radiologen in Verbindung gesetzt und meinen Fall recherchiert. Zwar zitiert er die Radiologen, die natürlich behaupteten, dass die Dosis nach heutigem wissenschaftlichem Verständnis ungefährlich sei, lässt aber auch offen, ob das wirklich so ist. Was die Notwendigkeit des Lungenszintigramms angeht, weicht er für meine Begriffe aus. Es sei notwendig für die Dosierung des Blutverdünners gewesen, teilt er mir mit. Das macht keinen wirklichen Sinn, und war auch damals nie Thema. Die Dosierung hätte der Experte aus Norddeutschland festlegen können. Aber natürlich muss er auch sein Krankenhaus schützen. Vor allem aber kann ich dem Brief entnehmen, dass auch er das Verhalten einiger Ärzte nicht angemessen findet und sich im Namen seiner Klinik für die schlimmen Situationen, die ich aushalten musste, entschuldigt. Schließlich wünscht er mir noch alles Gute und freut sich, dass es meinem Sohn so gut geht.

Ich spüre eine große Erleichterung. Ich werde gesehen. Mein Schmerz wird gesehen. Und möglicherweise habe ich ein kleines bisschen dazu beigetragen, dass in Zukunft mit Frauen in meiner Situation anders umgegangen wird.

Zeit des Haderns

Tumorschmerzen in den Knochen sind grausam. Wabernd heiß und pulsierend, unerbittlich, ohne Pausen. Ich kann verstehen, dass man davon verrückt werden kann. Ich bin kurz davor. Noch immer glaube ich, dass die Schmerzmittel die Heilungskräfte meines Körpers schmälern würden – dass die Nebenwirkungen mir mehr schaden, als das Mittel nützt. Schließlich kann man nach der Einnahme von Ibuprofen auch an Magenblutung sterben. Zudem bekomme ich regelmäßig Medikamente zur Blutverdünnung, was das Risiko einer unkontrollierbaren Blutung noch erhöht.

So nehme ich viel zu wenig an Analgetika zu mir. Volker sagt mir immer wieder, ich würde keinen Tapferkeitsorden für das Ertragen von Schmerzen bekommen, doch ich bin wie vernagelt. Irgendwie fühlt sich das Unterdrücken von dem, was ist, für mich wie aufgeben an. Das von den Ärzten immer wieder vorgeschlagene Morphium lehne ich ab, da mein Bewusstsein getrübt würde und ich dadurch meinen Willen und meine Lebenskraft verlöre. Mein größtes Potenzial, wie ich meine.

Doch jetzt hänge ich fest. Die Nächte sind besonders schlimm. Ich werde immer wieder vor Schmerzen wach. Nur selten gönne ich mir, Volker ebenfalls zu wecken, er muss doch am nächsten Tag arbeiten. Erlaube ich es mir, nimmt er mich meistens in den Arm. Ich lasse seine Kraft und Energie in mich einströmen, genieße seine beschützenden Arme und stelle mir vor, wie diese warme Energie die Schmerzen überlagert. Manchmal hilft das ein wenig, doch meistens bin ich viel zu unruhig, die Schmerzen sind zu heftig.

Mein Lehrer David tröstete mich einmal mit den Worten, dass seiner Erfahrung nach Schmerzen immer in Wellen kommen, es also auch Phasen gibt, in denen sie ein wenig nachlassen. Ich erinnere mich an die Geburt meiner Tochter Gwendolin. Während der Wehen kurz vor der Geburt hatte ich das Gefühl, jemand würde mir mit Stromstößen den Rücken bearbeiten. Ein Gefühl, wie wenn man sich den »Musikantenknochen« anstößt, erfasste meinen ganzen Körper. Das Wunder ist der Zustand in den kurzen Pausen. Sie waren so frei von Schmerzen und so voller Euphorie, als ob es den Schmerz nie gegeben hätte und nie mehr geben würde. Diese Minute barg die Ausdehnung in eine andere, unendliche, völlig unantastbare Dimension.

So ist es auch jetzt. In den Momenten, in denen der Schmerz nachlässt, bin ich unglaublich glücklich und dankbar, ich bin regelrecht high vor Freude. Ich beginne zu verstehen. Gott hat uns die Polarität geschenkt. Wo Licht ist, ist auch Schatten, wo Leben ist, gibt es auch den Tod, wo Schmerz ist, gibt es auch Erleichterung und Erleuchtung. Beides ist untrennbar miteinander verbunden.

Doch schließlich stimme ich der Einnahme von höheren Schmerzmitteldosen zu. Novalgin und Ibuprofen helfen längst nicht mehr. In Öschelbronn bin ich bereit, es mit Opioiden wie Tillidin und Tramadol zu versuchen. Leider bekomme ich durch beide Substanzen heftige Nebenwirkungen. Ich breche mir die Seele aus dem Leib. Zudem haben sie noch nicht einmal eine befriedigende schmerzstillende Wirkung. Ich fühle mich so betrogen. Immer wieder hört man, dass man heute keine Schmerzen mehr aushalten muss. Ist das alles Lüge? Nun kommen auch noch Nervenschmerzen hinzu. Das letzte MRT hat gezeigt, dass einzelne Wirbel schon gebrochen sind. Dadurch werden offensichtlich Nervenfasern gereizt, was zu Ausstrahlungen in die Beine und Arme führt. Im Gegensatz zu Knochenschmerzen, die eher dumpf und wabernd sind, fühlen sich Nervenschmerzen singend, spitz und elektrisch an. Keine Ahnung, was schlimmer ist. Beides ist einfach ungerecht, gemein und teuflisch!

Trotzdem lerne ich immer besser, die Schmerzen anzunehmen, sie irgendwie durch mich durchzulassen. Ganz deutlich werden sie schlimmer, je mehr ich gegen sie ankämpfe. Manchmal gelingt es mir loszulassen und die Schmerzen irgendwie zu integrieren.

Meine Familie und Freunde drängen mich, einen Experten für Schmerztherapie aufzusuchen. Aufgrund der schlechten Erfahrungen aus Öschelbronn bin ich sehr skeptisch, aber schließlich gehe ich auch diesen Schritt. Als ich dem Facharzt von meinen Erfahrungen mit den Opioiden erzähle, antwortet er nur trocken: »Klar, Novalgin, Ibuprofen und Opioide helfen weder bei Knochenschmerzen noch bei Nervenschmerzen.«

Ich höre wohl nicht richtig? War die ganze Qual mit den Opioiden völlig vergebens? Ist das in der Onkologie nicht Standardwissen? Muss das nicht zu den Basics gehören? Wieder einmal fühle ich mich von Ärzten nicht ernst genommen und auch nicht wirklich unterstützt. Warum wussten sie das nicht? Oder warum haben sie mich nicht, wenn sie zu wenig über Schmerztherapie wissen, an einen Experten überwiesen?

Gegen die Knochenschmerzen verschreibt mir der Spezialist nun ein neueres, teures Medikament namens Arcoxia und gegen die Nervenschmerzen ein Antikonvulsiva mit dem klangvollen Namen Lyrica. Dieser Name erweckt in mir die Vorstellung eines Ensembles von Himmelswesen, die ihre Lyra zupfen. Das kann doch nur gut werden. Und tatsächlich, die Schmerzen verschwinden zwar nicht, zeigen sich aber deutlich gezähmt. Damit kann man leben. Was für ein Geschenk! Warum war ich nur so verbohrt?

Mit der Zeit werden die Schmerzen trotz der Schmerzmittel aber wieder schlimmer, ich kann mich zunehmend schlechter bewegen. Manchmal muss mir sogar Volker aus dem Bett helfen oder mich auf die Toilette fast tragen. Das ist mir sehr unangenehm. Ich bin überzeugt, dass nichts im Leben so schlimm ist wie körperliche Schmerzen. Ich erwische mich immer wieder bei dem Gedanken: All die Gesunden haben überhaupt keine Ahnung, was für eine Gnade es ist, einen Körper zu haben, der nicht schmerzt. So gerne möchte ich einfach davonlaufen, manchmal bin ich dem Tode näher als dem Leben. Tote müssen nicht mehr leiden …

Apropos Gnade. Das bringt Gott ins Spiel. Wo bist du, Gott? Wie kannst du zulassen, dass wir Menschen solche Schmerzen ertragen müssen? Geschah die Erschaffung des Körpers an einem Montag? Hattest du einen schlechten Tag, als du uns auch die Schmerzen erschaffen hast? Du bist doch so gütig, so voller Liebe, so weise. Ein Teufel bist du, ein Racheengel, ein gefühlloser Plastiksack! Du hast mich betrogen. Ich dachte immer, du würdest auf mich aufpassen, wenn ich bei dir bin, könnte mir nichts passieren. Was für ein Trugschluss.

Und plötzlich sehe ich all das Leid in der Welt. Vor meinen Augen spielen sich Kriegsdramen ab, schreckliche Vergewaltigungen, Foltermethoden, die Brutalitäten nehmen kein Ende. Und all das passiert nicht nur in meinem Kopf, es ist real, das passiert wirklich, irgendwo auf dieser Welt. Ich bin so verbunden mit dem Schmerz der Welt und so ausgeliefert. Immer wieder höre ich die Stimme von Jesus am Kreuz in mir: »Mein Gott, mein Gott, warum hast du mich verlassen?«

Meine Verbindung zum Wunderbaren ist nur noch ein kleiner dünner Faden. Das Gute und Schöne ist in weite Ferne gerückt, sie sind beinahe aus meinem Bewusstsein verschwunden.

Wunderheiler Joao de Deus

Mittlerweile sind meine Schmerzen unerträglich geworden. Ich erinnere mich wieder an Ilka. Im vergangenen Jahr bin ich alle drei Monate zu ihr in die Nähe von Köln gefahren und habe mich von ihr behandeln lassen. Tatsächlich wurden meine Schmerzen nach ihren Behandlungen deutlich weniger. Wenn sie mich mit ihren warmen und großen Händen berührte, löste sie ein starkes warmes Kribbeln aus, das meinen Körper durchfloss. Stellen, die in ihrer Wahrnehmung zunächst noch schwach waren, wurden im Laufe der Behandlung zunehmend wieder integriert. Mein Körpergefühl wurde ganzheitlicher, mein Bewusstsein erlebte immer wieder eine Transformation. Manche Blockade konnte gelöst werden. Ihr liebevolles offenes Herz begleitete mich in meine innere Ruhe und Kraft. Mein Feld wurde weit und absolut präsent.

Sie empfahl mir immer wieder Joao de Deus, einen Heiler aus Brasilien. Sie erzählte von Patienten, die in seinem Zentrum waren und von dort geheilt zurückgekehrt sind. Wie verführerisch sich das inzwischen für mich anhört! Ich fahre da hin und mein Krebs schmilzt einfach weg. Ich recherchiere etwas im Internet und schaue mir Videos über das Heilzentrum in Brasilien an. Die meisten Menschen in den Demos sind unglaublich schön, selten habe ich so viel gut aussehende Menschen gesehen. Voller Demut und Hoffnung stehen sie in ewig langen Schlangen und warten stundenlang, um zu Joao de Deus vorgelassen zu werden. In seiner stets kritischen Art kommentiert mein Mann: »Das sind doch alles Statisten, wie sonst können so viele, so gut aussehende Menschen zusammenkommen?«

Irgendetwas in mir will aber glauben, dass es wahr ist.

Woher kommt sonst dieser weltweite Hype um diesen Heiler? Das könnte ja auch die hohe Energie sein, die die Menschen so schön macht. Dass das möglich ist, weiß ich, seitdem ich mit David arbeite. Im Angesicht seiner tiefen und respektvollen Liebe habe ich schon viele Menschen sehr schön werden sehen.

Scheinbar operiert Joao de Deus ohne Betäubung am Auge oder schneidet Tumore bei vollem Bewusstsein und ohne lokale Betäubung einfach aus dem Körper. Bei einer Frau schickte er angeblich alle »Krebsenergie« in den kleinen Finger, den er ihr dann abschnitt. All diese Gräueltaten kann man sich live auf den kleinen Videos anschauen. Tatsächlich scheint es so, als ob die Menschen dabei keine Schmerzen empfinden.

Das kann ich mir schon erklären, sie sind wahrscheinlich so voller Überzeugung und Vertrauen, dass sie von realen Empfindungen abgetrennt sind. Ich fürchte aber, dass ich dazu nicht in der Lage bin. Ich bin nicht bereit, mich vor tausend Menschen ohne Betäubung und Desinfektion aufschneiden zu lassen. Dafür bin ich wohl leider zu realistisch. Schade eigentlich, dass mir diese Türe verborgen bleibt. Trotz vieler Wunderheilungen finde ich zudem keinen einzigen klaren Fall von Heilung bei metastasiertem Brustkrebs. Viele der beschriebenen »Heilungen« kann ich mir zudem leicht mit rationalen Begründungen erklären.

Aber jetzt sind meine Schmerzen so stark, dass ich einfach nicht mehr weiter weiß. Zudem kommt Joao demnächst nach Alsfeld, die Stadt liegt nur eine halbe Stunde von unserem Wohnort entfernt. Ist das möglicherweise ein Zeichen? Natürlich ist dieses Wochenende bei ihm auch schweineteuer. Immer wieder schaue ich mir die Ausschreibung an. Soll ich, oder soll ich nicht? Die Hoffnung besiegt jegliche Rationalität. Ilka wird auch mit Freunden und Freundinnen dort sein. Sie hat mir schon so oft gutgetan, ich vertraue ihr jetzt einfach.

Zu dem Happening geht man ganz in weiß. Mir fallen dazu Bilder von bestimmten Aufmärschen in Uniform ein. Weiße Kleider hab ich fast keine im Schrank, weil mir weiß nicht steht. Also kaufe ich mir entsprechende »Bekennungskleidung«. Am Morgen des teuer bezahlten Wochenendes ziehe ich mir meine Uniform an. Ich habe plötzlich eine »Ich gehöre zu Joao de Deus, ich glaube an Wunderheilung«-Ausstrahlung. Das ist mir schon ein wenig peinlich. Ich deute sie um in eine »Jungfräuliche, reine, ich werde jetzt geheilt«-Ausstrahlung. Schon besser! Ich versuche mir selbst zu glauben, was mir umso leichter fällt, je näher ich Alsfeld komme. Rechts und links auf der Hauptdurchgangsstraße sind schon viele in weiß gekleidete Menschen unterwegs. Sie sehen eigentlich ganz normal aus.

Der Fußweg zur Halle ist kurz, aber für mich sehr beschwerlich. Nur mit Mühe kann ich mich aufrechthalten. Ich habe Angst, dass ich lang anstehen muss. Als ich dem Eingang näherkomme, kann ich schließlich erkennen, dass die Schlange im Moment gar nicht so lang ist. Ich habe wohl ein gutes Timing erwischt.

Die große Hessenhalle in Alsfeld ist mittels langer weißer Tücher in mehrere Gänge geteilt. Joao ist noch nicht da. Etwa die Hälfte der Menschen sitzt in einem großen Empfangsraum. Dort wird kräftig Werbung gemacht. Angeblich Geheilte gehen nach vorne und erzählen von ihrer Erfahrung. Andere preisen Joao und danken ihm für seine Uneigennützigkeit. Eine Frau mit wunderschöner Stimme besingt ihn liebevoll in Liedern. Auf einem Bildschirm laufen Videos, die seine Heilungen bezeugen.

Ich werde durch diesen Raum in einen zweiten Raum geführt. Dort sitzen nochmal genauso viele meditierende Menschen. Auch die sind in verschiedene Gruppen eingeteilt, die von verschiedenen Animateuren und Animateurinnen in ihrer Meditation unterstützt werden. Die einen beten, andere preisen Joao de Deus, weitere geben Anweisungen zur Meditation. An der Seite stehen Menschen in einer Schlange und warten, dass sie zu Joao vorgelassen werden.

Ich darf mich zunächst setzen, das tut meinem Rücken schon mal gut. Ich genieße die Stille und auch die Energie der gemeinsamen Versenkung. Ich kann spüren, dass allein durch die in spirituellen Gedanken versunkenen Menschen ein besonderes Feld aufgebaut wird. So eingeklemmt auf den harten Stühlen müsste ich eigentlich starke Schmerzen haben, aber ich kann erstaunlich gut sitzen. Die tiefe Versenkung und das besondere Feld helfen mir offensichtlich, meine Schmerzen zu dämpfen.

Nun kommt Joao, ich höre, wie er sich zunächst der Gruppe im Empfangsraum präsentiert. Unter großem Applaus bedankt er sich bei den Wesenheiten, die heute angeblich ganz besonders zahlreich anwesend sind, für ihr Wirken durch ihn. Dann geht er auf seinen Platz in einem anderen Raum.

Hinter dem weißen Tuch verdeckt, lausche ich schwach dem Prozedere bei der »spirituellen Operation«. An einem gewissen Punkt wird immer wieder das Vaterunser gebetet. Wie so oft ärgere ich mich über die so männlich dominierte Kirche. Warum heißt es denn nicht Mutterunser? Warum soll Gott männlich sein? Wir sollen uns doch kein Bild von Gott machen, also warum ist er dann nicht neutral? Trotzdem fühle ich mich in das Wort Vater ein. Was bedeutet das für mich? Vater, der Beschützer der Familie, männliche, fürsorgliche Energie. Mir kommt meine Freundin Heike in den Sinn, deren Vater kürzlich erkrankt ist. Sie hat erzählt, wie sehr sie seinen Schutz genossen hat, er wusste immer weiter, sie konnte ihm vertrauen. Plötzlich schießen mir Tränen in die Augen. Ich verstehe die Sehnsucht bei dem Wort Vater. So einen Vater hatte ich nie gehabt. Mein Vater brauchte selbst oft Schutz, er weinte sich bei mir aus, als ich sechs Jahre alt war: »Ich könnte so stark sein, wenn nur deine Mutter eine richtige Frau wäre. Sie mäkelt ständig an mir rum, ich kann es ihr nicht recht machen.« Ich nahm ihn in den Arm und versuchte ihn zu beruhigen, ihm die Frau zu sein, die er sich wünschte.

Was für ein schönes Gefühl, wenn sich jemand wie dieser Vater im Vaterunser um mich sorgt. Mein Herz geht auf, und ich lasse die Energie der Fürsorge in mich einströmen. Ich werde ganz weich und irgendwie vollständiger.

Vor mir gehen in einer Reihe die Menschen aus dem Empfangsraum langsam zu Joao. Jeder ist in sich gekehrt. Schließlich werden auch wir gebeten, uns in die »line« zu stellen. Wir haben Glück, weil alles so schnell gegangen ist, kommen wir noch heute Morgen dran. Aus dem Video weiß ich, dass wir vor Joao de Deus geführt werden, der uns nochmals einteilt. Manche kommen zur spirituellen Reinigung, manche zur spirituellen Operation. Ich bin gespannt auf den Kontakt, wie wird sich das Feld von Joao anfühlen? Wer möchte, darf seine Hand berühren. Ich bin mir unsicher, ob ich das will. Ich entscheide spontan, wenn ich vor ihm stehe.

Jetzt bin ich gleich dran, noch drei andere sind vor mir. Ich recke mich ein wenig um seine Silhouette, seinen Gesichtsausdruck zu erhaschen. Das soll der große Heiler sein? Ich bin enttäuscht. Ausdruckslos und unbeteiligt sitzt er auf seinem Thron. Seine Hand liegt wie eine kalte, aufgedunsene Darreichung irgendwie leblos und schlaff in seinem Schoß. Als ich an der Reihe bin, schaut er mich gar nicht an, sondern winkt mich eher ungeduldig weiter. Nichts von persönlicher Einteilung. Es geht hier offensichtlich um Effizienz. Ich werde sofort von einem Mitarbeiter übernommen, der mich ungeduldig und unfreundlich nach vorne schiebt: Go, go, go, this way!« Und schon ist der nächste dran. Fragen geht nicht. Bin ich jetzt bei der Reinigung oder der Operation? Von einer besonderen Ausstrahlung oder gar Aura habe ich rein gar nichts gemerkt. Aber vielleicht ist das ja auch genau die Aufgabe eines Mediums.

»Er muss vollkommen frei und leer sein, damit die Wesenheiten durch ihn wirken können«, höre ich immer wieder. Vielleicht. Doch jetzt bin ich erst einmal enttäuscht und ärgere mich über den unfreundlichen Einweiser.

Anscheinend bin ich bei der spirituellen Operation gelandet. Im Raum befinden sich drei Gruppen mit je drei Vorbetern. Es fällt mir schwer, nur meine Vorbeterin zu hören, die Geräuschkulisse ähnelt einer Markthalle. Wir sollen in uns gehen und uns auf unseren tiefsten Wunsch konzentrieren. Sie lässt uns nicht viel Zeit zur Muße und fängt sofort mit dem Beten des Vaterunser an. Und dennoch, sofort erscheint ein klares und kraftvolles Bild vor meinem inneren Augen: Ich stehe auf unserem Parkplatz vor unserem Haus, meine Familie ist bei mir und ich habe gar keine Schmerzen. Mein Rücken fühlt sich stark und fest an. Ich fange an zu laufen, kein Problem. Ganz selbstverständlich gehört mein Körper wieder zu mir. Ohne Murren tut er, was er soll. Es ist so normal, als ob es nie ein Problem gegeben hätte.

Mein Körper vibriert vor Energie, wieder schießen mir Tränen in die Augen. Ja, ein Leben ohne Schmerzen, wieder laufen können, das ist im Moment mein innigster Wunsch. Das Bild ist so echt, als ob das alles schon längst passiert wäre und ich in die Vergangenheit schaute. Es macht mich innerlich froh und glücklich. Ganz im Gegensatz zu meinem jetzigen Umfeld. Mitarbeiter von Joao vertreiben uns regelrecht: »Raus, raus, raus, gehen Sie bitte zügig raus, die nächsten kommen schon rein!«

Es gibt aber gar keine Möglichkeit, schnell rauszugehen. Ich stecke fest in einer stockenden und engen Menschenmasse. Mir gelingt es, innerlich ruhig zu bleiben und die Vertreibungsrufe über mich ergehen zu lassen. Auch außerhalb des Raumes geht die Schlange weiter, wir werden zu einer Art Nachsorge der spirituellen Operation getrieben. Wir sollen erfahren, was wir jetzt zu tun haben. Neben mir sehe ich eine junge Frau, die zusammengekrümmt auf dem Boden liegt und vor Rührung weint. Eine Freundin ist bei ihr und streichelt ihr sanft den Rücken. Für mich sieht das wie ein hysterischer Anfall aus.

Schließlich erreichen wir den Anweiser. Er steht etwas erhöht auf einer Bank, wir scharen uns wie eine Kuhherde um ihn. Er schreit: »Sie müssen jetzt sofort nach Hause fahren! Kaufen Sie sich heiliges Wasser und legen sich dann 36 Stunden ins Bett! Machen Sie nichts, schlafen Sie, ruhen Sie, trinken Sie, essen Sie ein wenig! Kein Sex – aber Sie haben Glück, nur für die nächsten vier Wochen.«

Wir haben tatsächlich Glück, denn ich hatte auch schon von drei Monaten sexueller Abstinenz gehört. Was für ein Schmarrn, denke ich. Besonders die Geschichte mit dem Sex finde ich im höchsten Maße unglaubwürdig. Wir sind doch nicht im Mittelalter! Meine Vision von eben kommt mir wieder in den Sinn. Okay, jetzt werde ich das Ding durchziehen. Mit dem Sex bin ich mir noch nicht sicher, aber mit dem Wasser und dem anschließenden Hinlegen zu Hause werde ich beginnen. In der Warteschlange für das Wasser, das natürlich bezahlt werden muss, kommt mir der Gedanke, dass das ja eine schöne Einnahmequelle ist. Natürlich dürfen wir vorher auch noch etwas essen – gegen Bezahlung, versteht sich. So schnell muss es dann doch nicht gehen, mit dem Nachhausefahren und Hinlegen. Alles hier dient auch dem Mammon.

Die heilige Suppe darf ich also noch essen und treffe dabei Freunde von Ilka, die völlig ergriffen sind. Markus erzählt immer wieder, wie unglaublich stark sich die Aura von Joao de Deus angefühlt habe. Angeblich seien heute ganz besonders starke Wesenheiten anwesend. Seine Freundin stimmt ihm mit seligem Lächeln zu: »Stell dir vor«, sagt sie zu mir, »wir haben eine spirituelle Operation bekommen, das war einfach irre.«

Ah, sie waren also in meiner Gruppe. Die Armen, denke ich, jetzt haben sie ein Hotelzimmer und dürfen nicht poppen. Ganz offensichtlich bin ich nicht heilig genug, dass ich in so einem ergreifenden Moment solche Gedanken habe. Aber ich hatte ja auch mein Erlebnis. Eigentlich würde ich das jetzt gerne berichten, doch dafür ist kein Raum. In ihrem einer Erleuchtung nahekommenden Zustand sind die beiden viel zu weit entfernt. Schade, dass ich nicht mitschwingen kann, aber ich bin auf einer anderen Wellenlänge unterwegs. Von meiner Warte aus bin ich Zuschauerin eines großen Schauspiels.

Tatsächlich werde ich auf dem Nachhauseweg müde und freue mich auf mein Bett. Zuhause lege ich mich hin und falle immer wieder in den Schlaf. Auch in der Nacht schlafe ich gut. Wenn ich zwischendurch wach werde, genieße ich es, nichts zu tun zu haben. Ich denke an Clemens Kubys Buch »Selbstheilung«: Er beschreibt dort, wie wichtig es ist, sich bei Krankheiten ins Bett zu legen, damit der Körper alle Kraft und Zeit für die Heilarbeit bekommt. Je schwerer die Krankheit, desto länger das Liegen. Das leuchtet mir ein. Also gut, dann heile jetzt, mein lieber Körper, du bekommst jetzt ganz viel Zeit und Aufmerksamkeit für deine Heilung.

Durch das Spüren meiner Energie und ihrer in meiner Vorstellung visualisierten Lenkung unterstütze ich den Heilungsprozess. Im Gedanken verbinde ich mich mit einer höheren Energie. Eine Methode, die ich mir selbst beigebracht habe. Das tut mir gut. Manchmal nenne ich das Höhere Gott, manchmal Göttin, manchmal spüre ich nur die Verbindung mit einem unendlichen, alles durchdringenden liebevollen Feld. Ich vertraue mich an. Die Zeit vergeht wie im Flug, keine Anzeichen von Langeweile. Mein Mann bekocht mich und die Kinder, was ich sehr genieße. Auch wenn er nicht an Wunderheiler glaubt, wünscht er sich mit aller Kraft meine Heilung. Tatsächlich geht es mir am Sonntag besser, und ich fahre wieder nach Alsfeld. Geht es nicht schon ein wenig leichter vom Auto zur Halle?

Heute möchte ich das Kristallbett ausprobieren. Angeblich strahlen die besonders angeordneten Kristalle ihre Heilkraft in den Körper. Tatsächlich empfinde ich die Behandlung als ausgesprochen wohltuend. In den zwanzig Minuten falle ich in eine tiefe Entspannung. Ich sehe schöne Bilder und spüre große Liebe. Meine Schmerzen lassen nach. Ich denke ernsthaft darüber nach, ob so ein Kristallbett nicht eine Option für mich wäre. Leider ist das nicht so einfach. Diese Betten sind aus Brasilien und keiner weiß so genau, was sie kosten oder wo welche zu beziehen sind, wenn der Kongress vorbei ist. Kann man sie vielleicht wenigstens stundenweise buchen? Das Personal weiß auch nicht mehr.

Immer wieder habe ich später mit meinem Mann Diskussionen darüber, ob mir der Besuch bei Joao de Deus Heilung gebracht hat oder nicht. Ich bin heute überzeugt, dass die Vision während der spirituellen Operation ein wichtiger Beitrag zur Heilung war. Über das Wie und Warum kann ich nur mutmaßen.

Mir fällt dazu Gregg Bradens Buch »Verlorene Geheimnisse des Betens« ein. Dort beschreibt der Autor seine Erfahrung mit einem südamerikanischen Regenmacher. Er wandert mit ihm zu einem entfernten Kraftort und erwartet nun, dass der Regenmacher niederkniet, Musik macht, tanzt oder zumindest für Regen bittet. Aber nichts dergleichen geschieht. Der Regenmacher setzt sich hin, bleibt eine Zeit stumm sitzen und steht dann unvermittelt wieder auf: »So, wir können jetzt wieder zurückgehen.«

Auf die Frage, was er gemacht habe, antwortet der Regenmacher: »Ich begann zu fühlen, wie sich Regen anfühlt, ich habe das Gefühl von Regen auf meiner Haut wahrgenommen und wie es sich anfühlt mit nackten Füßen im Schlamm unseres Dorfplatzes zu stehen, weil es so stark geregnet hat. Ich zog den Geruch von Regen auf den irdenen Hauswänden unseres Dorfes ein und erlebte das Gefühl, durch Felder zu gehen, wo mir der Mais auf Grund des vielen Regens bis zur Brust reichte.«

Ich bin überzeugt, dass es wichtig ist, sich mit dem Bild des Gewünschten so zu erfüllen, als ob es gerade passiert. Für Regen zu bitten, würde das Gegenteil bewirken. Ich bitte aus einem Mangel heraus, ich sehe die Dürre vor Augen und bitte darum, dass die sich ändert. Die Sprache der Seele (oder, wenn man so will, unser Dialog mit Gott) besteht aus inneren Bildern. So gesehen ist es kein Wunder, dass es so schwerfällt abzunehmen, wenn man sich als zu dick empfindet. Ich bekomme ständig die Botschaft dick, dick, dick. Viel wirksamer wäre es doch, sich schlank und schön zu fühlen, sich über die perfekte Figur zu freuen.

Damit verbunden ist das Gefühl der Dankbarkeit. So wie bei mir Tränen der Freude und Dankbarkeit flossen, als mir das Bild von meinem nun gesunden Rücken so lebhaft vor Augen stand, beschreibt auch der Regenmacher in Bradens Buch die Wichtigkeit der tief empfundenen Dankbarkeit. Dankbarkeit für das Erhaltene und Dankbarkeit dafür, durch diese tief empfundenen Erfahrungen am Schöpfungsprozess beteiligt zu sein.

Auf medizinisch-biologischer Ebene entstehen durch Dankbarkeit und Freude Glückshormone. Die wiederum aktivieren das Immunsystem, das wird immer wieder durch vielseitige Studien belegt. Imagination und Dankbarkeit – ich bin überzeugt, dass wir damit über ein sehr machtvolles Instrument zur Heilung verfügen.

Knochenbrüche und extreme Hyperthermie

Kurz darauf, Mitte Dezember 2012, mache ich einen Termin bei Dr. Alexander Herzog, der eine Privatklinik für integrative Onkologie in Bad Salzhausen betreibt. Integrativ bedeutet, dass er neben der klassischen Schulmedizin auch alternative Ansätze verfolgt. In erster Linie geht es dabei um die Anregung des Immunsystems durch die Gabe von Vitaminen, Spurenelementen, Thymusextrakt, L-Carnitin sowie durch lokale und extreme Ganzkörperhyperthermie. Sein Klientel kommt aus der ganzen Welt. Im Flur vor der Anmeldung hängt eine Weltkarte, die mit kleinen Fähnchen bestückt ist. Sie zeigen an, aus welchen Ländern seine Patienten schon zu ihm gekommen sind. Es gibt quasi kein Land, in dem kein Fähnchen steckt! Entsprechend ist die meistgesprochene Sprache im Krankenhaus Englisch. Meine Reiterfreundin Birgit gab mir zu Beginn meiner Erkrankung den Tipp, ihn aufzusuchen. Über ihre Arbeit als Pfarrerin kennt sie Menschen, die Dr. Herzogs Arbeit in höchsten Tönen loben. Ich hatte mir bereits bei der Entscheidung, ob ich der prophylaktischen Chemotherapie zustimme oder nicht, seine Meinung eingeholt. In der Tat war seine Beratung damals sehr hilfreich für mich. Er riet mir nicht von einer Chemotherapie ab, sagte aber auch, dass ein Verzicht in meiner momentanen Situation durchaus vertretbar sei. Als der Krebs wieder auftauchte, empfahl er mir jedoch ganz klar, nun die Schulmedizin zu nutzen. Da ich das nicht getan hatte, mache ich mich jetzt auf Vorwürfe gefasst.

Aber ich werde positiv überrascht. Wie bereits vor einem Jahr begrüßt er mich uneingeschränkt freundlich. Und auch nachdem ich ihm meine Situation geschildert habe, erlebe ich von seiner Seite nur echtes Bemühen, mir zu helfen. Viel mehr zeigt er sich von meiner Geschichte sehr betroffen: »Wissen Sie, Frau Gleising, man gewöhnt sich an alles, aber dass Sie Ihr Mann nachts zur Toilette tragen muss, ist nicht normal.« Dieser Satz rüttelt mich wach. Jetzt bin ich bereit, alles zu tun, was er mir vorschlägt. Zunächst verschafft er sich einen Überblick darüber, wie weit der Krebs fortgeschritten ist. Gott sei Dank sind ja Leber, Lunge und auch die Unterleibsorgane noch frei von Metastasen.

»Bei Ihnen ist es fünf vor zwölf«, sagt er dann, »Sie müssen jetzt etwas machen!« Volker, der heute extra für mich frei genommen hat, schaut mich flehend an. Bislang war ich bei den meisten Untersuchungen oder Behandlungen allein. Volker muss ja weiterarbeiten und das Geld für uns verdienen. Das war auch in Ordnung für mich. Doch jetzt bin ich sehr froh, dass er bei mir ist. Ich nicke.

Dr. Herzog schlägt eine Chemotherapie mit Vinurelbine und Mitomycin vor, die etwa alle acht Wochen mit einer Ganzkörperhyperthermie verbunden werden soll. Noch heute machen wir einen Termin für eine extreme Ganzkörperhyperthermie in seinem Krankenhaus aus. Sie soll bereits in einer Woche stattfinden. Direkt nach unserem Gespräch geht er mit uns auf die Station und bittet die Pflegekraft, mir eine Infusion mit Vitamin C, L-Carnitin und Lymphdiaral zu geben. Nach diesem Cocktail – und vielleicht auch nach diesem hoffnungsvollen Eingreifen – geht es mir körperlich und seelisch deutlich besser.

Noch ist der Krebs »nur« in den Lymphknoten und in den Knochen. Trotzdem: Mein Tumormarker CEA liegt mittlerweile bei 486 (normal ist ein Wert zwischen null und fünf). Ein von Dr. Herzog empfohlenes MRT von meinem Skelett zeigt ein vernichtendes Bild: Der zweite Lendenwirbelkörper ist in sich zusammengebrochen, die ganze Wirbelsäule voller Metastasen, besonders das Becken ist total zerfressen. Der einzige Bereich, der noch frei ist, sind ein paar Zentimeter an den Hüften, deshalb kann ich noch ein wenig gehen. Die Halswirbelsäule ist besonders auf der rechten Seite total ausgedünnt, speziell im zweiten Halswirbelkörper befindet sich eine große zentrale Osteolyse (10 mm) und in Höhe des vierten Halswirbelkörpers eine weitere große Osteolyse (9 mm) mit Bruch des Wirbelkörpers.

Früher war ich 1,80 Meter groß, inzwischen bin ich auf 1,77 Meter geschrumpft. Das merke ich in meinem Alltag enorm. Ich komme nicht mehr auf unsere Schränke, um dort gelagerte Dinge herunterzuholen. Meine Freundinnen sind gefühlt größer geworden. Meine Welt ist eine andere.

Der Gedanke an die extreme Hyperthermie bereitet mir etwas Sorgen. Dafür soll ich in eine Art Schlafkoma gelegt werden. Auf der einen Seite ist das beruhigend, ich bekomme von dem Prozedere wenig mit. Doch andererseits: Werde ich wieder aufwachen, haben die das im Griff? Ich muss mich vollständig in die Hände fremder Menschen begeben und ihnen blind vertrauen. Ich habe Angst. Ich hole mir das Antlitz von Dr. Herzog in Erinnerung, das hilft. Ich bin mir sicher, dass er auf mich aufpasst. Er hat doch auch schon so viele extreme Hyperthermien begleitet.

Einen Tag vor der Chemotherapie mit extremer Hyperthermie checke ich im Krankenhaus von Dr. Herzog ein. Volker ist wieder bei mir, und das ist gut so. Eine nette Pflegerin zeigt mir mein Zimmer. Mit Mühe quäle ich mich die Treppe hoch. Volker trägt mein Gepäck. Ich selbst kann kaum noch eine Tasse tragen. Ich bekomme ein nettes, einfaches Zimmerchen, ganz für mich allein. Das tut gut. Eine Mitpatientin wäre mir jetzt zu viel, so wie mir mittlerweile eigentlich alles zu viel ist. Zweifelnd schaue ich zur Nasszelle: Werde ich es schaffen, selbstständig zu duschen? Volker holt mir ein Kabel, damit ich auch Fernsehen schauen kann. Das ist mit Komplikationen verbunden, was uns ein wenig ablenkt. Auch meine Freundinnen halten zu mir, und manche rufen mich nochmal an und sagen mir, dass sie gedanklich bei mir sind. Ich muss jetzt vertrauen, es kann eigentlich nur noch besser werden.

Nüchtern werde ich am nächsten Morgen in einem Rollstuhl ins Untergeschoss gefahren. In dem großen Raum stehen zwei futuristisch anmutende Liegen. Das ist bestimmt das Neueste vom Neuen. Das krasse Gegenteil von dem, was ich von Dr. Th. kenne. Ich deute das als gutes Zeichen. Eine sehr junge Pflegerin macht sich an einer Liege zu schaffen und schaut mich kurz an. Wird sie meine Therapie durchführen? Ich frage nach und sie bejaht. Oh je, ich merke, dass ich innerlich ein wenig ins Wanken komme. Ich bezweifle, dass sie alt genug dazu ist. Es nützt nichts, ich muss jetzt vertrauen, wieder denke ich an Dr. Herzog. Er würde doch bestimmt niemandem diese Aufgabe anvertrauen, der nicht wüsste, was er tut.

Vielleicht spricht es gerade für die Ungefährlichkeit des Prozederes, dass es eine so junge Frau betreuen kann. Sie weist mich an, auf der Liege Platz zu nehmen. Ich versuche tief und ruhig zu atmen, um mich so zu entspannen. Es wird schon gut gehen, bestimmt läuft alles ganz normal, ich kann jetzt sowieso nichts mehr machen, ich lasse jetzt los, ich werde wieder aufwachen … Zum Glück dauert es nicht lange, bis die Pflegekraft die Substanz zum Einschlafen spritzt: Ich spüre, wie alles taub wird, die Substanz verteilt sich von oben nach unten in meinem Körper. So ist das wohl, wenn man eine Todesspritze bekommt, denke ich noch, und es fühlt sich für mich in diesem Moment genauso an. Furchtbar und erlösend zugleich.

Ganz langsam werde ich wach. Zunächst spüre ich nur eine vage Existenz. Ein Traum? Ich gleite weiter an die Oberfläche. Es ist warm und still. Irgendwo piept es, Stimmen im Hintergrund? Ich weiß nicht, wo ich bin, was passiert ist, aber irgendwie scheint alles in Ordnung zu sein. Ich habe Durst. Dann öffne ich die Augen und schaue mich um. Ich bin in einem kleinen abgedunkelten Zimmer, langsam kommt die Erinnerung zurück. Leider ist niemand da, den ich fragen könnte, wie alles gelaufen ist. Aber offensichtlich lebe ich, das macht mich euphorisch. Was für eine Erleichterung! Da geht die Tür auf und Dr. Herzog kommt herein.

»Wie ist es gelaufen, ist alles okay?«, frage ich ihn. »Ich fühle mich gut, Sie brauchen sich keine Sorgen zu machen.«

Kann es sein, dass ich nur im Geiste frage oder unverständlich nuschele? Das weiß ich bis heute nicht, aber ich sehe, dass er schmunzelt. Versteht er mich vielleicht nicht? Immerhin sieht er sehr zufrieden aus. Also lasse ich mich fallen und gleite wieder in einen erholsamen Schlaf. Später höre ich die Stimme von Volker auf dem Flur. Warum lässt man ihn nicht herein? Ich warte und warte, doch aufzustehen traue ich mich nicht, ich hänge noch an einer Infusion und fühle mich schwach. Schließlich rufe ich nach ihm: »Volker, Volker!«

»Wo bist du?«, höre ich ihn von draußen fragen.

»Hier!«, rufe ich.

»Wo?«

»Hier!!«

Endlich geht die Türe auf, und er kommt herein. Wie sehr ich mich freue, ihn zu sehen! In seinen Augen spiegelt sich große Erleichterung, dass alles gut gegangen ist, und seine Liebe …

Die nächste Chemotherapie mit Vinorelbine und Mitomycin, aber diesmal ohne Hyperthermie, soll eigentlich drei Wochen später stattfinden, doch wir müssen sie verschieben, da meine Leukozyten noch zu niedrig sind. Nach zwei weiteren Wochen haben sie sich so weit erholt, dass eine zweite Chemotherapie durchgeführt werden kann. Danach gehen meine Blutwerte leider total in den Keller. Dennoch geht es mir hinsichtlich meiner Schmerzen und meiner Beweglichkeit deutlich besser. Aber es gibt noch andere Baustellen.

Hallo Ihr Lieben,

also ich lebe noch und es scheint, dank Chemo, auch wieder ein wenig aufwärtszugehen. Ich hätte nie gedacht, dass ich das mal über eine Chemotherapie schreiben würde, und ein wenig freue ich mich schon auf die Chemo am Mittwoch. Meine Rückenschmerzen sind Gott sei Dank weniger, ich bin wieder beweglicher und kann sogar schon kleine Strecken spazieren gehen. Das ist wunderbar. Dafür habe ich Ausfallerscheinungen im Gesicht bekommen. Vermutlich ist der Fazialisnerv gereizt, was zu Sensibilitätsstörungen und auch leichten, manchmal auftretenden Sprachproblemen führt. Auch mein linkes Auge fühlt sich komisch an, und ich sehe auf ihm immer schlechter. Das kann aber auch mit Netzhautproblemen zusammenhängen, ich habe am 5. Februar einen Termin beim Augenarzt. Wieder mal Läuse *und* Flöhe, ich weiß gar nicht, wo ich anfangen soll. Aber die Sensibilitätsstörungen scheinen im Moment auch wieder zurückzugehen. Natürlich muss das Ganze dann demnächst auch hirnorganisch durchgecheckt werden. Immer dieses Damoklesschwert.

Dazu habe ich schon seit Wochen einen Pfropfen im Nasen-Rachenraum, der mir die Luft nimmt. Ich inhaliere mindestens zweimal pro Tag, was ein wenig hilft. Leider schnäuze ich dann immer Blut. Auch das muss abgeklärt werden. Ab morgen bin ich wieder in Öschelbronn und werde dann wohl auf die Lunge schauen lassen. Drückt mir die Daumen. Leider habe ich auch sehr abgenommen.

Jozefa, vielen Dank Du Liebe, hat mich darauf hingewiesen, dass Dr. Coy, ein Arzt, der sich mit Krebsernährung beschäftigt, einen Aufbaudrink auf den Markt gebracht hat, der zudem gegen Krebszellen wirkt. Ich hoffe, meine Ärztin verschreibt mir den. Abnehmen ist sch …

Aber innerlich bin ich wieder besser aufgestellt und finde

mein Vertrauen wieder, was mir durch die Schmerzen und den miesen Verlauf trotz so toller Sachen, die ich gemacht habe, etwas abhandengekommen war. Tja, das Leben ist nicht gerecht. Wie sagt Gerion immer: »Das Leben ist kein Wunschkonzert.«

Annehmen und vertrauen hilft.

Ich umarme Euch,

von Herzen,

Eure Stefanie

Die dritte Chemotherapie soll in Öschelbronn zusammen mit einer moderaten Ganzkörperhyperthermie stattfinden. Moderat heißt, dass ich bei Bewusstsein bleibe und die Temperatur nicht so extrem hoch steigt. Leider hat sich mein Blut bis dahin nicht richtig erholt. Besonders der Hb-Wert liegt bei knapp 9 und ist damit noch viel zu niedrig für eine erneute Chemotherapie. Der behandelnde Arzt fragt mich, ob ich mit einer Bluttransfusion einverstanden wäre. Diese birgt ja immer gewisse Risiken. Es könnten Keime in dem Blut übertragen werden, oder es kann zu allergischen Reaktionen kommen. Ich bin so erschöpft und schwach, dass ich trotzdem zustimme. So bekomme ich in Öschelbronn vor einer erneuten Chemotherapie zunächst zwei Bluttransfusionen.

Schließlich bin ich bereit für die dritte Chemotherapie, dieses Mal wieder mit Hyperthermie, wenn auch jetzt moderat. Leider muss ich die Hyperthermie aber schon unter 39 Grad abbrechen, da ich anfange zu krampfen. Das war bislang noch nicht passiert. Außerdem bekomme ich immer wieder Sehstörungen, Bilder verschwimmen, manchmal kann ich kaum fokussieren. Es kommt auch vor, dass meine Sprache »hängt«, mir fallen Worte nicht ein. Nach wie vor habe ich starke Schmerzen, aber ich habe gelernt, damit umzugehen, und sie sind nicht mehr ganz so schlimm, jedenfalls schwächer als vor ein paar Wochen. Wenigstens da scheint die Chemotherapie mit Hyperthermie anzuschlagen. Auch der Tumormarker CEA ist auf 337,4 gesunken. Natürlich immer noch viel zu hoch, aber die Richtung stimmt.

Auf Grund meiner Sehstörungen und des Krampfens während der Hyperthermie steht der Verdacht auf Hirnmetastasen im Raum, das soll ich zu Hause abklären lassen. Ich merke, dass in Öschelbronn keiner so richtig an diese Abklärung heran will, ich am allerwenigsten. So spiele ich meine Symptome herunter und schaffe es auch, wenn der Arzt da ist, fließend zu sprechen. So gerne möchte ich von ihm hören: »Nein, für Hirnmetastasen sind Sie viel zu klar.« Ich kann sehen, dass ich mich selbst zum Narren halte, doch die Hoffnung auf Entwarnung ist so verführerisch.

Hallo Ihr Lieben,
also jetzt noch mal eine schöne Mail. Es geht mir wirklich besser, die Wirbelsäule scheint sich wieder zu festigen. Was für eine Erleichterung, was für eine Gnade. In Öschelbronn habe ich gehört, dass ich laut Befund eigentlich gar nicht laufen könnte. Und da wissen sie noch nicht, dass ich sogar mit Volker tanze ;-) In Öschelbronn habe ich in der Simonton-Gruppe gelernt, dass man das Befinden nicht dem Befund anpassen darf. Das hat mir gefallen. Also da haben wir vielleicht schon das Wunder, vieles ist möglich und im Moment bin ich noch weit davon entfernt aufzugeben. Wer weiß, vielleicht kommt es ja doch noch zu dem großen Fest ...
Alles Liebe
Eure Stefanie

Aber es geht nicht so gut weiter. Einen knappen Monat später, am 28. Februar 2013, habe ich einen Leukozytenwert von 2,8 (normal: 4-10), mein Hb-Wert liegt bei 7,9 (normal: 12-16) und meine Thrombozyten sind mit einem Wert von 59 (normal: 150-400) gefährlich desolat. An eine Chemotherapie ist im Moment nicht zu denken.

Hallo Ihr Lieben,

tja, Dinge ändern sich. Jetzt habe ich Stress, weil ich keine Chemo bekommen kann. Meine Blutwerte sind zu schlecht. die Thrombozyten wollen seit einer Woche einfach nicht hochgehen, sie sind gestern sogar noch einmal mehr denn je gesunken. Die Leukos sind auch immer wieder schlecht, und mein Hb war gestern bei 7,9. So habe ich mal wieder Blut bekommen, was mich jetzt schon ganz anders aus der Wäsche schauen lässt, ich habe wieder mehr Farbe im Gesicht und Lebensmut. Irre, was das ausmacht.

Unter dem Strich ist die Botschaft aber sehr vernichtend. Es kann sein, dass mein Knochenmark schon zu sehr angegriffen ist, sodass eine Chemo nicht mehr möglich ist. Ich merke auch, dass die Schmerzen langsam wieder stärker werden. Nächste Woche habe ich ein Gespräch bei Dr. Herzog, drückt mir die Daumen, dass ihm noch was Intelligentes einfällt oder dass die Thrombozyten bis dahin wieder erhöht sind. Leider hilft auch neues Blut bei den niedrigen Thrombozyten nicht.

Aber Nicol hat mir eine wunderbare chinesische Kraftsuppe gebracht, die auch für die Blutbildung gut ist. Sie schmeckt hervorragend und ich habe wirklich das Gefühl, dass sie mir sehr guttut. Wenn ich auf nichts Lust habe, die Suppe geht immer. Wenn Ihr mir also irgendwann etwas Gutes tun wollt, dann könnt Ihr mir mal so eine Suppe kochen. Ich schicke das Rezept als Anlage. Einmal habe ich sie jetzt schon selbst gemacht und mir Portionen abgefüllt. Herzlichen Dank, liebe Nicol!

Ich hoffe, das nächste Mal habe ich mehr Positives zu berichten. Es ist ja auch schon toll, dass ich gerade wieder mehr Kraft habe. So viel Kraft, dass ich mich sogar gestern Abend wieder um die Pferde gekümmert habe. Das war sehr schön!

Alles Liebe,

Eure Stefanie

»Es nützt nichts wegzuschauen, wir müssen den Feind kennen, wenn wir ihn besiegen wollen«, sagt Dr. Herzog bei unserem Termin. So einfach – und doch so durchschlagend. Damit rüttelt er mich wieder auf. Okay, dann klären wir das jetzt ab. Ich mache ein Termin zum MRT des Kopfes und einen Termin zur Knochenmarkstanze (Entnahme von Knochenmark, das dann nach Krebszellen untersucht wird). Wegen der schlechten Blutwerte besteht auch noch der Verdacht, dass der Krebs auch schon im Knochenmark angekommen ist. Schon in den nächsten Tagen bekomme ich für beide Untersuchungen Termine.

Hallo Ihr Lieben,

also, es gibt doch wieder Hoffnung. Gestern war ich bei Dr. Herzog, und er sieht mich noch nicht austherapiert. Durch eine Knochenbiopsie will er jetzt erst mal schauen, ob wirklich das Knochenmark schon so beschädigt ist. Er meinte, dass es eigentlich keinen Sinn macht, da es mir ja insgesamt besser ginge, seitdem ich mit der Chemo angefangen habe. Und es könnte auch eine toxische Reaktion auf die Chemo sein bzw. eine allergische Reaktion, da bin ich ja Meisterin drin. Außerdem gäbe es noch eine seltene Erkrankung, bei der auch die Bildung der Thrombozyten gestört sei. Wie auch immer, wenn man weiß, warum, kann man auch reagieren. Und selbst wenn die Knochenmarkcanzerose so weit fortgeschritten ist, kann man auch vorher Thrombozyten ersetzen und dann eine Chemo geben, die speziell auf das Knochenmark wirkt.

Jedenfalls bin ich gestern viel leichter und innerlich heller nach Hause gekommen. Jetzt bekomme ich am Freitag ein MRT vom Gehirn, irgendetwas stimmt da ja auch nicht. Am Montag darauf bekomme ich dann die Stanze. Drückt mir die Daumen, dass ich wie auch immer das bestmögliche Ergebnis bekomme, damit ich Euch noch lange mit meinen Zustandsmails nerven kann ;-)

Alles Liebe, Eure Stefanie

Hirnmetastasen

Am Morgen der Untersuchung bin ich noch ganz guter Dinge. Ich werde mir den Feind anschauen, so schlimm kann das ja nicht sein! Bestimmt kommt heraus, dass die ganzen Probleme von meinem Hals herrühren. Ich weiß ja, wie zerfressen von Metastasen meine Halswirbel bereits sind.

Die erste Hürde ist das Legen der Kanüle, denn leider kann das notwendige Kontrastmittel nicht über den Port gegeben werden. Die Erinnerung an mein letztes Martyrium ist noch frisch: Vor dem CT der Wirbelsäule und der Organe kam ein Pfleger, der auf mich ziemlich fahrig wirkte, um mir eine Kanüle zu legen. Er war mit den Gedanken offensichtlich woanders und schien an diesem Morgen nicht allzu viel Freude an seiner Arbeit zu haben.

»Hören Sie, das geht nicht gegen Sie«, sagte ich ihm, »aber seitdem ich Mistelinfusionen bekommen habe, sind meine Venen sehr schlecht. Ich brauche jemanden, der richtig gut stechen kann.«

»Da haben Sie genau den Richtigen«, antwortete er leicht genervt. Aha, großes Selbstwertgefühl, konterte ich stumm.

Nachdem er dreimal ohne Erfolg gestochen hatte, stoppte ich ihn: »Holen Sie jetzt bitte jemanden, der oder die richtig gut stechen kann, sonst müssen wir die Sache abbrechen!«

Die Worte fielen mir nicht leicht, doch es ging ja um mich. Die Krankheit hilft mir, mehr für mich einzustehen.

Etwas verschnupft zog er ab und nach etwa zehn Minuten kam eine nette junge Ärztin. Zunächst nahm sie mit mir echten Kontakt auf: »Bei Ihnen ist das Blutabnehmen ein Problem?«, fragte sie.

Ja, sie hatte mich verstanden, sie nahm mich ernst!

»Genau, Sie dürfen es auch mal versuchen«, witzelte ich zurück, um die Stimmung zu entschärfen.

»Das schaffen wir schon«, beruhigte sie mich.

Fast zärtlich nahm sie meinen Arm und schaute ihn sorgfältig an, strich dann mit einer Seelenruhe darüber, die Zeit schien still zu stehen. Dann nahm sie eine Nadel, schob sie langsam rein – und fertig! So kann es auch gehen.

Auch heute Morgen melde ich meine Ängste an, wohl wissend, dass ich damit der Schwester Stress machen könnte. Ich formuliere es deshalb etwas anders: »Ich habe sehr schlechte Venen, es ist kein Weltuntergang, wenn Sie nicht gleich treffen, ich bin Ärger gewohnt.«

Sie sieht meine Angst und antwortet: »Ich werde es versuchen, meist klappt es ganz gut, schauen wir mal.« Zu meiner Erleichterung fließt gleich bei ihrem ersten Stich das Blut. Später werde ich mich immer freuen, sie zu sehen. Ganz selten hat es nicht gleich beim ersten Mal geklappt. Aber ein paar Fehlschüsse hatte sie allemal frei.

Ich lege mich in die schmale Halbschale, mein Kopf kommt in ein fixierendes Kissen. Man gibt mir die Klingel für den Notfall – und ab geht es in die Röhre. Ich kratze mich noch einmal überall, wo es gerade zwickt, denn ich weiß, dass es gleich nicht mehr möglich ist. Gerade in der Röhre fängt es natürlich immer irgendwo an zu jucken. Doch ich habe auch hier schon Erfahrung gesammelt. Ich vertiefe meine Atmung und mache daraus eine Meditation. Ich verbinde mich geistig mit allen meditierenden Menschen, insbesondere den Mönchen auf dieser Welt, und nutze es als eine spirituelle Übung.

Es dröhnt laut in meinen Ohren. Ach ja, das kenne ich ja schon. Atmen, tief atmen, beruhige ich mich. Bald werde ich wieder draußen sein, es wird vorbeigehen. Egal, was herauskommen wird, ich werde es annehmen, versuche ich mich auf ein schlechtes Ergebnis vorzubereiten.

Noch fühle ich mich stark und sicher. Nach dem MRT gehe ich zurück in die Onkologische Tagesklinik und warte auf Dr. S., der mir das Ergebnis mitteilen wird. Egal, was herauskommen wird, ich werde es annehmen, wiederhole ich immer wieder mein Mantra. Dann ruft mich Dr. S. auf.

»Frau Gleising, kommen Sie bitte mit?«

Noch auf dem Weg ins Sprechzimmer versuche ich, in der Mimik des Arztes, seiner Ausstrahlung, in seiner Haltung zu lesen. Täusche ich mich, wirkt er traurig? Oder ist er einfach beschäftigt? Ich muss mich zurückhalten, ihn nicht schon auf dem Flur zu überfallen, es sei doch bestimmt alles okay, oder? Aber ich weiß ja selbst, dass definitiv nicht alles okay ist.

»Ich habe den Befund vorliegen«, setzt er an. Junge, komm zur Sache, denke ich.

»Leider sieht es gar nicht gut aus«, fügt er hinzu. Innerlich spüre ich, wie ich hart werde.

»Das MRT zeigt sechzehn Hirnmetastasen«, sagt er schließlich.

»Sechzehn?«, frage ich ungläubig.

Mein Mantra hilft mir, nicht sofort in Tränen auszubrechen. Das sind die Fakten. Ich sehe die Betroffenheit im Gesicht des Arztes. Er lässt mich emotional nicht allein, dafür bin ich ihm gerade sehr dankbar.

Er lässt mir kurz Zeit, dann beschreibt er das weitere Prozedere. Er hat schon mit der Strahlenklinik gesprochen, sie empfehlen die sofortige Gabe von Kortison gegen die Schwellung im Gehirn sowie Bestrahlungen über mehrere Wochen. Im Moment weiß ich nicht, ob ich den Dingen lieber ihren Lauf lassen möchte und den baldigen Tod einfach akzeptiere.

»Wie sieht es nach der Bestrahlung in meinem Kopf aus«, frage ich den Onkologen, »ist mein Hirn dann Matsch? Werde ich noch lesen können?«

»Vermutlich schon, es besteht allerdings die Möglichkeit, dass Sie nach drei Monaten eine Strahlenkrankheit bekommen, dabei bildet sich das Gehirn zurück. Wahrscheinlich ist, dass Sie nach der Bestrahlung nicht mehr so lange lesen können und dass Sie bei anspruchsvollen Texten eventuell die Seiten mehrmals lesen müssen.«

Um ehrlich zu sein, kann ich schon jetzt kaum noch lesen. Die Buchstaben verschwimmen vor meinen Augen. Eigentlich kann es nicht mehr schlimmer kommen.

»Ist die Strahlenkrankheit reversibel?«

»Wenn sie erst mal begonnen hat, eher nicht.«

Egal, was herauskommen wird, ich werde es annehmen, sage ich mir wieder. Ein Gefühl in meiner Kehle verrät mir, dass ich kurz vor einem Heulkrampf bin. Aber ich muss noch nach Hause kommen. Das ist jetzt der nächste Schritt. Er stellt mir ein Rezept aus und vereinbart für mich einen Termin in der Strahlenklinik. Ich bedanke mich für sein Mitgefühl und gehe hinaus.

Wie nach der Diagnose Krebs bin ich wie in einem Film. Von außen sehe ich, wie ich den Gang hinuntergehe, mein Parkticket bezahle, ins Auto steige und nach Hause fahre. Zu Hause angekommen, ziehe ich meine Schuhe im Flur aus und gehe die hölzerne Treppe nach oben in den Wohnbereich. Dort kommt mir Volker von oben, aus seinem Arbeitszimmer, schon entgegen: »Und, was ist rausgekommen?«

Ich schaue ihn an: »Sechzehn Hirnmetastasen.«

»Oh nein!« Er ist sichtlich geschockt, ich falle in seine Arme und lasse endlich meinem Schmerz freien Lauf. Er hält mich ganz fest.

Und wie beim Filmabspann stehen über dieser Szene die Worte: Das war's.

Bestrahlung

Hallo Ihr Lieben,

wer hat da nicht die Daumen gedrückt? Irgendjemand muss doch verantwortlich sein. Leider kann ich niemandem die Schuld geben. Aber leichter wäre es wahrscheinlich auch nicht, nur im ersten Moment. Heute Morgen hatte ich das MRT vom Kopf. Auf ein oder zwei Metastasen war ich eingestellt. Die hätte man mit wenig Strahlenbelastung punktartig behandeln können. Aber nein, das reicht mir nicht: 14 Metastasen im Kleinhirn und zwei große (bis 2,4 cm) im Großhirn. Das heißt Bestrahlung des ganzen Kopfes mit entsprechenden Nebenwirkungen. Es ist ein Albtraum, aus dem ich endlich erwachen möchte …

Der Arzt war selbst geschockt und das wahrscheinlich, weil man es mir erst mal noch immer nicht ansieht. Das ist das Wunder, nach wie vor. Also, wenn ich irgendwann nur noch Blödsinn schreibe/rede, liegt es daran, dass mein Gehirn aufgeweicht ist. Bitte behaltet mich so in Erinnerung, wie ich war. Vergesst es nicht und erzählt das meinen Kindern. Ich habe Angst, dass sie sich nur noch an das Ende erinnern können oder das im Vordergrund bleibt.

Traurig und wütend,

Eure Stefanie

Zum ersten Termin in der Strahlenklinik werde ich von Volker begleitet. Das ist gut, ich muss mich dem Feind nicht allein entgegenstellen. Das Ambiente der Tagesklinik ist ausgesprochen freundlich. Alles ist neu und hell, es gibt Wasser und Kaffee, die Damen an der Anmeldung sind sehr nett. Das hilft mir, mich ein wenig zu entspannen. Ich habe gehört, dass hier die neuesten Geräte zur Verfügung stehen.

Bestimmt bekomme ich dann die minimalste Strahlenbelastung. So wenig wie möglich, so viel wie nötig, stelle ich mir vor.

Wir werden schnell aufgerufen. Die Oberärztin ist noch sehr jung, wirkt aber sehr kompetent. Sie zeigt mir eine Aufnahme von meinen Metastasen im Kopf. Die Punkte sind im ganzen Kopf verteilt. Besonders viele sind im Kleinhirn, was die motorischen Schwierigkeiten erklärt, die ich in letzter Zeit habe. Dafür bin ich zwar noch recht fit, ich tanze ja noch. Doch wenn ich ehrlich bin, trägt mich Volker manchmal mehr, als dass er führt. Das mag er gar nicht, doch ich will einfach das Tanzen nicht aufgeben. Zwei relativ große Metastasen sind weiter oben im Sprachzentrum und im Sehzentrum angesiedelt. Auch die haben sich schon durch Seh- und Sprachstörungen bemerkbar gemacht.

Sie erklärt mir, dass die Ärzte nun über vier Wochen hinweg täglich den Kopf bestrahlen werden. Und eventuell müssen die zwei großen Metastasen dann nachbestrahlt werden. Dafür würde sie mich gerne in der Universitätsklinik Marburg anmelden, denn dort gibt es ein neues Gerät, das punktgenau den Tumor angreift. Die Vorstellung, nun meinen ganzen Kopf bestrahlen zu lassen, fühlt sich einfach fürchterlich an.

»Würden Sie sich in dieser Situation so einer Bestrahlung unterziehen?«, fragt Volker die Ärztin.

Sie denkt kurz nach – viel Zeit für Interpretation in negativer Richtung.

»Das kann man nie so sagen«, antwortet sie dann, »ich bin nicht in der Situation Ihrer Frau, doch die Chancen für Ihre Frau halte ich tatsächlich für sehr gering, da es kaum Flüssigkeitsansammlung um den Tumor gibt.«

Das ist der nächste Schlag!

Ich versuche, mich auf die Probleme zu konzentrieren, die ich jetzt habe. Es ist unwahrscheinlich, dass sie sich von allein lösen werden. Der Rest meines Lebens wird so aussehen, dass sie stetig, sogar exponentiell wachsend, größer werden. Im Grunde kann es kaum schlimmer werden, aber mit der Bestrahlung habe ich zumindest eine geringe Chance auf Besserung. Später werde ich erfahren, dass diese Chance tatsächlich bei weniger als zehn Prozent lag.

Hallo Ihr Lieben,

habt so vielen herzlichen Dank für Eure mitfühlenden Mails und auch für die Gespräche. Und es geht wieder aufwärts, ich spüre meine innere Kraft. Auch Hoffnung und Vertrauen lassen sich hin und wieder blicken. Nicht unbedingt auf ein längeres Leben, eher globaler, ich kann akzeptieren und annehmen. Ich regele, was gerade zu regeln ist. Sehr dankbar bin ich dafür, dass es mir seit Freitag körperlich so viel besser geht. Ich bekomme Kortison und das hat irgendwie bei mir einen durchschlagenden Erfolg. Ich merke, wie es in meinem Kopf klarer wird, offenbar gehen Schwellungen zurück. Ich habe wieder Appetit und kann essen, sehe auch schon wieder etwas besser aus: Seit Monaten habe ich erstmals wieder warme Hände und Füße, vor allem weniger Schmerzen! Die Krönung kam heute: Mein Blutbild ist besser, und das ohne Transfusionen! Meine Thrombozyten sind auf 91 000 gestiegen, ab 100 000 darf man wieder Chemo machen. Aber jetzt ist wohl die Bestrahlung vorrangig. Morgen habe ich das Gespräch in der Strahlenklinik. Das ist jetzt ein Abwägen. Wie viel Gehirnkapazität kann ich opfern für wie viel Lebensqualität und Dauer?

Ja und nebenher sind einfach auch klare Worte über das Sterben angesagt, und ich bin sehr dankbar, dass Volker so offen damit und mit mir sein kann. Das tut gut.

Eigentlich würde ich gerne noch ein Buch schreiben, plötzlich entsteht etwas in meinem Kopf. Mal sehen, was noch alles möglich ist, was mir noch geschenkt wird und wo ;-)

Alles Liebe Euch,

Eure Stefanie

Zunächst wird eine Maske für mich angefertigt. Der mich betreuende Pfleger ist nett und verbindlich. Wir machen ein paar Späße, das nimmt mir die Angst. Ich muss mich auf eine sehr schmale Liege legen und bekomme eine blaue, mit vielen kleinen Löchern versehene Maske auf mein Gesicht modelliert. Alles gar nicht so schlimm.

In der nächsten Zeit werde ich mit dem Taxi fahren. Wenn ich gut gelaunt bin, fühle ich mich dabei wie eine reiche Dame. Mein Fahrer ist sehr freundlich und diskret. Mit der Zeit entwickeln wir ein fast freundschaftliches Verhältnis. Das macht mir meine Fahrt zur Bestrahlung leichter. Wenn mal ein anderer Fahrer seine Schicht übernimmt, gefällt mir das gar nicht.

Auch das Team in den Bestrahlungsräumen ist ausgesprochen nett. Meistens habe ich meinen Termin schon gegen 8:30 Uhr und bin inklusive Wartezeit innerhalb von einer halben Stunde fertig. Der Taxifahrer wartet, sodass ich schnell wieder nach Hause komme. Dort nehme ich mein zweites Frühstück ein und lege mich oft wieder hin. Die Bestrahlung ermüdet, aber ansonsten merke ich wenig. Bei der Bestrahlung wird mein Kopf fixiert, bestimmt stresst das einige Patienten. Ich kann das zum Glück ganz gut aushalten, schlimmer ist die Vorstellung, dass mich die Strahlen schädigen könnten. Zur Abwehr versuche ich meine Aufmerksamkeit auf die Heilung zu richten. Immer wenn ich bestrahlt werde, sage ich mir: Ich bin geschützt, die Strahlen treffen nur die Tumorzellen, meine gesunden Zellen bleiben unversehrt.

Das Kortison verändert mich in rasender Geschwindigkeit: Ich werde zu einer untersetzten Tonne mit spargeldünnen Ärmchen und Beinchen. Schon nach zwei Wochen ist mein Gesicht aufgedunsen, ich erkenne die Frau im Spiegel kaum wieder. Mein Bauch ähnelt mehr dem einer Schwangeren, nur mit Mühe kann ich meine Füße noch sehen und meine eher muskulösen Beine sind zu dürren, schlaffen Stöcken geworden. Cushing-Syndrom steht in meiner Akte.

Leider erschweren die muskelschwachen Beine den Rück-
fluss des Blutes in meine Venen. Trotz Blutverdünnung und
Bewegung hat sich wieder ein Thrombus gebildet. Die mittlerweile dritte Thrombose in meinem Leben. Angesichts der
Situation, in der ich jetzt bin, entlockt mir diese eigentlich le-
bensgefährliche Situation nur noch ein müdes Lächeln. Ich
finde es einfach lästig, dass ich jetzt nicht so schnell nach
Hause kann, weil der Verdacht noch durch ein Blutbild und
Ultraschall bestätigt werden muss. In Abstimmung mit der
Gerinnungsexpertin setze ich die Konzentration des Blutver-
dünnungsmittels Xarelto auf 30 mg pro Tag hoch. Es erstaunt mich selbst, wie abgebrüht ich mittlerweile schon bin.
Sterben werde ich sowieso, ist doch egal durch was. Ich habe
total losgelassen.

Leider wirkt sich die Bestrahlung negativ auf mein sowieso fragiles Blutbild aus. Ich bekomme auf der onkologischen Station erneut zwei Blutinfusionen. Die Pflegekräfte
dort sind mürrisch. Die Ärztin arbeitet zudem noch unsau-
ber. Hoppla, der Ärztin fällt etwas herunter! Egal, ist ja
schnell aufgehoben. Dumm, dass die Handschuhe schon an
waren. Na ja, wird nicht so schlimm sein, steril ist etwas für
Anfänger. Völlig sorgenfrei hebt sie die Spritze wieder auf
und setzt ihre angefangene Tätigkeit wieder fort. Ich bin ent-
setzt und habe große Angst, dass sich der Port nun entzün-
den wird. Wie unterschiedlich mit der Sterilität des Portes
umgegangen wird, ist sowieso ganz erstaunlich. In Öschelbronn wird beim Anstechen eine halbe Operation daraus gemacht. Da hantieren mindestens zwei Fachkräfte: einer, der
anreicht und vorbereitet, und einer, der vollkommen steril
ansticht. Selbstverständlich wird mit sterilen Handschuhen
gearbeitet, und das Zubehör liegt auf einem mit einem sterilen Tuch bedeckten Tisch.

Während der Bestrahlungszeit esse ich nachts unglaubliche
Mengen an weißem Biojoghurt. Wahrscheinlich braucht das

mein Darm, der durch die Bestrahlung ebenfalls in Mitleidenschaft gezogen wird. Im weißen Joghurt sind Bakterien, die der Darmflora helfen. Ich kann nur sagen, dass ich Heißhunger darauf habe. In der Regel ist jede Nacht ein 500-Gramm-Becher angesagt. Ich schlafe sehr wenig, meist bin ich nachts mindestens vier Stunden wach. Ich nutzte diese Zeit und schreibe Abschiedsbriefe, halte Ideen für meine Beerdigung fest beziehungsweise überlege, wer was von mir erben soll. Das alles tut mir gut. Ich bin bereit.

Durch die Bestrahlung verliere ich meine Haare. Nach etwa zehn Tagen setzt der Haarverlust ein. Jeden Morgen frage ich beim Kämmen vor dem Spiegel liebevoll meine Haare: »Na, wer will heute Morgen gehen? Wer will bleiben?«

Es dauert etwa drei Tage, bis alle Haare verschwunden sind. Die Glatze sieht gar nicht so schlimm aus. Im Gegenteil, irgendwie hat sie auch etwas. Es hilft mir sehr, dass viele meiner Freundinnen mich aufbauen: »Du, das steht dir eigentlich ganz gut. Jetzt sieht man erst, was für eine schöne Kopfform du hast.« Oder: »Ich wollte mir auch immer wieder mal eine Glatze schneiden lassen, bislang hatte ich aber zu wenig Mut.«

Meine Freundin Danni berät mich bei der Perückenwahl. Es ist ein bisschen wie beim Friseur, wobei man zusätzlich eine zweite Frisur, zum Beispiel in Langhaar, bekommen kann. Es ist witzig, verschiedene fertige Frisuren anzuprobieren. Danni, die Verkäuferin und ich haben großen Spaß dabei. Ich entscheide mich schließlich für rotblonde schulterlange Haare. In meinen jungen Jahren hatte ich eine ganz ähnliche Frisur. Mit Perücke sehe ich deutlich jünger aus. Die Verkäuferin verrät mir, dass viele ältere Frauen sich eine Perücke zulegen, weil die Haare so dünn geworden sind. Aber auch jüngere Frauen nutzen sie, wenn sie einfach mal etwas anderes wollen.

Der Trend geht zur Zweitfrisur, sage ich mir und freue

mich, dass ich jetzt eine Wahl habe. Tatsächlich kommen meistens positive Reaktionen, wenn ich mit der Perücke erscheine. Die, die mich nicht kennen, loben mein junges Erscheinungsbild, die, die mich kennen, freuen sich mit mir über die Scharade. In der Regel bleibe ich aber natürlich und schmücke mich mit Tüchern oder schönen farbigen Häkelmützen.

Im Laufe der Bestrahlung merke ich, dass mir mein Körper wieder mehr zur Verfügung steht. Ich kann wieder besser das Gleichgewicht halten, definitiv wieder besser lesen, und auch meine Sprache hängt nicht mehr so.

Im Mai wird ein weiteres MRT vom Kopf gemacht. Und tatsächlich – die Hirnmetastasen sind zu fünfzig Prozent geschrumpft! Welche Freude, die Bestrahlung hat tatsächlich angeschlagen. Bei der Prognose, die ich hatte, ein zweites Wunder.

Noch immer Trauma

Ich sitze im Zug zum Edersee in Nordhessen und habe ein breites Lächeln im Gesicht. Dort will ich meine Freundin Sonja und ihren Mann Holger besuchen. Wir haben uns lange nicht gesehen und ich freue mich riesig auf sie. Vor allem freue ich mich, dass ich mich wieder selbstständig durch die Welt bewegen kann. Eine Anreise mit dem Auto traue ich mir allerdings noch nicht zu. Ich fühle mich noch schwach, die Bestrahlungen fordern ihren Tribut. Wie wunderbar, dass es Züge gibt! Reinsetzen und gefahren werden. Ich muss lediglich auf die Zeit achten, wann ich umsteigen oder aussteigen muss. Noch vor Kurzem wäre das für mich unmöglich gewesen.

Schon am Bahnsteig fallen wir uns in die Arme. Sie hat einen ihrer vier Hunde bei sich. Zu Hause warten die anderen. Alle Hunde hat sie krank aus dem Tierheim geholt und aufgepäppelt. Quatschend fahren wir zu ihrem neuen Haus am Edersee. Es ist in wunderschönes großes Haus mit einem richtigen Anwesen – der Begriff Garten wäre wirklich nicht passend. Da ist eine große Streuobstwiese, über die Laufentenküken watscheln, ein Kräutergarten, Beete für Heilpflanzen und vieles mehr. Sonja hat sich einen alten Traum erfüllt. So ist sie: Was sie im Kopf hat, setzt sie auch um. Sie hat eine große kreative Kraft.

Holger erwartet uns. Auch bei ihm spüre ich sein offenes Herz mir gegenüber. Wie kann es mir besser gehen? Erst zeigen mir die beiden ihr geschmackvoll eingerichtetes Haus und dann schauen wir uns gemeinsam das Anwesen genauer an. Wahnsinn, was macht das alles Arbeit, denke ich mir. Das ist bestimmt ein Fulltimejob. Doch Sonja ist auch noch Ärztin in eigener Praxis. Wir kennen uns schon seit gut dreißig Jahren. Auch mir wurde immer gesagt, dass ich sehr viel Energie habe, aber bei Sonja musste ich schon immer klein beigeben. Früher gab es auch ein wenig Konkurrenz zwischen uns, aber ich habe schon lange aufgehört zu vergleichen. Wenn ich Sonjas Leben führen müsste, würde ich mich total gestresst fühlen.

Jetzt genieße ich Offenheit und Fürsorge der beiden. Natürlich hat sie Kuchen vorbereitet. Mit Holger setzen wir uns nach draußen in einen traumhaft schönen alten Schuppen, den die beiden umgebaut haben. Zum Hof hin ist er offen, sodass die Sonne großzügig hereinscheint. Gleichzeitig bietet er aber auch Schutz gegen Regen und Wind. Das Mobiliar ist rustikal, der Natur nachempfunden. In der Form des Tisches ist noch der Baum zu erkennen. Ich fühle mich im Hier und Jetzt geradezu paradiesisch wohl.

»Ich habe mich immer gefragt, warum du Krebs bekommen hast«, bringt Sonja das Gespräch auf meine Erkrankung. Sonja und Holger sind beide ganz besondere Ärzte. Beide sehen im Krankheitsprozess auch die Bedeutung der Psyche und sind offen für alternative Behandlungsansätze.

»Ja, genau, ich war mir von klein auf sicher, ich würde nie Krebs bekommen. Ich glaube, dass die Ursache das Trauma war, das ich bei der Geburt von Gerion erlebt habe – ihr wisst doch, als ihr mich damals im Krankenhaus besucht habt.«

Holger und Sonja sind in mein Trauma verwoben. Sie waren damals an meinem Bett, als es um die Entscheidung für oder gegen den Kaiserschnitt ging. Sicherlich haben sie mir auch das Leben gerettet, als sie mir zwei Monate vorher klar gesagt haben, dass Volker einen Notarzt holen soll. Ich weiß nicht, was die Lungenembolie sonst noch für Folgen gehabt hätte. Etwas Seltsames passiert nun: Bruchstückartig stottere ich jetzt Erinnerungsfetzen hervor, bis ich am ganzen Körper zitternd in den Armen meiner Freunde Halt finde. Mir ist wahnsinnig kalt, obwohl es ein sonniger Tag ist. Sonja holt mir einen Schlafsack, in den sie mich einwickelt. Und ich habe gedacht, ich hätte mein Trauma bewältigt.

Nach dem Besuch bei Sonja und Holger ist mir endgültig klar, dass mein Trauma trotz der schon vor einiger Zeit durchgeführten EMDR-Sitzung (eine Methode der Traumatherapie) noch nicht bewältigt ist. Mir fällt das Buch »Heilung – das Wunder in uns« von Clemens Kuby ein, von dem ich schon oft dachte ich, dass es mir wie aus der Seele geschrieben ist. Herr Kuby tritt einmal im Jahr beim »Frankfurter Ring« auf, einer Organisation, die Heilern und alternativen medizinischen und therapeutischen Ansätzen eine Plattform bietet. Wirklich faszinierende Leute, wie zum Beispiel den britischen Autor und Biologen Rupert Sheldrake, kann man dort in einem Vortrag oder Seminar erleben. Vergangenes Jahr hörte ich dort Clemens Kuby. Seine Heilungsgeschichte und auch seine Arbeit fand ich sehr beeindruckend, seine Persönlichkeit hat mich an diesem Abend hingegen nicht so überzeugt. Ich fand ihn sehr von sich selbst eingenommen. Obwohl er nie eine psychologische oder psychotherapeutische Ausbildung absolviert hat, leitet er seine Klienten durch tiefe Traumata. Ob das immer gut geht? Aber scheinbar gibt es ja auch therapeutische Naturtalente. Ich hoffe, dass er wenigstens für sich Supervision nimmt, doch den Anschein hat es nicht. Damals nahm ich deshalb Abstand von einem Seminar bei ihm. Außerdem hatte ich das Gefühl, mein Trauma bereits bearbeitet zu haben. Jetzt kommt Kuby mir wieder in den Kopf. Zufall? Ich sehe, dass er in zwei Wochen wieder ein Seminar in Frankfurt gibt. Dieses Mal melde mich an.

Noch bevor das Seminar angefangen hat, geht er kurz zu jedem Einzelnen und begrüßt ihn mit einem kurzen Gespräch. Das gefällt mir. Dennoch frage ich mich, wie er ein

Seminar mit über fünfzig Teilnehmern leiten will. Wie will er da Kontakt aufbauen? Ich habe über zehn Jahre lang Seminare über Psychomotorik an der Universität gegeben. Schon bei mehr als 25 Studenten war ich an meine Grenze gekommen. Ich konnte nicht allen so gerecht werden, wie ich das wollte. Kuby gelingt das aber erstaunlich gut. Da hat er offensichtlich enorme Kapazitäten. Er zeigt uns auch, wie gut er Menschen lesen kann, und er erkennt schnell, welche Ängste und Muster sie mitbringen. Auch darin ist er sicherlich begabt. Auf der anderen Seite sind die meisten Teilnehmer im Seminar psychologische Laien und vertrauen ihm anscheinend blind. Jemandem zu sagen, wie er ist, stellt in der Psychotherapie ein No-Go dar. Aber auch ich bin blind. Blind vor Hoffnung, dass ich mein Trauma hier lösen kann und weiter heile.

Kuby ist bekannt für seine wundervollen Filme, seine Arbeit als Regisseur. Ich bewundere seine diesbezüglichen Fähigkeiten. Zweifelsohne kann er Gefühle transportieren. Er weiß, wovon er spricht, da er viele selbst erlebt hat. Nicht nur deswegen habe ich großen Respekt vor ihm. Seine Methode ist einfach, nachvollziehbar und genial. In seinem Heilungsansatz nutzt er einen kleinen Trick: Wahr ist für uns das, was unser Bewusstsein erzählt. Aber zunächst geht es darum, sich mit den ganzen Gefühlen dem Trauma zu stellen. Das war ja auch der Ansatz von Brandon Bays. Verdrängte Gefühle sollen ihre Bühne bekommen und sich aus den Zellen lösen dürfen. Also hinein in die Geschichte – und zwar so real und lebendig wie möglich. Als Regisseur weiß Kuby genau, wie das geht. Viel wörtliche Rede, möglichst intensive Beschreibung von Gefühlen, und natürlich alles in Jetztzeit. Ganz so wie in einer Regieanweisung im Film.

Wenn man sich den Gefühlen rückhaltlos gestellt hat, geht es an das Umschreiben. Wir geben dem Bewusstsein neues, besseres Futter. In der Computersprache wäre es eine Art Neustart. Doch jetzt mit Informationen, die so positiv und stärkend wie möglich sind. Ganz ähnliche Methoden gibt es auch in der anerkannten Traumatherapie. Im Grunde ist es dem Bewusstsein egal, ob das, was es abspeichert, wahr oder falsch ist. Es macht daraus eine Geschichte, die glücklich oder traurig macht. Das wiederum wirkt auf unsere Zellen, unsere Ausstrahlung, unsere Beziehungen, unser Lebensgefühl und unsere Gesundheit. Jeder weiß, dass glückliche Menschen das Glück anziehen. Das ist offensichtlich.

So hat jeder Mensch seine eigene Realität, es gibt keine echte Objektivität. Auch durch meine psychologische Arbeit weiß ich, dass Wirklichkeit das ist, was wirkt. Befindet sich der Patient in einer negativen Denkspirale, dann tut man gut daran, sie in eine positive umzuwandeln. Was wirklich richtig oder falsch ist, spielt dabei eher eine untergeordnete Rolle. Viel wichtiger sind die dabei die Gefühle.

Mittlerweile bin ich zu einer ähnlichen Überzeugung gelangt. Was zählt, ist, wie es sich anfühlt. Gut oder schlecht? Bin ich im Reinen mit mir, oder lebe ich gegen mich?

Also schreibe ich jetzt im ersten Schritt mein Trauma so detailgetreu wie möglich auf und stelle mich dem, was an Gefühlen in mir hochkommt. Obwohl ich das so ähnlich schon für den Chefarzt der Klinik rechts der Isar gemacht habe, ist das eine neue Herausforderung. Ich merke, dass ich wichtige Stellen übersprungen habe oder beim Schreiben in Distanz zu mir gegangen bin. Beim Schreiben muss ich immer wieder innehalten. Es braucht Zeit und Mut, sich den schmerzhaften Gefühlen zu stellen. Und es ist kräftezehrend. Aber schließlich habe ich es geschafft. Dann kommt der zweite Schritt: Ich schreibe mein Trauma um.

Ich schreibe mein Trauma um

Schon länger leide ich unter starken Schmerzen in der Leiste, die mich auch nachts kaum schlafen lassen. Als ich meinen Gynäkologen deswegen konsultiere, diagnostiziert er eine »weiche« Leiste, sprich einen Leistenbruch.

»Aber ich habe doch Sport studiert, hätte das nicht schon mal auftreten müssen?«, frage ich.

Der Arzt stutzt kurz und antwortet dann: »Ja, das tritt häufig bei Sportlern auf, und in der Schwangerschaft kann das zu Schmerzen führen.«

»Also davon habe ich noch nie etwas gehört. Es muss doch im Gegenteil so sein, dass bei einem Sportler die Strukturen fest sind, sonst wäre doch ein körperlich so herausforderndes Studium gar nicht möglich«, beharre ich.

»Wie auch immer, ich kann Ihnen leider nicht mehr helfen. Halten Sie einfach Ruhe und schonen Sie sich«, beendet der Arzt das Gespräch.

Okay, wenn er meint … Immer noch zweifelnd, mache ich mich wieder auf den Weg nach Hause.

Doch in der folgenden Nacht werden die Schmerzen wieder furchtbar. Volker findet mich um vier Uhr morgens weinend in der Küche sitzen. Er kann das nun nicht mehr mitansehen:

»Ich möchte jetzt wirklich, dass du morgen ins Krankenhaus fährst«, sagt er mit eindringlicher Stimme.

Seine klaren Worte tun mir gut. Wir haben ja beide noch keine Erfahrung mit einer Schwangerschaft.

Am nächsten Morgen fahre ich nach Eggenfelden ins Krankenhaus. Dieses Krankenhaus hatte ich mir für die anstehende Geburt ausgesucht, es hat einen sehr guten Ruf. Mein Bein tut so weh, dass ich für den Weg vom Parkplatz bis zur Anmel-

dung fast eine halbe Stunde brauche. Immer wieder muss ich anhalten und warten, bis der Schmerz ein wenig nachlässt. Zudem muss ich bergauf laufen. Normalerweise ist das natürlich kein Problem für mich, jetzt aber schon. Das kann doch nicht normal sein! Da stimmt doch definitiv etwas nicht! Bestimmt bekomme ich jetzt Hilfe, beruhige ich mich, sie werden die Ursache sicherlich herausfinden.

Im Wartezimmer lege ich als Erstes mein schmerzendes und dickes Bein hoch. Das tut gut. Ich spüre meinen viel zu schnellen Puls und versuche, mich durch tiefes Atmen zu beruhigen. Die Schwester an der Anmeldung misst meinen Blutdruck: 180 zu 140, werde ich später in meinem Mutterpass lesen. Doch ich sehe das nicht und sie sagt nichts, sondern trägt die Werte kommentarlos in den Pass ein. Nach etwa einer Stunde werde ich schließlich aufgerufen. Ich habe darauf bestanden, vom Chefarzt untersucht zu werden, denn aus meiner Sicht geht es um eine kompliziertere Diagnose. Das hatte ich auch mit Volker so besprochen.

Mittlerweile ist das Blut weitgehend zurückgeflossen und auch mein Puls hat sich beruhigt. Noch immer hinkend folge ich dem Chefarzt in sein Behandlungszimmer. Er wirkt etwas schlecht gelaunt auf mich: »Was wollen Sie von mir? Sie sehen doch ganz fit aus«, sagt er mir dann auch direkt.

»Ich habe heftige Schmerzen in meiner Leiste. Besonders nachts kann ich kaum schlafen.«

Er tastet meine Leiste ab und sagt dann: »Ich habe hier noch ein paar Kalziumtabletten, die können Sie in den nächsten Tagen aufbrauchen.«

Ich fühlte mich überhaupt nicht gesehen: »Aber können sich denn Schwangerschaftsschmerzen so stark im Bein und in der Leiste zeigen?«

»Das ist ja bei Ihnen die erste Geburt, Sie wissen einfach noch nicht, wie schmerzhaft die Schwangerschaft am Ende sein kann. Gehen Sie ins Schwimmbad und schwimmen einfach mal ein paar Runden.«

»Bis vor Kurzem bin ich regelmäßig alle zwei Tage noch tausend Meter geschwommen. Ich kann das gerade nicht.«

»Dann legen Sie sich eben mit der Leiste auf die Massagedüsen. Das entspannt die Muskeln.«

Ich spürte, wie mir die Tränen in die Augen treten. Das ist seine Hilfe? Was für eine Enttäuschung.

»Ich kann mir beim besten Willen nicht vorstellen, dass das helfen soll. Für mich fühlt sich das nicht nach einem verspannten Muskel an. Normalerweise bin ich nicht so empfindlich, was Schmerzen angeht. Da ist definitiv was nicht in Ordnung«, beharre ich.

»Was soll denn da nicht in Ordnung sein?«, kommt die nun deutlich genervte Antwort. »Jetzt machen Sie erst mal das, was ich Ihnen gesagt habe.«

Na gut, lenke ich innerlich ein, als Chefarzt einer Entbindungsstation hat er ja schließlich Erfahrung. Ich befolge jetzt erst mal seinen Rat.

Ich fahre nach Hause, hole unter Schmerzen und auch ein wenig trotzig mein Schwimmzeug und fahre weiter in die Therme nach Dingolfing, um mein Bein über die Massagedüsen zu hängen. Innerlich bin ich überhaupt nicht überzeugt, dass das gut ist, aber ich will auf meine innere Stimme nicht hören. Gerade war ich zu stolz, dann zeig ich es ihm eben, dass das nicht hilft, so meine Gedanken. Dass ich mich dadurch in große Gefahr bringe, ist mir nicht bewusst. Meine innere Stimme hätte es mir wahrscheinlich gesagt, hätte ich auf sie gehört. In der Dusche nach dem Bad wundere ich mich über die Blicke der anderen Badegäste. Sie starren auf meine Beine. Ich sehe an mir herunter, mein linkes Bein ist dick angeschwollen und marmoriert.

Da haben wir es ja, nichts ist in Ordnung! Ich habe recht, da stimmt etwas nicht. Was soll ich jetzt tun? Sogar der Chefarzt kann mir nicht helfen. Jetzt muss ich sehen, dass ich nach Hause komme. Vielleicht hat ja Volker noch einen Rat.

Aber auch Volker weiß nun nicht mehr weiter. Wir sind frus-
triert. Nach einer erneuten schmerzhaften Nacht versuche ich
dem Schmerz über Bewegung zu entkommen. Ich beginne das
Kinderzimmer zu tapezieren. Doch wie schon in den vergange-
nen drei Wochen immer wieder bekomme ich einen meiner
Hustenanfälle, und mir wird schwindelig und übel. Ich setze
mich in die Ecke, aber die Symptome werden nur schlimmer
anstatt besser. Ich bekomme kaum noch Luft, mein Puls rast.

Volker versucht zunächst, mich zu beruhigen, doch er merkt
bald, dass es sehr ernst ist. Geistesgegenwärtig ruft er meine
Freundin Sonja an. Sie und ihr Mann sind beide Ärzte. Zum
Glück erkennen sie sofort, was los ist: Verdacht auf Lungenem-
bolie! Volker ruft umgehend den Notarzt.

Der Notarzt hängt mir sofort eine Infusion zur Blutverdün-
nung an. Er ist auch sonst klasse, er schafft es, mich schnell zu
beruhigen: »Da haben Sie aber großes Glück gehabt, jetzt wird
alles gut.«

Seine Ausstrahlung ist ruhig und sicher.

Im Krankenhaus erwartet man mich und ich werde umgehend
umgebettet. Die Belegschaft in der Notaufnahme ist offensicht-
lich von dem Notarzt informiert worden, sie ist vorbereitet.
Die Situation wird wieder hektischer und dramatischer. Inner-
lich kann ich dennoch ganz gut die Ruhe bewahren, ich bin
jetzt bei den Spezialisten und vertraue mich ihnen an. In mei-
nem dicken Bauch spüre ich die Nähe meines Sohnes. Ich bin
nicht allein. Ihn in mir zu spüren ist beruhigend. Es wird schon
gut gehen. Ich lege die Hand auf meinen Bauch und spreche
liebevoll und sanft mit ihm. »Sie haben großes Glück gehabt«,
höre ich noch immer den Notarzt.

Nun darf ich nicht mehr aufstehen, noch nicht mal, um auf
die Toilette zu gehen. Für meine Notdurft bekomme ich eine
Bettpfanne. Der Ultraschall meiner linken Beinvene hat eine
tiefe Beckenvenenthrombose ergeben. Jetzt ist alles unheimlich
gefährlich. Meine Beine müssen gewickelt werden. Ich habe

schnell das Gefühl, dass ich hier die erste Patientin mit Lungenembolie bin. Keine der Schwestern kann wirklich wickeln.
Aber ich kann es, das habe ich in meiner Ausbildung gelernt.
Es ist kein schönes Gefühl, wenn man zusehen muss, wenn die
Binden in die falsche Richtung gewickelt werden und dann
auch noch zu locker sind. Auf meinen vorsichtigen Hinweis hin
bekomme ich zunächst eine zickige Antworten: »Ich mache das
schon richtig, woher wollen Sie denn wissen, wie das geht? Sie
sollten sich gar nicht bewegen.«

»Hören Sie, Schwester«, wehre ich mich, »ich habe das Wickeln der Beine in meiner Ausbildung zur Krankengymnastin
gelernt. Da wurde zu Recht viel Wert darauf gelegt, es richtig
zu machen. Die Richtung muss aufsteigend von innen nach
außen sein und auch der Druck muss unten am höchsten sein
und dann immer weniger werden. Leider muss ich feststellen,
dass Sie das nicht zu meiner Zufriedenheit machen. Ich werde
es deshalb selber machen.«

»Entschuldigen Sie, wenn ich ehrlich bin, habe ich das richtige Wickeln nie so ernst genommen. Es wurde auch nicht ausreichend geübt. Vielleicht können Sie es mir zeigen?«

»Sehr gerne, es freut mich, dass wir uns so einigen können.
Und was das Aufstehen angeht, bin ich sowieso anderer Mei-
nung. Es macht für mich überhaupt keinen Sinn, bei einer
Thrombose bewegungslos im Bett zu liegen. Das ist doch ge-
rade die Ursache für Thrombosen! Ich muss mich bewegen, die
Muskelpumpe betätigen, damit das Blut zurückfließt. Schauen
Sie, das macht man so.«

Ich bewege meine Beine in der Horizontalen hin und her.

»Damit wird das Blut über die Muskeln zurück zum Körper
gedrückt und verhindert, dass es sich in den Venen staut. Ich
werde nicht mehr lange im Bett liegen bleiben.«

»Das müssen Sie dann aber selbst verantworten.«

»Wer denn sonst! Es geht doch um mein Leben.«

Ich setze mich durch und bekomme im Anschluss deutlich
mehr Respekt entgegengebracht.

Mit dem Gynäkologen bin ich zunächst ganz zufrieden. Er wirkte selbstbewusst und überzeugend in seiner Aussage, dass schon alles gut gehen wird.

»Ich werde persönlich ihre Geburt begleiten«, sagt er zunächst.

Dann ergibt der Ultraschall, dass meine linke Beinvene vom Knie bis tief in die Leiste zu ist. Das ändert die Sachlage: »Es tut mir leid, ich hätte Sie ja hier behalten, aber in der Ärztebesprechung heute Morgen hat man sich dagegen entschieden. Sie sind einfach sehr gefährdet. Wir können uns in unserem kleinen Krankenhaus keinen Todesfall leisten.«

»Wie bitte? Mir ist zwar völlig klar, in welcher Situation ich mich befinde, die Schwestern lassen es mich täglich spüren. Aber ich sage Ihnen etwas: Ich werde es schaffen, und ich brauche Leute, die mich positiv unterstützen, insofern ist es wahrscheinlich gut, dass Sie mich verlegen wollen.«

»Sie haben recht, das war wohl nicht so geschickt. In München sind sie bestens versorgt, die Ärzte dort haben sich auf Herausforderungen, wie Sie eine sind, spezialisiert. Dort haben Sie die optimalen Bedingungen für eine gut verlaufende Geburt. Ich wünsche Ihnen alles Gute.«

Die Reaktion des Arztes zeigt mir erneut die Dramatik meiner Situation auf, aber ich weiß auch ohne ihn, wie nahe ich dem Tode bin. Tief in mir spüre ich, dass meine Zeit noch nicht gekommen ist. Darauf kann ich vertrauen. Und selbst wenn, ich habe großes Vertrauen und nicht wirklich Angst vor dem Tod. Ich würde einfach wahnsinnig gerne mein Kind aufwachsen sehen und erfahren, wie es ist, eine Mutter zu sein. Insofern ist es wahrscheinlich gut, dass ich nach München komme. Die Ärzte wollen mich so sicher wie möglich wissen. Vor allem kann ich sowieso nicht viel machen, sondern nur Ruhe bewahren und tief durchatmen. Ein ferner Teil von mir denkt, dass alles seine Richtigkeit hat. Damit versuche ich mich zu verbinden, und meistens gelingt mir das ganz gut.

In München angekommen, geht der ganze Blutabnahme- und Untersuchungszirkus wieder von vorne los. »Schauen Sie, ich habe die Werte mitgebracht, Sie brauchen nicht nochmal neu meine Blutgruppe zu bestimmen«, versuche ich zu intervenieren. »Bei mir ist das Blutabnehmen immer eine Tortur, die Venen sind schlecht zu finden.«

Aber ich habe keine Chance: »Wir sind dazu verpflichtet. Wenn irgendein Fehler in dem anderen Krankenhaus bei der Bestimmung passiert ist, sind wir verantwortlich. Das Risiko wollen wir nicht tragen.«

»Das mag ja sein, in meinem Fall hätte ich gerne eine Ausnahme«, beharre ich.

Ich spüre Ärger und Kampfgeist in mir aufsteigen. »Sehen Sie sich bitte meine Venen an, sie bei mir zu finden ist wirklich sehr schwierig, und in der Regel klappt es nicht auf Anhieb.«

Doch ich habe keinen Erfolg. Das sind nun mal die Vorschriften. Ich versuche die Gegenseite zu verstehen, dann kann ich besser loslassen. Das Krankenhaus ist riesig und die gynäkologische Station wirkt veraltet. Ich komme zunächst in ein Mehrbettzimmer, in dem die Frauen eine nach der anderen ihre Babys zur Welt bringen. Ich freue mich für sie. Trotzdem werde ich dadurch immer wieder an meine Situation erinnert. Wie wird das für mich sein? Werde ich auch bald mein Kind in den Armen halten?

Die Ärzteschaft besteht aus zwei Teams. Das eine besteht hauptsächlich aus Frauen mit einem Mann, Dr. S., als Oberarzt, das andere hauptsächlich aus Männern. Das Team um Dr. S. sorgt dafür, dass ich in ein Zweibettzimmer komme. Dort erwartet mich eine andere Frau, die auch auf ihr Baby warten muss. Das tut gut. Wir haben gleich einen Draht zueinander. Mit ihr fühle ich mich wohl, wir können uns gegenseitig stützen.

Das Team von Dr. S. unterstützt mich darin, dass das Warten und eine Spontangeburt der bessere Weg ist. Denn einerseits kann das Kind noch reifen, und andererseits kann sich der

Thrombus lokal weiter festigen und so eine Embolie verhindert werden. Aber am wichtigsten ist, dass das auch meinem inneren Gefühl entspricht. Dr. S. meint zudem, dass durch den schnellen Druckunterschied bei einem Kaiserschnitt die Gefahr für eine neue Embolie wieder zunehmen würde.

Das andere Team verfolgt eine ganz andere Strategie und möchte den Fall unter Kontrolle bringen. Sie möchten möglichst noch vor Weihnachten einen Kaiserschnitt durchführen. Das erzeugt in mir große Abwehr und Angst.

Gleich in den ersten Tagen in München sinken meine Thrombozyten dramatisch unter den Normalwert. Keiner in der Klinik weiß so genau, warum. Ich erzähle das am Telefon meiner Mutter, die mit ihrer Freundin Marianne darüber spricht. Diese forscht bei Behringwerke in Marburg zufälligerweise gerade zu einem neu entdeckten Syndrom, der Heparin-induzierten Thrombozytopenie, und führt die Ursache für den Thrombozytenabfall also auf hochdosiertes Heparin zurück. Sie nennt mir auch einen Arzt, der an der Herstellung eines neuen Medikaments zur Blutverdünnung forscht. Was für ein Glück für mich! Denn jetzt kontaktiere ich selbst Dr. G. aus Norddeutschland, der ausgesprochen freundlich ist und meine Situation sehr ernst nimmt. Nachdem er das mit mir abgesprochen hat, ruft er bei den Ärzten in München an und erbittet die Zusendung einer Blutprobe. Meine Ärzte sind kooperativ und senden ihm mit meiner Einwilligung eine Probe zu.

Am nächsten Morgen ruft mich Dr. G. an: »Ich habe Ihr Blut analysiert, und es handelt sich tatsächlich um ein HIT-Syndrom. Sie gehören zu den Menschen, die allergisch auf Heparin reagieren. In solchen Fällen bewirkt das Heparin das Gegenteil von dem, was es soll. Es fördert die Bildung einer Thrombose, anstatt sie zu verhindern. Das Ergebnis hatte ich heute Nacht und habe sofort um vier Uhr morgens auf der Station angerufen, damit die Gabe von Heparin gestoppt wird. Leider waren die Pfleger am Anfang nicht kooperativ. Ich habe dann verlangt, den diensthabenden Arzt zu wecken, der es schließlich abhängen ließ. Bitte achten Sie auch darauf. Sie dürfen auf keinen Fall weiter Heparin bekommen.«

Ich bin gerührt, wie sehr sich dieser fremde Mensch für mich einsetzt, bedanke mich bei ihm und frage nochmals nach dem Namen des Syndroms.

»Es heißt HIT-Syndrom, das steht für Heparin-induzierte Thrombozytopenie. Ein kleiner Prozentsatz der Menschen ist davon betroffen. Das sind ganz neue Studien, bislang wurde das noch nicht an den Universitäten gelehrt. Viele Ärzte wissen das also noch nicht. Sorgen Sie dafür, dass Sie kein Heparin bekommen, und tragen Sie in ihrem Portemonnaie einen Ausweis, in dem das vermerkt ist. Ich habe ein Ersatzmittel entwickelt, das allerdings noch nicht zugelassen ist. Ich werde mit den behandelnden Ärzten reden, damit Sie das bekommen.«

»Und wie ist die Einnahme bei der Geburt?«

»Wenn Wehen kommen oder wenn ein Kaiserschnitt geplant ist, sollen mich die Ärzte unbedingt vorher anrufen. Ich erkläre ihnen dann, wie sie damit umzugehen haben.«

Alles in allem erlebe ich mich als eine Patientin, bei der es sehr viele Komplikationen gibt. Es kommen ständig neue Dramen dazu. Ich gehe deshalb noch einmal in mich, aber ich kann wirklich nichts dafür. Dann erinnere ich mich an einen dieser weisen Sätze von Magdalena, meiner Supervisorin: »Du darfst auch schwierig sein.« Schließlich ist das der Job der Schwestern und Ärzte, für mich zu sorgen. Dafür werden sie bezahlt. Ich atme tief durch: Ich bin es wert, dass man sich so um mich kümmert. Ich versuche, vielleicht auch ein wenig zum Ausgleich, so nett und unkompliziert wie möglich zu sein. Wie schon früher, als ich in meiner Familie für die gute Stimmung verantwortlich war, gebe ich auch hier mein Bestes.

Jeden Tag bekomme ich eine Untersuchung mit Ultraschall. Mein Baby, Gerion, scheint sich täglich hin und wieder wegzudrehen. Jetzt wird eine Auffälligkeit in seinem Darmsystem *diagnostiziert. Die Angst, er sei vielleicht nicht gesund, steht im Raum.*

Ich spüre in mich hinein. Nein, da ist nichts. Ich bin zuversichtlich, dass er ganz gesund ist. Und wenn wirklich etwas ist, glaube ich es erst, wenn ich es sehe. Und dann werde ich schon eine Lösung finden. Ich werde es nehmen, wie es kommt. Mit Gerion fühle ich mich ganz tief verbunden und habe das Gefühl, es wird alles gut gehen. Weihnachten steht vor der Türe. Das Team um Dr. S. verabschiedet sich in den Weihnachtsurlaub, und ich freue mich auf Entspannung, da die Geburt erst für den 6. Januar errechnet ist.

Doch sofort kommt die nächste Herausforderung: Das andere Team eröffnet mir, dass sie sich zu einem Kaiserschnitt entschieden haben. Sie stehen alle um mein Bett herum. Ich versuche freundlich zu bleiben: »Aber mit dem anderen Team habe ich ausgemacht, dass wir bis zum Geburtstermin warten und dass eine Spontangeburt besser ist.«

»Schauen Sie, wir haben übermorgen Weihnachten. Wir können es nicht verantworten, Sie dann noch hochschwanger hier liegen zu haben. Wir sind notbesetzt. Da brauchen nur ein paar unangemeldete Frauen von der Straße zu kommen, und wir haben nicht mehr die volle Kapazität für Sie. Wir wollen morgen die Geburt in Ruhe und unter Kontrolle vollziehen.«

Mir wird schwindelig, irgendwas läuft hier gar nicht mehr gut.

»Was ist mit Dr. S.? Er hat mir noch gestern gesagt, dass wir warten.«

»Der hat auch zugestimmt, wir haben mit ihm geredet.«

»Ist das wirklich wahr?«, will ich wissen.

»Wenn Sie uns nicht glauben, rufen Sie ihn doch zu Hause an.«

»Das fände ich grenzüberschreitend. Ich möchte ungern den Oberarzt in seinem Weihnachtsurlaub stören. Im Moment muss ich Ihnen wohl glauben.«

Jetzt will ich diese störenden Menschen erst mal aus mei-

nem Zimmer haben und in Ruhe über alles nachdenken. Ich möchte wieder zu mir kommen: »Ich brauche Zeit, ich werde es mir überlegen«, sage ich und füge hinzu, »überzeugt bin ich noch nicht.«

Das Schicksal hält mich offensichtlich für stark, schon wieder eine neue Entscheidung.

Etwa eine Stunde später kommt ein sympathisch aussehender junger Arzt in mein Zimmer, um nochmals mit mir zu reden: »Man hat mir Ihre Situation geschildert«, fängt er an, »Sie fühlen sich bestimmt im Moment sehr gestresst?« Oh, was ist das? Ein Arzt, der mich versteht! Nach ein paar Minuten klingt das allerdings schon ganz anders: »Sie müssen sich das gut überlegen, keinen Kaiserschnitt zu machen: Wenn das Kind behindert ist, tragen Sie die Schuld.«

Jetzt zieht sich alles in mir zusammen. Wo bin ich denn hier, gibt es denn keinen, der mich versteht, der zu mir hält?

»Hey, das finde ich jetzt obermies«, wehre ich mich, »Sie sind bestimmt von den anderen Ärzten geschickt worden, um mich weichzuklopfen. Und das ist eine ganz respektlose Art, mir zu sagen, ich sei jetzt schuld. Sie können doch auch nicht sagen, wie die Sache ausgeht, was die bessere Lösung ist. Sie vermuten das, das andere Ärzteteam meint das Gegenteil. Und dann so zu tun, als ob alles klar sei, ist doch das Allerletzte! Ich kann nur sagen, dass ich nach wie vor ein ganz schlechtes Gefühl bei einem Kaiserschnitt habe.«

Volker ist bei der Entscheidung unsicher, er hat Angst um mich und verlässt sich zunächst auf die vermeintlichen Experten. Schließlich kommen noch Sonja und Holger zu Besuch. Ich habe das Gefühl, dass auch sie den Kaiserschnitt für die bessere Entscheidung halten.

Die Meinung von meinen Freunden wiegt stark. Aber auch die Aussage des Arztes, ich sei daran schuld, wenn meinem Kind etwas geschieht, bekomme ich nicht aus dem Kopf. Mein

Bauch sagt nach wie vor nein. Hätte ich nur die Verantwor-
tung für mich, wäre die Entscheidung klar. Ich würde warten.
Aber ich muss jetzt auch für mein Baby entscheiden.

Ich versuche, meine Supervisorin Magdalena anzurufen.
Leider geht sie nicht ans Telefon und ruft auch an diesem
Abend nicht zurück. Seit etwa zwei Wochen darf ich wieder
aufstehen. Ich gehe hinunter in den Kreißsaal und erkunde die
Örtlichkeit und Atmosphäre. Eine Hebamme nimmt sich ein
wenig Zeit für mich. Sie ist sehr mitfühlend, doch bei einem ge-
planten Kaiserschnitt werde ich sie wohl nicht sehen. Inzwi-
schen versuche ich, mich mit der Entscheidung abzufinden
und mich davon zu überzeugen, dass dieser Schritt der ver-
nünftige ist und die Experten schon wissen, was das Beste ist.

Am nächsten Morgen ruft Magdalena zurück. Geübt und
geschickt versucht sie, mich zu mir zurückzubringen. All das
ist sehr anstrengend.

»Oh, Magdalena«, sage ich, »ich kann nicht mehr. Meine in-
nere Weisheit will das alles nicht, und dann kommt die Ver-
nunft und sieht diese ganzen Ärzte mit ihrer Überzeugung,
dass ein Kaiserschnitt sicherer ist. Ich bekomme den Gedanken
nicht aus dem Kopf, dass wegen meiner Entscheidung Gerion
was zustoßen könnte. Ich bin gerade nicht stark genug, dafür
die Verantwortung zu übernehmen.«

Ich kann nicht mehr zurück. Ich habe mich die ganze Nacht
bearbeitet, dass ich dem Kaiserschnitt zustimme, und versuche
nun das möglichst ohne viel Zweifel in Angriff zu nehmen.
Umso leichter wird es, denke ich. Sicher bin ich nach wie vor
nicht. Ich will aber, dass es so ist. Deutlich spüre ich nach wie
vor die Angst, Aufregung und Zerrissenheit in mir.

Dennoch entscheide ich mich gegen meine Seele, der Druck
ist zu groß und ich bin mit meiner Entscheidung ganz allein.
Auf keinen Fall will ich das Leben und die Unversehrtheit mei-
nes Kindes riskieren.

Der Kaiserschnitt steht nun also direkt bevor, der Ausgang
ist ungewiss. Ich stelle mich mal wieder aufs Sterben und Ab-

*schiednehmen ein. Bei mir wirkt das wie ein Aphrodisiakum,
weshalb ich mit Volker noch einmal ins Bad verschwinde. Ein-
zig das Hier und Jetzt zählt, das tut gut. Und es tut gut, noch
einmal seine Liebe zu spüren.*

*Schließlich muss ich runter in den OP-Saal. Dort teilt mir der
Oberarzt mit, dass er längs schneiden wird.*

*»Warum?«, frage ich. »Man macht doch heute einen klei-
nen Querschnitt über dem Schambein.«*

*»Das müssen Sie schon mir überlassen. Dieser Schnitt ist
schneller und ich komme besser heran. Das ist in Ihrem Fall
nötig.«*

*»Aber es ist mein Körper, und es geht mir besser, wenn Sie
mich fragen, ob das für mich in Ordnung ist und ich den
Grund nachvollziehen kann. Bitte nehmen Sie mich als Menschen wahr – und nicht als schwierigen Fall.«*

Er besinnt sich einen Moment und antwortet dann:

*»Sie sind wahrscheinlich wahnsinnig aufgeregt. Ich bin das
auch, das ist schon auch für mich eine Herausforderung. Ich
will es mir dabei so leicht wie möglich machen. Wenn ich längs
schneide, kann ich besser reagieren, wenn Komplikationen eintreten. Ich habe dann mehr Überblick. Bitte vertrauen Sie mir.«*

*»Okay«, antworte ich, »jetzt werde ich mich Ihnen anver-
trauen.«*

*Meine Scham wird vollständig rasiert, jetzt sehe ich aus wie
ein kleines Mädchen. Kurz spüre ich die damit verbundene
Schutzlosigkeit. Ich visualisiere einen Schutzkreis um mich herum und lasse mich schließlich in die Narkose fallen.*

*Erst von Ferne und dann immer näher und lauter höre ich auf-
geregte Männerstimmen. Irgendwas geht hier schief. Ich orien-
tiere mich. Ah, ich bin im OP, um mich herum stehen lauter
Männer, zwei drücken von rechts und zwei von links auf meinen Bauch, zwei stehen zwischen meinen Beinen und drücken*

da. Zwei stehen an meinem Kopf, davon ruft der eine: »Sie wacht auf!«

»Was ist los?«, frage ich.

»Alles in Ordnung«, sagt der Chefanästhesist. Aber ich spüre sehr wohl, dass nichts in Ordnung ist. Aber irgendwie ist es auch okay. Vielleicht sterbe ich jetzt, aber auch das ist in Ordnung, ich lasse auf einer ganz tiefen Ebene los, ich kann sowieso nichts tun, ich vertraue mich an.

»Ich spritze jetzt noch was nach, dann schlafen Sie wieder ein.«

Okay, denke ich, das hier fühlt sich sowieso nicht so toll an.

Als ich wieder aufwache, werde ich gerade aus dem OP-Saal in einen Vorraum gefahren. Ich schaue in die Augen von Volker, sie sind schreckgeweitet, er scheint sich zur Ruhe zu zwingen. Er hält meine Hand. Ich frage nach Gerion. Er erzählt mir, dass alles in Ordnung ist und er ihn auch schon gehalten und angezogen hat. Dann schaue ich in die Augen von meiner Freundin Linnéa, sie hat geweint. Ich bin gerührt. Ich muss furchtbar aussehen. Sie hat Angst um mich gehabt.

Dann schaut mich einer der Assistenzärzte an. Er wirkt völlig fertig.

»Was ist passiert?«, frage ich.

»Das erzähle ich Ihnen mal bei einem Bier, wenn Sie wieder fit sind«, antwortet er. Mir geht das Bild durch den Kopf, wie ich mit ihm in einem Biergarten sitze, und frage mich, ob ich dazu Lust habe. Verrückt, als ob das jetzt relevant wäre.

Mein ganzer Körper schmerzt, ich bestehe praktisch aus Schmerz. Ich muss auf eine andere Trage wechseln. Man versucht mich herüberzuheben. Mann, ist das schmerzhaft, ich schreie!

Aber all das muss wohl sein, ich kann mich sowieso nicht wehren. Dann höre ich: »Die gynäkologische Intensivstation ist besetzt, wo fahren wir sie jetzt hin?«

Nach einigem Hin und Her einigt man sich schließlich auf die herzchirurgische Intensivstation. Ich habe das Gefühl, ich werde ewig gefahren, rechts herum, links herum, nochmal rechts, Aufzug. Alles tut so weh. Irgendetwas läuft gar nicht mehr gut, ich fühle mich vollkommen ausgeliefert. Ich werde wütend und frage erneut: »Wo bringt ihr mich hin?«

»Jetzt machen Sie mal keine Panik, wir bringen Sie auf eine Intensivstation.«

»Haben Sie gesagt, dass ich Panik mache? Ich habe tatsächlich Panik, alles tut mir weh, und mein Kind habe ich auch noch nicht gesehen. Ich habe allen Grund, Panik zu haben, denn ich fühle mich beschissen!«

Das hat gesessen. Der jüngere Assistenzarzt streichelt kurz über meinen Unterarm und versucht mich mit deutlich weicherer Stimme zu beruhigen: »Sie haben ja recht, ich war bei dem Kaiserschnitt dabei, wir kämpfen noch immer um ihr Leben. Ich habe Angst, weil ich das so noch nicht erlebt habe. Aber der Oberarzt weiß, was er tut. Sie sind in den besten Händen. Sie kommen jetzt auf eine Intensivstation, auf der Sie bestens überwacht werden. Sie und das Kind haben überlebt, das ist jetzt das Wichtigste.«*

Gott sei Dank, wenigstens eine nette Stimme, ein wenig Verständnis.

Auf der Intensivstation werde ich in die linke Ecke gefahren und dort an die Monitore angeschlossen.

»Wir müssen Ihnen noch mal Blut geben«, sagt mir da ein weiterer Arzt, »ist das okay?«

Keine Frage, das ist okay. Ich will leben, für mein Kind und für mich.

Einer der Gynäkologen sagt noch: »Und sehen Sie zu, dass Sie aufhören zu bluten, sonst müssen wir morgen Ihre Gebärmutter herausnehmen.«*

Plötzlich ist es unheimlich wichtig, dass ich meine Gebärmutter behalte, so unbeschadet wie möglich hier herausgehe.

Ich will sie nicht hergeben und wenn ich das überstehe, möchte ich auch noch ein zweites Kind. So beschwöre ich die ganze Nacht mein Blut, es möge aufhören in meinen Bauch zu fließen. Gut, dass er mir das gesagt hat, so kann ich wenigstens den Heilungsprozess über meinen Geist unterstützen.

Am nächsten Morgen kommt die Visite des Gynäkologen. Er kommt mit einer großen Anzahl Assistenzärzten und Studenten ins Zimmer, denen er dann meine Geschichte erzählt. Er deckt mich auf und will sich zwischen meinen Beinen zu schaffen machen.

»Bitte«, unterbreche ich ihn, »würden Sie die ganzen Zuschauer rausschicken? Einer kann noch bleiben, aber die Menge hier ist mir zu groß, ich bin trotz Patientin auch noch ein Mensch mit Schamgefühl.«

Der Oberarzt entschuldigt sich und schickt alle bis auf einen Arzt nach draußen.

Schließlich frage ich voller Angst: »Und?«

»Was, und?«, antwortet er.

Ich kann es kaum glauben, dass er mich nicht gleich versteht. Aber ich rede weiter: »Hat es aufgehört zu bluten, kann ich meine Gebärmutter behalten?«

Er schaut mich irritiert an: »Na ja, sieht ja im Moment ganz gut aus.«

»Wie Sie gesagt haben, habe ich nämlich die ganze Nacht mein Blut beschworen. Für mich ist es unheimlich wichtig, dass ich meine Gebärmutter behalte, wissen Sie?«

Er scheint zu verstehen, dass die Situation für mich eine völlig andere Bedeutung hat als für ihn, und wird etwas freundlicher: »Also im Moment glaube ich, dass Sie es so weit geschafft haben. Die Blutung scheint gestoppt zu sein. Wir gehen erst einmal davon aus.«

Auf dem Nachttischchen habe ich ein Bild von Gerion. Immer wieder nehme ich es zu mir und schaue es an. Ich finde ihn un-

glaublich hübsch. Wenn ich ihn doch endlich im Arm halten könnte. Aber ich fühle mich auch noch sehr schwach. Ich hoffe so sehr, dass es ihm gut geht. Meine Gedanken sind bei ihm und hüllen ihn zärtlich ein.

Im Bett direkt neben mir liegt ein Mann. Es scheint ihm sehr schlecht zu gehen. Ständig hat er Besuch von Verwandten, die still Abschied zu nehmen scheinen. Tatsächlich muss ich miterleben, wie er am nächsten Tag diese Welt verlässt. Ich schütze mich, in dem ich meinen Kopf in die andere Richtung drehe. Innerlich sage ich mir immer wieder den gleichen Satz: Bald werde ich hier draußen sein und mein Kind im Arm halten, alles wird gut. Kommen Gedanken an den sterbenden Mann hoch, stelle ich mir vor, dass er gerade mit viel Liebe im Jenseits empfangen wird. Er hat es geschafft.

Zum x-ten Mal nehme ich an diesem Tag das Bild von Gerion in meine Hand und schaue es an. Tränen rollen über meine Wangen, ich habe ihn immer noch nicht im Arm gehalten oder auch nur gesehen. Das bemerkt eine Ärztin, die heute auf dieser Intensivstation Dienst hat – und die offensichtlich ein Mensch mit Mitgefühl ist. Ich höre sie mit den anderen Ärzten reden: »Warum bringt ihr die Frau nicht zu ihrem Kind?«

»Die Gynäkologen haben immer noch keinen Platz frei«, antwortet ein Kollege.

»Dann holt das Kind hierher!«

»Aber das geht doch nicht, das ist eine viel zu große Infektionsgefahr, und außerdem kann es keiner holen.«

»Dann sagt ihrem Mann Bescheid, dass er es holen soll. Ihr könnt die Frau ja abstöpseln und in die Schleuse fahren. Aber sie muss endlich zu ihrem Kind.«

Es ist vollkommen klar, dass dieser Engel keine Widerworte duldet.

Tatsächlich werde ich einige Zeit später in die Schleuse gefahren, und Volker kommt mit Gerion. Er legt ihn in meinen Arm

– und ich bin hin und weg. In echt ist er noch tausendmal hübscher als auf dem Bild. Wie kann ein Baby so wunderschön sein und mein Herz so tief berühren! Was für ein Wunder!

Ich spüre eine unbändige Kraft und Willensstärke, es ist keine Frage mehr, dass ich das alles hier mit ihm durchstehen werde. Ich lege ihn an, aber Volker ist unsicher: »Ich weiß nicht, ob du das darfst. Es ist doch noch nicht geklärt, ob du die neue Blutverdünnung bekommen darfst.«

Aber mein Gefühl ist übermächtig. Nichts kann mich jetzt davon abbringen, meinen Sohn anzulegen. Das ist das Wichtigste im Universum. Obwohl bereits zwei Tage seit der Geburt vergangen sind und er in dieser Zeit außer Wasser noch nichts zu trinken bekommen hatte, nimmt er sofort meine Brust und saugt stark und kräftig. Wie wunderbar!

Ich weine vor Freude und auch Volker ist nun mitgerissen von diesem berührenden Moment. Wir erleben ihn beide als Himmelsgeschenk. Möge er eine Ewigkeit dauern.

Genau in diesem intimen Moment kommt der Gynäkologe dazu. Er sieht, dass ich stille und das gefällt ihm gar nicht: »Wir wissen noch nicht, ob Sie stillen dürfen, wir müssen erst klären, ob wir Ihnen das Orgaran verschreiben können.«

Erst schaue ich ihn ganz entgeistert an, dann spüre ich die Wut in mir aufsteigen, die Wut einer Löwin, die ihr Junges verteidigt. Ich herrsche ihn an: »Ich will Ihnen mal was sagen, ich habe gerade zum ersten Mal mein Kind im Arm, dies ist ein ganz besonderer Moment, den ich allein mit meinem Mann und meinem Sohn erleben möchte. Und Sie stören da gewaltig, erst recht mit so drohenden Aussagen. Verlassen Sie jetzt bitte den Raum, wir können später darüber reden.«

Er wird ganz rot im Gesicht, dreht sich um und verlässt schnaufend den Raum. Ich werde wohl um das Orgaran und das Stillen kämpfen müssen. Aber jetzt bin ich mir sicher, dass ich mir diesen wundervollen Moment mit meinem kleinen Sohn und meinem Mann um nichts in der Welt nehmen lasse. Ich bin bereit, jeden Preis zu zahlen.

Volker schaut mich schmunzelnd an, so eine klare abweisende Reaktion einem Arzt gegenüber ist er bislang von mir nicht gewöhnt. Er gibt mir einen Kuss auf die Stirn und sagt: »Meine Löwin.«

Ich genieße diesen perfekten Moment.

Die Zeit kommt mir unglaublich kurz vor, bis ich mich wieder trennen muss.

Als ich wieder im Intensivbett liege, kommt der Oberarzt der Intensivstation zu mir: »Frau Gleising, die Gynäkologen waren hier, sie wollen ein Lungenszintigramm durchführen. Ich habe das abgelehnt, weil es für sie keine therapeutische Konsequenz hat. Ihre Sauerstoffsättigung liegt wieder bei 98 Prozent, das ist super. Und warum und wieso, interessiert mich da nicht. Daher habe ich diese Untersuchung abgelehnt. Wenn Sie zurück auf Station sind, wird man damit wieder auf Sie zukommen, dann müssen Sie das entscheiden.«

Ich bedanke mich – und mir ist klar, dass ich dem nicht zustimmen werde. Die spinnen wohl!

Am nächsten Tag komme ich endlich auf Station. Zwar liege ich zunächst noch im Aufwachzimmer, aber ich bekomme zumindest tagsüber mein Kind. Das Stillen klappt weiterhin und ich bin glücklich bis zum Anschlag. Das Leben gehört wieder mir.

Tatsächlich teilt mir der Gynäkologe mit, dass ein Lungenszintigramm gemacht werden müsse. Ich bin vorbereitet und sage in sicherem Ton: »Nein, das möchte ich nicht, das hat für mich keine therapeutische Konsequenz und meine Sauerstoffsättigung ist absolut ausreichend.«

Daraufhin wird er nachdrücklich: »Frau Gleising, wenn Sie das Orgaran von uns verschrieben bekommen wollen, müssen Sie uns mit dem Szintigramm schon entgegenkommen.«

Der Schreck fährt mir in die Glieder. Da ist er, der Preis: Stillen und eventuell sterben (ohne Orgaran), stillen und leben mit Szintigramm (und Orgaran). »Kann es sein, dass Sie mich gerade versuchen zu erpressen?«

»So würde ich das nicht nennen«, antwortet er, »aber wir wissen noch nicht viel über das Orgaran und wollen auf Nummer sicher gehen, dass Ihnen nichts passiert.«

Nach einer kurzen Bedenkpause antworte ich klar und sicher: »Ich glaube, Sie haben Angst, dass ich Sie anzeigen werde. Hier ist nämlich einiges falsch gelaufen. Warum haben Sie den Eingriff gemacht, ohne den Experten zu benachrichtigen, wie es ausgemacht war? Warum haben Sie mich belogen, was die Zustimmung von Dr. S. angeht? Warum muss dieses Szintigramm gemacht werden, das für mich völlig nutzlos ist und nur Schaden bringt? Versetzen Sie sich doch mal in meine Lage. Würden Sie das Ihrer Frau antun? Nur aus Interesse, eine frisch eingeschossene Milchbrust radioaktiv zu belasten? Sie wissen doch gar nicht, was das für Folgen für mich haben kann. Kommen Sie raus aus ihrer wissenschaftlichen Medizinburg! Vor Ihnen sitzt ein Mensch, eine Mutter, die ihr Baby gegen alles verteidigen wird. Vergessen Sie Ihr Szintigramm, ich werde es nicht machen. Und wenn Sie mir das Orgaran nicht verschreiben wollen, werde ich einen anderen Arzt finden, der das tut. Sollte ich in der Zwischenzeit eine erneute Thrombose bekommen, weil ich nicht genügend Blutverdünnung hatte, werden mein Mann und ich Sie wegen unterlassener Hilfeleistung anzeigen. Und jetzt möchte ich, dass sie meine Entlassung für morgen vorbereiten und mich mit ausreichend Orgaran für die nächsten Tage versorgen.«

So eine Reaktion ist er offensichtlich nicht gewöhnt. Mit halb offenem Mund ringt er nach Worten: »Das ist ja unerhört, was erlauben Sie sich! So spricht man nicht mit mir.«

»Mann vielleicht nicht, aber Frau! Vor Ihnen sitzt eine Löwin, die ihr Kleines verteidigt. Seien Sie ehrlich, Sie wollten mich gerade erpressen.«

»Ich gebe zu, dass ich ein wenig Druck gemacht habe, da ich sicher bin, dass das Szintigramm von großem Nutzen ist.«

»Für Sie vielleicht, aber ganz bestimmt nicht für mich. Und wenn Sie Angst haben, mir das Mittel zu verabreichen, dann reden Sie mit dem Experten Dr. G., ein Szintigramm bringt Sie diesbezüglich nicht weiter. Meine Sauerstoffsättigung ist mehr als ausreichend. Und für Ihr wissenschaftliches Interesse stehe ich Ihnen nicht zur Verfügung, da Sie mir und meinem Kind mit der radioaktiven Substanz schaden würden.«

Jetzt fällt ihm nichts mehr ein, beleidigt dreht er sich um und geht schnaubend davon. Das Beste daran ist, das ich mich im Moment stark und sehr lebendig fühle – und von Schuldgefühlen keine Spur!

Affirmation: Ich stehe für mich und meine Unversehrtheit ein.

Endstadium

Im August 2013 zeigt der Tumormarker einen Wert von 34,7. Noch im Januar war er bei 431,4. Auch mein Blut erholt sich zunehmend, sodass wir im September die Chemotherapie weiterführen können. Allerdings lege ich immer wieder mehrere Wochen Pause ein, da sich besonders meine Leukozyten sehr schlecht erholen. Eigentlich erholen sie sich gar nicht, deshalb bekomme ich die Chemo sogar bei Werten von unter 3 verabreicht. Teilweise sind meine Leukozyten aber noch niedriger, einmal sogar bei 1,7. Gleichzeitig entwickelt sich mein Tumormarker wieder negativ. Im November ist er bei 76 und Ende Februar 2014 sogar bei 164. Vinorelbine scheint nicht mehr zu wirken. Hat es das überhaupt in den vergangenen Monaten? Schließlich ist der Marker seit der Gabe im September stetig angestiegen.

Im März 2014 werde ich auf Xeloda (eine andere Chemotherapie) umgestellt. Auch die kann ich nur sehr selten bekommen, denn meine Blutwerte sind weiterhin miserabel. Thrombozyten, Leukozyten und Hb – alle sind deutlich zu niedrig.

Zu Ostern, am 19. April, werde ich wieder ins Krankenhaus eingeliefert. Meine Schmerzen sind unerträglich geworden. Sie strahlen in Arme und Beine aus. Erfreulicherweise zeigt der Knochenbefund, dass die Knochen wieder stabil geworden sind, allerdings scheinen osteoplastische Metastasen auf die Nerven zu drücken und so die Schmerzen zu verursachen.

Im Krankenhaus lasse ich mir einen Stift und Papier geben. Ich mache eine Bestandsaufnahme: Ich habe metastasierten Krebs. Ausgehend von der Brust habe ich Metastasen in den Lymphen, in den Knochen, in der ganzen Wirbelsäule bis ins Becken, auf der Lunge, und ich hatte 16 Hirnmetasta-sen, die sich unter 30 Bestrahlungen ganz gut zurückgebildet haben.

Die meisten sind schockiert, wenn sie das hören: »Das würde ich nicht aushalten. Wie machst du das? Du musst unheimlich stark sein.« Ich sehe die Angst in ihren Augen, dass auch sie so ein Schicksal erwischen kann. Aber – so schlimm ist das gar nicht! Es ist verrückt, je kränker ich werde, desto mehr kann ich lachen, lachen über alles Mög-liche. Der Trick ist, den Moment als mein ganzes Leben an-zusehen. Unglaublich, was in dem einen Moment alles ent-halten ist.

Meine Mitpatientin im Zimmer redet gerade auf mich ein, ohne Punkt und Komma. Sie ist Asiatin und spricht deutsch mit mir, aber so unklar, dass ich kaum etwas verstehe. Ich kann jetzt auf zwei Arten reagieren: Ich kann auf Distanz gehen, mich abwenden, und dabei denken: »Was textet die mich so zu? Ich muss mich schützen!« Oder ich entscheide mich für den anderen Weg und lausche, was das Universum mir gerade schenken will.

Das mache ich dann auch: Ich sehe sie reden und werde ganz leer, ein Feld tut sich auf, mein Herz wird weit. Ich spüre ihre Angst, aber auch ihre Dankbarkeit, dass ihr end-lich jemand zuhört und einfach nur Aufmerksamkeit schenkt. Wie wunderbar, ich sehe ihre Schönheit. Dieser Moment ist gerade alles, was zählt. Es gibt nichts zu tun, nichts zu planen, nichts zu erledigen. Ich fühle mich frei, ich bin irgendwie ausgestiegen. Das Hamsterrad funktioniert nicht mehr. Ich musste so viele Dingen loslassen, meine Brust, Sport machen zu können, ein schmerzfreier Körper. Vor allem aber die Illusion, die Zukunft planen zu können. Im Grunde kann das keiner wirklich, auch die scheinbar Ge-sunden nicht. Dies alles katapultiert mich immer wieder di-rekt ins Hier und Jetzt. Manchmal kann ich dann weinen vor Liebe und Dankbarkeit, dass alles so ist, wie es ist. Ich bin mir sicher, dass es eine höhere Intelligenz gibt, die uns leitet, an der wir teilhaben.

Aber ich bin auch traurig. Ostern war mit meiner Familie inklusive meiner Mutter geplant. Auf der Herfahrt im Auto habe ich in Volkers Armen geweint. Mir fällt unsere Hochzeit ein und meine Freundin Felizitas, die damals die Predigt gehalten hat. »Wer weiß, wozu es gut ist« war die Essenz der kleinen Geschichte, die sie erzählt hat:

Es war einmal ein Bauer, der scheinbar großes Glück hatte. Über Nacht war ihm ein wunderschönes weißes Pferd zugelaufen. Es schien niemandem zu gehören, er fragte gründlich in seiner Umgebung nach. Wie ein Lauffeuer sprach es sich herum, und man war sich einig, dass der Bauer ja ein rechter Glückspilz sein müsste. Der Einzige, der sich in seiner Beurteilung zurückhielt, war der Bauer selbst. Er antwortete immer wieder: »Wer weiß, wozu das gut ist.«

Nach ein paar Wochen war das Pferd plötzlich morgens verschwunden.

»Oh, wie furchtbar«, jammerten da seine Mitmenschen. »Da hat er so ein großes Geschenk bekommen und jetzt ist es einfach wieder weg. Hätte er es doch gar nicht erst gehabt, dann wäre er jetzt nicht so traurig.«

Aber der Bauer war gar nicht so traurig. Wieder hörte man ihn sagen: »Wer weiß, wozu das gut ist.«

Eines Morgens jedoch, als der Bauer mit seinem Kaffee an das Fenster trat, traute er seinen Augen kaum. Das Pferd war zurückgekehrt und hatte eine ganze Herde von wunderschönen Stuten und Fohlen im Schlepptau. Schnell öffnete er seinen Zaun und war nun stolzer Besitzer von so vielen wertvollen Pferden. Wieder ereiferte man sich im Dorf, was für ein Glückspilz dieser Bauer sei.

Doch dieser, sich offenbar seines Glückes gar nicht so bewusst, erwiderte erneut: »Wer weiß, wozu das gut ist.«

Die Pferde waren wild und hatten noch keinen Sattel gesehen. So machte sich der Sohn des Bauern daran, diese einzureiten. Das war eine harte und gefährliche Arbeit, und so war es auch nicht verwunderlich, dass er von einem Pferd heruntergeworfen wurde. Dabei brach sich der Sohn ein Bein. Und wieder war man sich einig, was für ein Pechvogel der Bauer doch sei. Nun hatte er die vielen Pferde, aber sein Sohn stand ihm als Hilfe nicht mehr zur Verfügung, er musste gepflegt werden. Doch der Bauer antwortete unbeirrt: »Wer weiß, wozu das gut ist.«

Kurze Zeit später rief der König im ganzen Land Krieg aus und die Soldaten gingen von Haus zu Haus, um alle Männer, besonders natürlich die jungen und starken, zu rekrutieren. Ein Mann mit einem gebrochenen Bein kam dabei natürlich nicht in Frage.

»Wie ist er doch zu beneiden, der Bauer, er darf seinen Sohn behalten.« Wirklich?

»Wer weiß, wozu das gut ist.«

Und wer weiß, wozu es gut ist, dass dieses Ostern nicht so verläuft, wie ich das geplant hatte. Ich gebe mich dem hin, was auch immer geschieht.

Ohne großartige Fortschritte gemacht zu haben, werde ich am 26. April wieder entlassen. Im Gegenteil: Inzwischen wird mir immer wieder übel. Mindestens einmal am Tag muss ich erbrechen. Natürlich habe ich so auch kaum Appetit und fange an abzunehmen. Völlig erschöpft, aschgrau im Gesicht und kaum noch in der Lage, mich aufrecht zu halten, komme ich am 2. Juni wieder in die Klinik. Diesmal werde ich auf die Palliativstation einer anderen Klinik weiter verwiesen. Hier bemühen sich die Ärzte sehr darum, meine Schmerzen in den Griff zu bekommen. Man gibt mir das Schmerzmittel Hydromorphon, das ich zunächst auch ganz gut vertrage. Meine Nieren haben Schaden genommen, daher die aschgraue Farbe meiner Haut. Erstmals bekomme ich hier Metoclopramid (MCP) gegen Übelkeit und Erbrechen.

Die Ärzte vermuten auch, dass mein Port entzündet sein könnte. Er lässt sich zunehmend schlechter befahren. Ist er angestochen, bekomme ich nach kurzer Zeit starke Schüttelkrämpfe, mir ist kalt bis auf die Knochen. Aber letztlich werden die Krämpfe doch psychosomatisch gedeutet: »Sie haben Ängste, was in Ihrer Situation ja auch zu verstehen ist.«

Ich bekomme Stunden bei einer Psychologin. Sie ist sehr kompetent und kann gerade in meiner Familiensituation einiges verbessern. Sie spricht einzeln mit den Kindern und mit Volker. Sie bekommen so die Möglichkeit, sich auszusprechen, was ihnen sehr guttut. Das kann ich spüren, was mich wiederum entlastet. Aber es ändert nichts an den Krämpfen. In der Regel treten sie ein, nachdem der Port befahren wurde. Mir wird eiskalt, meine Muskeln versteifen sich schmerzhaft, und ich zittere am ganzen Körper. Das Schlimmste daran ist, dass ich nichts machen kann. Ich bin absolut hilflos ausgeliefert. Eigentlich ein klarer Hinweis auf eine Entzündung des Portes, doch die recht einfache Abklärung wird nicht vorgenommen.

Wieder macht mein Zustand keine positiven Fortschritte und so komme ich am 30. Juni wieder nach Hause. Noch im Krankenhaus besprechen wir das weitere Prozedere. Ist es klug, mich schon im Hospiz anzumelden? Eigentlich will ich zu Hause sterben. Wir beschließen, dass wir es erstmal so versuchen. Doch auch das muss organisiert werden. Zu Hause besucht mich ein Team für spezialisierte ambulante Palliativversorgung, bestehend aus einem Arzt und einer Sozialarbeiterin. Sie wirken allerdings ziemlich unmotiviert. Volker fragt sie auch, ob meine Symptome vom MCP herrühren könnten.

»Das sind die Hirnmetastasen, die wieder aufgetreten sind«, antwortet der Arzt.

Wir wissen heute, dass das MCP bereits seit April 2014 als Langzeitmedikament verboten wurde: Es soll nicht länger als fünf Tage gegeben werden. Ich bekomme es jetzt schon seit fünf Wochen. Viele der schwerwiegenden Symptome, unter denen ich gerade leide, sind als Nebenwirkungen dieses Medikaments beschrieben.

»Aber das MRT von vor zwei Monaten hat doch gezeigt, dass sie alle weg sind«, widerspricht Volker.

»Dann sind sie eben jetzt wiedergekommen.«

Mir geht es immer schlechter. Ich kann kaum noch etwas essen. Wenn ich doch etwas zu mir nehmen kann, muss ich es nach kurzer Zeit wieder von mir geben. Entsprechend verliere ich rapide an Gewicht. Zudem bin ich kaum noch ansprechbar. Ich dämmere immer wieder weg.

Jeden Tag bekomme ich Besuch von Freunden und Freundinnen, die mich ein letztes Mal sehen wollen. Zu einem langen Kontakt bin ich aber nicht mehr fähig. Ich kann kaum noch gehen, das Reden fällt mir schwer. Manchmal habe ich schon mitten im Satz vergessen, was ich eigentlich sagen wollte. Ich bin die meiste Zeit bereits in einer anderen Welt. Sie ist zunächst erlösend und nicht bedrohlich. Mir ist die Situation bewusst, und gleichsam ist sie auch irgendwie in Ordnung. Ich bin unglaublich müde, ich habe kaum noch Energie für das Leben. Ich verabschiede mich immer wieder von Volker und den Kindern, weil keiner weiß, ob ich am nächsten Tag noch lebe.

Wenn ich wach bin, fühle ich aber auch den Stress, den Volker mit mir hat. Der Alltag muss ja weitergehen, und keiner weiß, wie lange das mit mir noch so geht. Dass es Volker nicht gut geht, macht auch mir große Sorge. Darüber habe ich hilfreiche Gespräche mit meiner Freundin Elke. Zeitgleich kommt die Nachricht aus dem Hospiz, dass ein Platz für mich frei geworden ist. Ich nehme es als ein Zeichen und freunde mich mit dem Gedanken einer Verlegung ins Hospiz nach Wetzlar an: Ich stimme zu.

Hospiz und Heilung

Wieder wird es Zeit für einen Abschied. Den letzten Abschied. Ich höre die Ambulanzpfleger auf der Treppe mit der Trage hantieren, jetzt wird es ernst. Ich werde unsicher und klammere mich an Volker. Ich will nicht weg. Keine Frage, Volker ist sich sicher, dass es so das Beste für uns alle ist. Ich habe ja auch schon zugestimmt. Ich suche den Blickkontakt mit Elke – auch sie ist sich sicher. Schließlich gebe ich nach. Die Pfleger tragen mich die Treppe hinunter in den Krankenwagen und wir fahren los. Der Wagen ist unglaublich laut. Elke sitzt neben mir und hält meine Hand, das tut mir gut. Plötzlich ist es kein Krankenwagen mehr, in meinem Kopf wird er zu einer Art Helikopter, aha, denke ich, deshalb ist das so laut! Es ist so schrecklich laut, wann sind wir endlich da? Ich fühle mich so ausgeliefert.

Ich falle in einen tiefen Schlaf. Es ist Krieg, die Nazis verfolgen die Menschen und auch ich werde von ihnen verfolgt. Ich bin ein etwa achtjähriges Mädchen und befinde mich in der Nähe von Marburg. Ich ducke mich unter der kleinen Brücke, um den Häschern zu entkommen, aber es hat keinen Sinn. Sie ergreifen mich, sie werden mir gleich Gewalt antun. Ich habe schreckliche Angst. Sie stürzen sich auf mich, Schmerzen überall. Dann umgibt mich Dunkelheit. Plötzlich bin ich meine Mutter. Ich versinke ins Nichts. Als ich wieder aufwache, höre ich die kreischende Stimme einer KZ-Aufseherin. Sie scheint eine Polin zu sein, sie spricht gebrochenes Deutsch. Sie will etwas von mir, ich kann es ihr nicht recht machen. Dann bin ich im Krankenzimmer, die Stimme der Polin stellt sich als die Stimme der Krankenschwester heraus. In bin weiter in meinem Wahn und glaube, dass sie mir absichtlich weh tut. Das muss ich Volker sagen, wenn er mich besucht. Wird er mir glauben, dass ich hier gefoltert werde?

Als ich das nächste Mal aufwache, sehe ich etwas klarer. Die Krankenschwester ist wieder da. Ich kann gar nicht glauben, dass sie noch eben so gemein zu mir war. Ich beschließe, auf jeden Fall auf der Hut zu sein.

Später werde ich feststellen, dass sie eine der nettesten und liebevollsten Krankenschwestern im Hospiz ist. Aber alle Pflegerinnen sind einfach klasse. Ich bekomme so viel Respekt, Hilfe und Freundlichkeit, dass es überhaupt keinen Spaß macht zu sterben. Leben ist so viel schöner.

Anstatt zu sterben, geht es mir von Tag zu Tag etwas besser. Am dritten Tag wage ich im Bad einen Blick in den Spiegel. Ich bin tief schockiert: Ich sehe tatsächlich so dünn aus, als hätte ich Monate in einem KZ verbracht. Die Knochen stehen überall hervor, wo Muskeln sein sollten, hängen Hautlappen. Ich verstehe nun, warum ich nicht allein aufstehen darf und auch nicht ohne Hilfe ins Bad gehen soll. Aber ich lebe und genieße gerade die Fürsorge des Pflegers. Er macht einen lockeren Eindruck, wir machen sogar zusammen ein paar Späße. Ich kann wieder lachen! Vorsichtig fange ich wieder an zu essen – und in der Regel kann ich das Essen jetzt bei mir behalten. Auch mein Hungergefühl kommt langsam zurück. Nach etwa einer Woche bekomme ich ein richtiges Frühstück ans Bett. Saft, Ei, Kaffee, Quark, Marmelade, Brötchen. Es fehlt an nichts. Das Frühstück entwickelt sich nun zu meinen liebsten Augenblicken des Tages. Ich sitze im Bett, bekomme alles angeliefert und genieße meinen Appetit und das Essen. Wie lange ist es her, dass ich so viel und mit so viel Appetit gegessen habe?

Insgesamt habe ich, besonders was die ersten Wochen angeht, wenige klare Erinnerungen. Für lange Phasen bin ich schon in einer anderen Welt. Frau Dr. Wille rettet mir aber ohne Zweifel in dieser Zeit das Leben. Als Erstes setzt sie das Medikament MCP ab, es ist für viele meiner akut lebensbedrohlichen Symptome verantwortlich. Dann verdreifacht sie meine Schmerzmitteldosis mit Palladon. Endlich schmerzfrei! Wie soll man das beschreiben? Eine unendliche Gnade! Jetzt kann mein Körper weiter heilen.

Und möglicherweise hat Palladon auch auf stofflicher Ebene geholfen, die Krebszellen zu beseitigen. Palladon ist ein Opioid und vom Aufbau her dem Methadon sehr ähnlich. Die Forscherin Dr. Ulrike Friesen untersucht seit einigen Jahren an der Universität Ulm die Wirkung von Methadon auf Tumorzellen und kann erstaunliche Erfolge nachweisen. Das kann auch Dr. Hilscher in Iserlohn bezeugen, der schon vielen Krebspatienten damit geholfen hat. Anscheinend hilft Methadon den körpereigenen Abwehrzellen oder wahlweise auch der Chemotherapie, die Tumorzellen zu zerstören. Gerade Brustkrebszellen bauen eine Schutzschicht um sich herum auf, die es den Abwehrzellen schwer macht, die Tumorzelle zu erkennen. Die These ist, dass Methadon kleine Löcher in diese Milchsäureschicht öffnet, sodass die körpereigenen Abwehrzellen oder auch die Medikamente der Chemotherapie die Tumorzelle besser erreichen können.

Bald werde ich mittags nach unten in den Speisesaal geschoben. Dort wird in einer kleinen Küche das Essen frisch für uns zubereitet. Teilweise isst auch das Personal mit. Am Tisch herrscht eine ausgelassene, ja lebensfrohe Stimmung, von der ich mich gerne anstecken lasse. Hier werde ich als Mensch gesehen, nicht als Patientin, die demnächst abtritt. Ich werde als lebendig wahrgenommen, das Sterben bleibt im Hintergrund. Wie wunderbar!

Jeden Tag bekomme ich Besuch von meinen Freunden und Freundinnen. Im Netz hat Danni einen Terminplan eingerichtet, in dem die Besuche organisiert werden. Es kommt an jedem Tag jemand anderes, sodass ich mich ohne große

Anstrengung auf den jeweiligen Besuch ganz einlassen kann. Das ist mein Pensum für den Tag, und mehr wäre auch gerade am Anfang meiner Zeit noch zu viel gewesen. Vor dem Hospiz befindet sich ein alter Kasernenhof. Zunächst werde ich von meinem Besuch im Rollstuhl dort im Karree herumgefahren. Mit der Zeit steige ich für kurze Strecken aus. Dann schaffe ich die ganze Runde, und schließlich schaffe ich, den Rollstuhl schiebend, den ganzen Rundgang.

Irgendwann in dieser Zeit kommt einer der Ärzte mit einem Anliegen zu mir: »Frau Gleising, bitte verstehen Sie mich nicht falsch, aber unser Hospiz ist voll. Könnten Sie sich vorstellen, eine Etage höher in eine kleine Fremdenwohnung zu ziehen? Sie ist eigentlich für Besucher oder Ärzte gedacht. Meinem Vater geht es sehr schlecht, vielleicht könnten wir ihn dann in Ihr Zimmer legen. Aber bitte, fühlen Sie sich nicht gedrängt. Sie haben das Anrecht auf das Zimmer. Schauen Sie sich doch einfach mal die Ferienwohnung an.«

Das tue ich, und was soll ich sagen? Einfach wow, auf mich wartet eine wunderschöne kleine Ein-Zimmer-Wohnung mit Einbauküche und eigenem Bad. Da brauche ich nicht zu überlegen. Ja!

Ich ziehe um und lebe ab jetzt in meiner »Ferienwohnung« über dem Hospiz. Eigentlich bin ich schon gar keine Patientin mehr. Ich fühle mich so, als ob ich über den Dingen schwebe. Obwohl bis hierhin kein Fahrstuhl reicht, bekomme ich dennoch weiterhin mein Frühstück hochgebracht. Die zusätzlichen Treppen kommen mir gerade recht. Ich wollte sowieso in meinem Trainingsprogramm einen Schritt weiterkommen.

Als beim Schreiben meines Buches dieses Kapitel an der Reihe war, bat ich meine Freunde, mir bei meinen Erinnerungen zu helfen. Wenn sie mir von ihren Besuchen erzählen, fällt mir in der Regel wieder alles ein. Ich liebe diese Momente, wenn meine Erinnerungen zurückkommen. Hier sind ihre Berichte:

Ich habe Dich mehrmals besucht, das erste Mal war ich etwa ein bis zwei Stunden bei Dir.

Erst hast Du geschlafen, irgendwann warst Du dann wach. Du warst ansprechbar, wenn auch nicht immer ganz klar. Von Dir oder von einer der Mitarbeiterinnen erfuhr ich, dass Du darunter leidest, dass Dich keiner besucht. Das stimmte so gar nicht, aber am Anfang Deines Aufenthaltes hattest Du die Besucher immer wieder vergessen.

Bildhaft vor Augen habe ich noch, dass Du halb aufrecht in Deinem Bett gesessen hast. Dir schien klar zu sein, dass Du halluziniert hattest und das auch jetzt zum Teil noch tatest. Vor Deinem Auge schienen drei Gestalten zu erscheinen, Du hast ihnen dann gesagt, dass sie hier nicht hingehörten und hast sie mit Gestik und Sprechen weggeschickt. Kann sein, dass mein Vater einer von den Gestalten war.

Ich klärte mit einer Mitarbeiterin ab, dass ich Dir einen Fotokarton zuschneide und gestalte, auf dem die Besucher bei ihrem Besuch jeweils ein Foto hinterlassen können. Damit Du nicht denkst, dass keiner kommt, sondern Du dich geliebt und getragen fühlen kannst.

Das nächste Mal war ich mit Anna da. Mittlerweile hingen schon Bilder von Freunden auf dem Fotokarton. Du hast gerne immer wieder darauf geschaut und Dich über Deinen Freundeskreis gefreut. Über die Rundmails, die jemand von Deinen Freunden ins Leben gerufen hatte, wurde genau berichtet, wie es Dir geht und was Du brauchen könntest (bis Du dem »über Dich schreiben« einen Riegel vorgeschoben hast).

Ich bin noch öfters gekommen. Und irgendwann ging es Dir dann von Mal zu Mal besser. Nach dem Besuch mit Anna habe ich Dich mit dem Rollstuhl in dem Viertel herumgeschoben. Auf die Toilette konntest Du nur noch in Begleitung. Wir haben über das Sterben geredet und Du sagtest, dass Du jetzt bereit wärest. Weggegangen bin ich jedes Mal mit dem Wissen, dass dieses Mal vielleicht das letzte Treffen war.

Nach etwa drei Wochen ist Volker mit den Kindern in den

noch von Dir geplanten Urlaub nach Portugal gefahren. Vorher hattest Du Angst, eventuell allein sterben zu müssen. Ich habe Dir versprochen, in dieser Zeit zu kommen.

Als es dann so weit war, ging es Dir gesundheitlich schon deutlich besser. Nicht, dass wir mit Heilung gerechnet hätten, nur dass Du noch ein bisschen Zeit hast. Einmal habe ich auch bei Dir übernachtet. Wir hatten eine richtig gute Zeit. Haben mit Erfolg diesen Film gesehen, den keiner von uns beiden wirklich verstanden hat. Das lag nicht an Deinen Hirnmetastasen, ich hatte keine und kam trotzdem nicht mit. Aber es war schön, zusammengekuschelt zu liegen, einen Film zu gucken und zu reden.

Es war ganz selbstverständlich, dass ich im Hospiz mitessen durfte. Die Art, den Essensplan zusammenzustellen, fand ich echt toll. Du konntest nach Lieblingsgerichten entscheiden, Gesundheitsaspekte spielten für die Besucher und Bewohner des Hospiz keine Rolle (mehr). Insgesamt habe ich die Atmosphäre sehr schön gefunden, der Umgang und alles eigentlich.

Gerne haben wir im Garten gesessen und das Gesicht in die Sonne gehalten.

Schließlich sind wir auch mal mit dem Auto ins Städtchen gefahren und haben brav den Rolli mitgenommen. Den hast Du dann fast die ganze Zeit geschoben.

Die Zeiten mit Dir im Hospiz waren immer ganz innig und intensiv und auch durch Freude geprägt.

Deine Tine

———

When I was on the way to visit you in the Hospice, I was very worried that you would be lying in bed unable to move. Only able to perhaps lift your hand a bit. I was a bit afraid that you might die while I was there. But I thought that I could do something for you if this happened and hold your hand.

I did not expect that you would walk to greet me wearing bright cheerful clothes!!

As you know I brought a knitted toy that you made for me all those years ago. I brought my diaries from the time when you stayed with me. We had a laugh reading what I had written. The time I spent with you in the hospice were very special moments.

When I left, I was upset, but also very hopeful. I thought you would fight on.

Lots and lots and lots of love

Clare

————

Als ich am ersten Tag im Hospiz ankam, musste ich erst mal warten. Der Pfleger wollte zunächst schauen, ob Du nicht schon zu viel Besuch hast. Das Warten war schrecklich. Diese Stille im Hospiz bringt einen zum Nachdenken, auch in mir wurde es sehr still.

Ich hatte Glück, schließlich kam er zurück und führte mich in Dein Zimmer. Als ich Dich dann in Deinem Bett gesehen habe, habe ich mich sehr erschrocken. Du hattest so viel abgenommen und lagst da wie tot. Deine Freundin Daniela war bei Dir. Als sie mich hereinkommen sah, hat sie uns ein wenig allein gelassen.

Du wolltest, dass ich mich auf Dein Bett setze. Schließlich lag ich neben Dir im Bett, in Deinem Arm. Mir liefen immer wieder die Tränen herunter. Du hast mir einiges über die Pferde im Stall erzählt und dass Gwenni eine neue Reitbeteiligung hat. Du hast ein wenig über das Pferd und die neue Besitzerin erzählt.

Ich war so hilflos, ich wollte Dir so gerne helfen, wusste aber nicht wie. So habe ich immer weiter geweint, bis irgendwann Daniela kam und wir dann gemeinsam auf die Terrasse gegangen sind. Später kam noch eine Freundin von Dir und wir saßen in der Sonne. Das war eigentlich ganz schön.

Als ich mich von Dir verabschieden wollte, hab ich Dich umarmt und Dir versprochen, Dich auf jeden Fall wieder zu besuchen. Ich hatte schreckliche Angst, dass Dir in der Zeit was passieren könnte. Ich habe (und mache es immer noch) zu Gott gebetet, dass Du wieder gesund wirst und Du die Kraft und den Mut bekommst, die Situation zu meistern.

Es war für mich sehr traurig und schwer, Dich in diesem Zustand zu sehen. Ich konnte es nicht fassen, Dich zu verlieren. Du bist eine wichtige Person in meinem Leben und ich wollte auf gar keinen Fall, dass Dir etwas passiert. Für mich war die Situation im Hospiz sehr bewegend und hat mich mitgenommen.

Im Laufe meiner nächsten Besuche habe ich meinen Augen nicht trauen können. Hätte ich das nicht selber gesehen, hätte ich es nicht geglaubt. Du hattest Dich mit jedem Mal ein wenig mehr verändert, und zwar im positiven Sinne. Schließlich konnten wir sogar spazieren gehen. Zunächst habe ich Dich im Rollstuhl gefahren, doch schon bald konntest Du eine kleine Runde laufen. Das Allererstaunlichste aber war, als ich kam und ich Dir beim ganz alleine Spazierengehen begegnete. Stolz erzähltest Du mir, dass es schon Deine zweite Runde sei.

Ich war so glücklich, Dich so lebhaft und voller Freude zu sehen.

Mit jedem Tag hattest Du mehr Lebensenergie in Dir. Wir sind mit einer Freundin von Dir bis hin zur Kletterhalle gelaufen. Das war bislang die längste Runde, die wir dort gemeinsam gemacht haben.

Für mich ist das alles ein Wunder. Ich werde die Zeit, in der Du im Hospiz lagst, nie vergessen. Es war ein ständiges Auf und Ab. Für mich war es das erste Mal, dass ich jemanden, der dem Tode so nahe ist, so dicht begleitet habe.

Ich danke Gott dafür, dass es Dir besser geht.

Liebe Grüße

Elena

Als ich Dich das erste Mal im Hospiz besuchte, war ich aufgeregt und verunsichert. Da ich vorher noch nicht an einem solchen Ort war, wusste ich zunächst nicht, wie ich diese Situation bewältigen würde. Doch die Atmosphäre im Hospiz war so tragend und liebevoll, wir Freundinnen wurden mit einer großen Selbstverständlichkeit willkommen geheißen, sodass ich meine Scheu schnell verlor. Du warst bei jeder Begegnung in Deinem jeweiligen Stadium unglaublich präsent. Zunächst erlebte ich Dich als sehr schwach, der Tod stand unmittelbar bevor, doch dann wurdest Du, für alle überraschend, immer kräftiger. Der Kontakt mit Dir war leicht, da wir die Dinge so nehmen konnten, wie sie sind. Was auch immer möglich war, haben wir daraus gemacht.

Bald habe ich mich bei Dir entspannt und erholt. Ich erinnere mich an einen Nachmittag auf der Terrasse, die Sonne schien, eine Frau spielte auf einer Harfe, es war unglaublich friedlich. Es gab für den Moment keine Ziele mehr, wir waren vollkommen im Hier und Jetzt. Ich habe diese Zeit als sehr versöhnlich wahrgenommen. Heute verstehe ich dieses vollkommene Loslassen und Annehmen von dem, was ist, als wichtigen Teil Deiner Heilung. In dieser Zeit hast Du noch mehr gelernt, Deine Bedürfnisse ernst zu nehmen und sie zu vertreten, Dich von anderen tragen zu lassen.

Diese Zeit hat uns sicherlich alle verändert, und mir ist heute klar, wie wichtig eine liebevolle, gewährende Begleitung in solchen schweren Zeiten ist.

Liebe Grüße
Deine Daniela

Es war ein wunderschöner Septembertag. Ich fuhr mit dem Zug durch eine schöne Landschaft und war auf dem Weg zu meiner langjährigen Freundin, die seit einigen Jahren sehr krank war und nun seit Wochen im Hospiz lebte. Was würde mich erwarten? Wir hatten uns schon länger nicht mehr gesehen, da wir mehrere Hundert Kilometer weit auseinanderleben. In den letzten Monaten vor meinem Besuch bei ihr las ich immer wieder mit bangem Herzen die Berichte ihrer vielen treuen Freundinnen und Freunde, die sie im Hospiz begleiteten und sich gegenseitig auf dem Laufenden hielten. Von Stefanie selbst hatte ich schon seit Monaten keine E-Mail mehr bekommen. Den ganzen Sommer über beschäftigte mich der Gedanke, ob ich es noch rechtzeitig schaffen würde, sie im Hospiz zu besuchen. Ich erinnerte mich daran, wie erschrocken ich war, als ich erfuhr, dass man sie ins Hospiz hatte bringen müssen, und wie traurig die vielen E-Mails mich machten, obwohl sie mich auch erfreuten, denn sie sprachen von Liebe und Hoffnung.

Ich war in diesem Sommer sehr beschäftigt und schaffte es erst an diesem Septembertag, zu meiner Freundin zu fahren. Dafür schämte ich mich, weil ich so lange gebraucht hatte, aber ich freute mich auch auf das Wiedersehen. Als ich ankam, mitten am Vormittag, wurde Stefanie auf ihrem Zimmer angerufen und sie kam mich im Eingangsbereich abholen. Ich war erschrocken und erleichtert gleichzeitig. Sie hatte stark abgenommen, war aber fröhlich und äußerst lebendig. Wir umarmten uns und gingen in ihr Zimmer, das ein schönes, freundlich eingerichtetes Dachzimmer mit wunderschönen privaten Bildern war. Schon das hatte ich mir anders vorgestellt, eher unpersönlicher, trauriger. Wir erzählten uns viel, Stefanie war fröhlich und aufmerksam, und ich wurde immer entspannter angesichts ihrer Vitalität. Zwischendurch erschien ihre Ärztin und sie unterhielten sich ganz locker miteinander. Dann kam eine zweite Freundin, die wohl öfter mal vorbeikam, da sie in der Nähe wohnte. Stefanie schlug einen gemeinsamen Spaziergang vor, über den ich froh war angesichts des schönen Wetters. Es ging bergauf, und ich staunte über ihre Fitness. Natürlich war auch zu spüren, dass sie krank war, aber meine Befürchtungen, es könnte unser letztes Beisammensein sein, schwanden schnell dahin.

Mittags durfte ich mit meiner Freundin zusammen essen und wir beide saßen nicht in ihrem Zimmer, sondern im Essensraum des Pflegepersonals. Dort nahm Stefanie ihre Mahlzeiten inzwischen ein, weil sie so fit war und auf diese Weise nicht allein essen musste. Ich erinnere mich daran, dass ich mir unter einem Hospiz immer einen traurigen Ort vorgestellt hatte, und nun saß ich in fröhlicher Runde mit vielen netten Menschen, und wir aßen zusammen Mittag. Anschließend ruhten wir uns in ihrem Zimmer etwas aus, bevor ich mich wieder auf den Weg nach Hause begeben musste. Plötzlich hatte Stefanie die Idee, mich noch zum Bahnhof zu begleiten. Da ich mir für den Nachhauseweg noch etwas in einem Einkaufszentrum am Bahnhof kaufen wollte, gingen wir zusammen dorthin. Irgendwie sind wir in einer Boutique gelandet und hatten viel Freude daran, Sachen anzuprobieren. Schließlich kauften wir sogar beide das gleiche Sweatshirt, nur in unterschiedlichen Farben. Ich weiß noch, dass ich dachte, dies sei ein besonders gutes Zeichen, denn wer sich neue Klamotten kauft, hat nicht vor, demnächst zu sterben.

Als ich im Zug saß, haben mich die, ehrlich gesagt, unerwartet schönen Stunden noch lange sehr bewegt. Ich war zum Hospiz gekommen, um mich zu verabschieden. Stattdessen habe ich einen ganz normalen, schönen Tag mit meiner Freundin verbracht und bin voller Hoffnung auf ein weiteres Wiedersehen gefahren. Immer, wenn ich unser Sweatshirt trage, denke ich an Stefanie und daran, dass man die Hoffnung niemals aufgeben darf.

Biggi

———

Ich habe immer ein Bild von Dir vor Augen, wie Ihr mich damals in Irland besucht habt. Die Kinder waren noch klein, wir waren zusammen am Strand. Die irische See ist ziemlich rau und kalt, auch im Sommer. Du bist da reinmarschiert wie nix und hast erst mal das Meer im Schmetterlingsstil durchpflügt. Volker und mir fiel ein wenig die Kinnlade runter. Dann hast Du uns zugerufen: »Kommt doch rein! Das ist so toll!«

Das ist das Bild, das ich von Dir im Kopf habe: die starke, sportliche Steffi, voller Energie und Lebenslust.

Als ich Dich zum ersten Mal im Hospiz besucht habe und es Dir noch sehr, sehr schlecht ging, habe ich mich kaum getraut, aufzutreten, so zerbrechlich sahst Du aus. Ich habe mich nur ganz leise hingesetzt, Du hast mitbekommen, dass ich da bin, und dann hast Du mich gefragt: »Wie geht's dir?«

Das hat mich echt umgehauen, und ich hatte große Mühe, nicht gleich loszuheulen.

Wir haben eine Runde um den Kasernenhof gedreht. Du im Rollstuhl, ich hab Dich geschoben. Irgendwann lief uns ein hübscher junger Mann über den Weg. Als er außer Hörweite war, hab ich gesagt: »Vor zehn Jahren hätten wir dieser Sahneschnitte hinterhergepfiffen.«

Und Du: »Mindestens!«

Von Mal zu Mal ging es Dir besser. Als ich Dir dann bei Deinem Umzug in die Appartementwohnung im oberen Stockwerk helfen durfte, keimte ganz deutlich die Hoffnung auf, dass auch das obere Stockwerk nur eine Zwischenstation ist auf Deinem Weg zurück ins Leben.

Wenn ich Dich besucht habe, war das meist auch über die Mittagszeit, und ich durfte mitessen. Einmal saßen wir da in einer großen Runde, auch ein paar Schwestern saßen mit am Mittagstisch. Es war richtig lustig, und wir haben viel gelacht. Vor allem weil Du und eine Schwester Eure Motorradgeschichten ausgetauscht habt.

Da konnte ich Dich auch bildlich vor mir sehen, wie Du, nur mit Shorts, Top und Sonnenbrille bekleidet, mit nur einer

Hand das Motorrad gelenkt hast, weil Du in der anderen Hand die Brötchentüte hattest. So bist Du Deinen Eltern – die auf keinen Fall wollten, dass Du überhaupt Motorrad fährst – mehr oder weniger in die Arme gefahren.

Liebe Grüße und alles Gute für Dein Buch!

Deine Anja

Als Du im Hospiz warst, war ich ungefähr eine Woche mit Yelena bei Euch. Wir haben einige Male etwas miteinander unternommen, jede Menge Gespräche über unsere Männer und Kinder geführt, unsere komischen Familienanhängsel besprochen und uns auch sonst supergut unterhalten. Es waren sehr intensive Gespräche mit großer Zuversicht, Vertrautheit und Lebensfreude, obwohl es ja zu dieser Zeit gar nicht so gut aussah. Wir haben gemeinsam Arztbesuche absolviert.

Zwei größere Aktionen haben wir unternommen: Ich habe Dich abgeholt und wir sind als Überraschungsgäste auf der Geburtstagsparty von Deiner Freundin (Name habe ich vergessen) gewesen. Das andere Mal sind wir in die Innenstadt zum Spazieren und Eisessen gewesen. Wir haben uns dabei köstlich über meine Unfähigkeit im Umgang mit dem Rolli amüsiert. Wir haben an irgendeiner riesengroßen Kamera oberhalb der Lahn ein Selbstporträt geknipst. Als Du nicht mehr laufen konntest, habe ich Dich im Rolli geschoben. Irgendwann war dann eine Bordsteinkante von ein paar Zentimetern, die wir überwinden mussten. Tja, nach dem gemeinsamen Entschluss, das ginge nur mit Karacho, hätte ich Dich beinahe aus dem Rolli gekippt. Wir haben uns fast weggeschmissen vor Lachen, besonders weil die Leute so blöd geschaut haben.

Als ich gefahren bin, haben wir ausgemacht, dass ich Dich jeden Abend anrufe, solange Volker mit den Kindern in Portugal ist, um Gute Nacht zu sagen und ein paar Worte zu wechseln. Der Abschied am letzten Treffen im Hospitz war sehr schön, alles war klar und gut. Ich hatte ein gutes und zufriedenes Gefühl und dass alles, wie es auch immer ausgeht, richtig ist. Zum Glück bist du ja noch da!!!

Liebe Grüße, auch an den Rest der Familie!

Pia

Ab dem Frühsommer 2014 hatten wir uns nicht mehr allzu häufig getroffen. Größtenteils nahm ich anschließend durch Deine Rundmails Anteil. Nachdem im Juli 2014 dann die Mitteilung von Bela kam, dass Du im Hospiz bist, war ich total geschockt und traurig, dass jetzt wirklich Dein Tod bevorsteht. Ich hatte vor meinem geistigen Auge das Bild, dass jetzt Deine Familienangehörigen und engsten Freunde Tag und Nacht bei Dir sitzen und Dich begleiten.

Ich erinnere mich noch, dass ich mit meiner Familie gemeinsam überlegt habe, ob ich Dich und Deine Liebsten in dieser Situation überhaupt mit meinem Besuch stören dürfe. In meinen Entscheidungsprozess hinein, ob ich mich einfach trauen sollte, euch zu stören, kam dann die Nachricht, dass Du Besuch sogar wünschst. Es sollten Bilder mitgebracht werden, da Du Besuche vergessen würdest. Mein Entschluss, Dich auf jeden Fall zu besuchen, stand damit fest.

Bei meinem ersten Besuch im Hospiz warst Du unglaublich schwach, Du konntest nicht mehr laufen, Du hattest viel Gewicht verloren und Du warst vom Tod gezeichnet. Es gab für mich keinen Zweifel, dass Du sehr bald sterben würdest und nun keine Hoffnung mehr auf Heilung besteht. Ich habe Dich mit dem Rollstuhl in das Wohnzimmer gefahren und wir haben uns zusammen unter die Decke auf das Sofa gekuschelt. Du hast mir bei diesem ersten Besuch erzählt, dass Deine Familie und Deine treue Freundin, die Dich und Deine Familie unaufhörlich unterstützt hatte, gemeinsam in den ursprünglich von Dir geplanten Urlaub nach Portugal fliegen werden. Du hast mich gefragt, ob ich bereit wäre, Dein Sterben in dieser Urlaubszeit im Fall der Fälle zu begleiten. Natürlich habe ich das zugesagt, obwohl ich fand, dass ich nicht die Richtige hierfür bin, sondern eigentlich Deine Liebsten in dieser letzten Stunde bei Dir sein sollten …

In der folgenden Zeit habe ich Dich, so oft es mir möglich war und es auch bei Dir passte, besucht. Bei jedem Besuch ging es Dir wider meiner Erwartung ein fast unmerklich kleines Stückchen besser. An irgendeinem Tag haben wir uns köstlich über die Vorstellung amüsiert, dass Du die Erste sein wirst, die es fertig bringt, aus einem Hospiz zu fliegen. Aber es war ja nur ein rabenschwarzer Scherz, den wir dennoch ziemlich komisch fanden.

Wir sind immer mal wieder mit Deinem Rollstuhl nach draußen. Ich werde nie vergessen, wie stolz Du auf Deine wenigen ersten Schritte warst, die Du wieder gehen konntest, und Dein Plan war, jeden Tag ein paar mehr Schritte zu schaffen … und das ist Dir bis heute gelungen!!!

Mein schönster Besuch war dann mein letzter, spontaner Besuch im Hospiz bei Dir. Du warst gar nicht mehr da, entlassen nach Hause!

Liebe Stefanie, wie ich jetzt das Geschehene noch einmal Revue passieren ließ, erscheint es mir wirklich unglaublich, was passiert ist, und ich bin ganz berührt davon, dass wir diese Zeit ein bisschen teilen konnten, und es ist einfach wunderbar, dass Du damals nicht sterben musstest!!!!!

Ich freue mich noch auf viele gemeinsame Unternehmungen mit Dir und wünsche Dir ein gutes Gelingen für das Hospiz-Kapitel.

Die allerbesten Wünsche für Dich
von Sabine

———

Ich wollte Dich ja eigentlich damals schon Ende Juli besuchen, aber Volker hatte mir dann eine E-Mail geschrieben, dass ich nicht mehr kommen müsste, weil es Dir schon so schlecht geht, dass Du den Besuch gar nicht bemerken würdest. Ich kann mich noch gut erinnern, wie mich die Nachricht ganz schön aus der Bahn geworfen hat. Aber dann hat er sich einige Tage später wieder gemeldet, dass es Dir nun doch besser geht und Du gefragt hättest, warum ich denn nicht zu Besuch komme. Da habe ich dann natürlich den nächsten Termin in der Doodle-Liste wahrgenommen!

Es war ein unheimlich schöner Sommertag, im Auto war es wirklich brüllend heiß (damals noch ohne Klimaanlage), und ich kann mich noch gut an das doch etwas mulmige Gefühl auf dem Hinweg erinnern. Im Hospiz war ich noch nie gewesen, und irgendwie erwartete ich dort eine Stimmung, vergleichbar mit der Intensivstation im Krankenhaus. Ich hatte mich sogar schon innerlich auf diesen seltsam morbiden Geruch eingestellt, der mir aus Kliniken immer im Gedächtnis geblieben ist.

Doch der Eindruck war dann ein ganz anderer. Das Hospiz macht von außen und von innen einen eher fröhlichen und irgendwie lebensbejahenden Eindruck. Drinnen wurde ich freundlich von einer Schwester empfangen, die mich zu Deinem Zimmer begleiten wollte. Sie musste bei Dir nachfragen, ob ich denn noch kommen darf. Denn zeitgleich waren auch Tante Leni und Besuch aus Apolda da, die standen nicht in der Doodle-Liste.

Vom Empfang bis zu Deinem Zimmer wurde ich durch das ganze Hospiz geführt. Ich habe die ganze Einrichtung sehr farbenfroh in Erinnerung. An den Zimmern hingen oft Bilder von fröhlichen Menschen, wohl ältere Bilder der jeweiligen Zimmerbewohner. Ich erinnere mich, dass eine Tür offen stand und den Blick freigab auf eine Dame in ihrem Bett, nur noch ein Schatten ihrer selbst. Aber in der ganzen Atmosphäre wirkte das gar nicht verschreckend, sondern irgendwie beruhigend und gut aufgehoben. (Ich habe auch hinterher meinen Freundinnen daheim erzählt, wie positiv überrascht ich von dem Hospiz war. Erwartet hatte ich einen Ort zum Sterben, begegnet ist mir aber dagegen ein Ort zum Leben.)

Zum Glück durfte ich trotz des vielen Besuchs noch eintreten. Du warst noch deutlich geschwächt, und an einigen Stellen hatte ich das Gefühl, dass es Dir ganz recht war, dass wir so viele waren. Du hast gerne die Gelegenheit genutzt, Dich ab und an ein wenig »auszuklinken« und uns im eigenen Gespräch zu lassen. Wenn Du Dich aber beteiligt hast, dann machtest Du einen recht aufmerksamen Eindruck und hast Dich an viele Details erinnert.

Später sind wir noch mit Dir im Rollstuhl runter auf die Terrasse auf eine Tasse Kaffee gegangen (und um die schöne Sonne zu genießen). Das Mittagessen, das Dir dort serviert wurde, fiel Dir noch unheimlich schwer. Aber auf die kleinen Brocken, die Dir nach eigener Aussage auch wirklich sehr gut geschmeckt haben, machtest Du einen recht stolzen Eindruck.

Der Abschied an diesem Tag ist mir noch im Kopf geblieben. Ich versprach, in der nächsten Woche wiederzukommen. Und Du sagtest in festem Ton: »Dann bis zum nächsten Mal.«

Und auch ich entgegnete: »Ja, bis zum nächsten Mal, ich freue mich schon.«

Erst im Auto fiel mir auf: Das war nicht nur so ein dahingesagter Abschied, wie man das eben so macht. Wir beide waren felsenfest von diesem nächsten Mal überzeugt, es stand überhaupt nicht in Frage, dass dieses nächste Mal nicht stattfinden würde. Das ist für ein Hospiz wohl eine besondere Situation.

Bei meinem nächsten Besuch war ich zunächst mit Dir allein. Du wirktest schon viel fitter als zuvor, bist auch schon einige Schritte gegangen. Ich weiß, dass Du mich gefragt hast, ob ich an Gott glaube. Dazu haben wir uns einige Zeit unterhalten. Über die Details müsste ich nochmal nachdenken. Wir wollten dann mit dem Rollstuhl hinunter, eine Runde um den

Block drehen. Als wir gerade unten ankamen, kam Tante Leni mit Wolfgang. Sie begleiteten uns dann auf dem Weg um den Block. Du hast auch schon einige Schritte allein gemacht, was Tante Leni nicht wirklich akzeptieren wollte, schließlich müsstest Du Dich doch schonen!

Den Rest des Weges hat Dich Wolfgang dann geschoben. Aber Du hast schon Pläne bezüglich des gesamten Rundwegs auf eigenen Beinen geschmiedet. Anschließend saßen wir noch eine ganze Weile draußen vor dem Hospiz (dort war eine Bank oder eine kleine Sitzgruppe?).

Das war dann auch schon mein letzter Besuch dort, denn dann hast Du ja weiterhin unheimlich schnell Fortschritte gemacht. Ich glaube, wir waren in diesem August auch noch einige Tage verreist, sodass Du dann schon wieder so gut wie daheim warst.

So weit zu dem, was mir spontan noch einfällt.

Viele Grüße,

Susanne

———————

Ich habe lange mit mir gerungen, ob ich mich von Stefanie verabschieden soll oder nicht. Zu groß war die Angst, wieder an die vielen schmerzlichen Erlebnisse der Vergangenheit erinnert zu werden. Der Tod meines geliebten Bruders im Dezember 2012 …

Das Trauma des Todes meiner Freundin Zekije 2005 …

Und hier stand ich nun, erneut vor der Tür des Hospizes, in dem ich eine der traumatischsten Situationen meines Lebens erlebt hatte. Vor gerade mal zwei Jahren stand ich mit der 11-jährigen Tochter meiner Freundin am Totenbett ihrer Mutter.

Mit all diesem unverheilten Schmerz stand ich nun da, hatte meine Widerstände und Ausreden vor mir selbst überwunden und eine scheiß Angst im Bauch.

Nicht vor dem Tod, dem Sterben, vielmehr war es die Angst vor dem Schmerz des Loslassens.

Schließlich fasste ich mir ein Herz und trat in das Hospiz ein. Just in diesem Moment, indem sich die Türe hinter mir schloss, war plötzlich das alles nicht mehr wichtig.

Wie schon zuvor nahm ich wieder diesen unerwarteten Frieden und die Liebe wahr, die dort so deutlich spürbar sind.

Im Zimmer von Stefanie angekommen, hatte ich mich wieder gefangen. Zart und zerbrechlich wirkte sie unter der Bettdecke. Ich erinnere mich nicht mehr, worüber wir sprachen, doch das war zwischen uns beiden oft so, wir verstanden uns auf einer anderen Ebene … wahrgenommen habe ich ein Einverstandensein und Hingabe. Mit ihrem Bewusstsein war sie schon teilweise in »der anderen Dimension«, da war keine Angst, kein Widerstand. Sie wurde schnell müde und hatte auch Schmerzen, doch trotz all dem spürte ich diesen friedlichen Ausdruck ihres ganzen Seins.

Auf der Fahrt nach Hause fiel mir plötzlich auf, dass wir uns gar nicht verabschiedet hatten.

Bei meinem nächsten Besuch ging es ihr deutlich besser, sodass ich sie sogar zum Essen auf die Terrasse begleiten konnte. Sie hatte Appetit und genoss das Essen. Auch jetzt war wieder spürbar, dass sie oft in einem anderen Bewusstseinszustand war, ob durch die Krankheit, die Medikamente oder anderes, vermochte ich nicht zu beurteilen.

Da wir schon immer entspannt über das Thema Tod sprachen, hatte ich ihr ein Buch mitgebracht, das mir zu diesem Zeitpunkt großen Trost spendete. Es handelte von Jenseitsbotschaften eines verstorbenen Bruders an seine untröstliche Schwester, in dem auf wundervolle Art das Jenseits beschrieben wird.

Ich fing an, daraus vorzulesen, doch Stefanie unterbrach mich und sagte, dass sie »gerade an einem ganz anderen Punkt« sei. Damals verstand ich das nicht wirklich.

Beim dritten Besuch fand ich sie schon gar nicht mehr in ihrem Zimmer vor. In der Zwischenzeit ist sie in das Appartement für Angehörige gezogen, ihr Zimmer wurde »gebraucht«.

Stefanie residierte nun also in einem gemütlichen Zimmer unter dem Dach. Es ging ihr deutlich besser, und fast hatte ich den Eindruck, sie sei zur Kur. Sie war nun sogar so fit, dass wir vor die Tür gingen und uns in die Sonne setzten. Während sie bei meinem zweiten Besuch noch im Rollstuhl zum Essen fuhr, lief sie jetzt die Treppen ohne Hilfe hoch und runter, ich konnte es kaum fassen!

Sie wirkte nun wieder klarer und bewusster, sie war in diese Welt zurückgekehrt.

Sehr berührt hat mich, dass Sie sich auch für meine Probleme interessierte und unser Gespräch sich fast wie unsere früheren Treffen anfühlte.

Die Krönung war jedoch mein letzter Besuch bei ihr im Hospiz. Wobei dies nicht wirklich ein Besuch war, denn ich holte sie ab und wir gingen ins Kino! »Madame Mallory und der Duft von Curry«, danach haben wir spontan beschlossen, indisch essen zu gehen. Nie werde ich diesen Abend vergessen!

Ich erzähle gerne, dass Stefanie »mein Wunder« ist. Das »Wunder«, an das ich immer geglaubt habe, auf das mein Bruder und ich bis zum Schluss leider vergeblich gehofft haben. Für Stefanie hat es sich aber erfüllt, und es ist ein ganz besonderes Geschenk, dass wir uns begegnet sind und ich dies miterleben durfte!

Das Leben ist so kostbar und unsere Schicksale sind miteinander verwoben. Die Fügungen und Synchronizitäten sind in solchen Situationen so unfassbar deutlich, dass trotz des Schmerzes und des Leidens Demut und Dankbarkeit bleiben.

Kirsten, Mai 2016

―――――

Was soll ich über diese Zeit schreiben. Da sind so viele Erinnerungen, ich weiß nicht einmal, ob ich sie in die richtige Reihenfolge bringen kann. Ich versuche es einfach.

Ich habe Dich schon in den Wochen vor dem Hospiz besucht, wann immer ich es einrichten konnte – nein, das stimmt nicht so ganz. Es gab so viele Freunde, die Dich besuchen wollten, dass es bald zu viele Besucher gab. Daniela kam auf die gute Idee, eine Liste im Internet anzulegen. Dort konnte sich jeder eintragen. Es war gar nicht so einfach, da einen Platz zu ergattern. Als eine der engsten Freundinnen durfte ich mich hier und da ein wenig vordrängeln. Was für eine unglaublich große Zahl von Freunden, die alle in Gedanken bei Dir waren, Anteil nahmen und Dich unterstützten, wo sie nur konnten. Bei jedem Blick auf diese Liste dachte ich, dass sie eine deutliche Sprache spricht, was für ein Mensch Du bist.

Ich habe zugesehen, wie Du zuhause von Besuch zu Besuch weniger wurdest. Du wurdest so schmal und zerbrechlich. Ich hatte unglaubliche Angst, Dich zu verletzen, als ich Dich mit Elke gebadet habe. Ich habe Volkers blasses, angestrengtes Gesicht gesehen und die Kinder, die mit der Situation so hoffnungslos überfordert schienen. Ich habe erlebt, wie Du angefangen hast zu halluzinieren und in eine andere Welt zu driften. Am schlimmsten waren die Schmerzen, hilflos zusehen zu müssen, wie sie Dich quälten. Darf man sich den Tod der besten Freundin wünschen, nur damit endlich diese Quälerei aufhört? Oder doch gegen alle Vernunft an der Hoffnung festhalten, schon allein, weil Du die Hoffnung nie aufgegeben hast?

Dann kam die Nachricht, dass Du nun ins Hospiz gehst. Der nächste geplante Besuch führt jetzt nach Wetzlar. Das Haus ist hell und freundlich, das Personal unglaublich nett und hilfsbereit. Du bist noch schmaler, noch blasser. Du wirst kurz wach, sagst etwas, das ich nicht verstehen kann, schläfst wieder ein. Ich halte Deine Hand und bin einfach nur froh, dass ich da sein kann. Plötzlich öffnest Du die Augen und bist da. Du erzählst von Gwennis neuer Reitbeteiligung, wir reden über Pferde.

Wie viel Lebenskraft da trotz allem noch ist, wie viel Freude. Und dann ganz plötzlich fragst du mich:»Wie geht es denn Dir?«

Mir schießen die Tränen in die Augen.

»Ich will nicht, dass Du gehst«, sage ich.

Für einen Augenblick sind wir so nah, wie zwei Menschen nur sein können. Und Du nimmst mich tatsächlich mit einer Welle von Liebe in den Arm und tröstest mich – wie geht das denn? Wo nimmst Du das her? Das ist nicht richtig. Ich sollte hier sein, um Dir Kraft zu geben, nicht umgekehrt.

Die Tür öffnet sich und Magdalena kommt herein. Sie ist gekommen, um sich zu verabschieden, wie so viele in diesen Tagen. Ich bin dankbar für die Gelegenheit, auf den Flur zu entwischen. Draußen hocke ich auf einem Stuhl und kann nicht aufhören zu weinen. Ein Pfleger kommt vorbei, bietet mir ein Glas Saft an und fängt an, sich mit mir zu unterhalten. Was sind das für tolle Pflegekräfte hier! Er trifft genau den richtigen Ton, nicht zu schwer, nicht zu oberflächlich. Ein weiterer Mann kommt dazu, ein ehrenamtlicher Helfer. Mit großer Selbstverständlichkeit setzt er sich dazu und hilft mir, mein Gleichgewicht wiederzufinden. Ich bin ihnen so dankbar.

Ins Zimmer zurückgekommen finde ich eine beinahe fröhliche Stimmung vor. Du willst mit uns frühstücken und orderst mit großer Selbstverständlichkeit auch Essen für uns. Dieser Pfleger ist so nett! Er spielt den beflissenen Kellner und bringt uns alle zum Lachen. Ich kann noch hören, wie Du mit fast ausgelassener Stimme nicht nur zwei Joghurts für uns bestellst, sondern auch noch die andere Sorte. Wir bekommen sie, und wir sitzen zusammen wie drei Studentinnen beim Sektfrühstück. Ich inhaliere jede einzelne Sekunde ganz tief ein, ich weiß, es sind vielleicht die letzten gemeinsamen Momente. Du isst einen halben Joghurt und fast ein ganzes Frühstücksei und behältst es sogar bei Dir. Das ist ein guter Tag! Auch wenn Du den Löffel nicht mehr selber halten kannst. Dann bist Du plötzlich erschöpft und schläfst von einem Moment zum anderen ein. Magdalena geht, und ich sitze noch eine Weile und sehe Dir beim Schlafen zu. Es fällt mir schwer zu gehen.

Aber es gibt doch noch einen Besuch. Diesmal bin ich sicher, es ist der letzte. In alten Märchen heißt es, dass der Tod am Kopfende steht, wenn jemand stirbt, und ich erinnere mich sogar an eine entsprechende Illustration. An diesem Tag kann ich ihn sehen. Du bist kaum noch ansprechbar, die wenigen Sätze kann ich kaum verstehen, und wenn ich etwas verstehe, macht es für mich keinen Sinn. Manchmal werden Deine Augen für einen kurzen Moment ganz klar und dann weiß ich, Du bist da – ich hoffe es jedenfalls. Ich sitze bei Dir, halte Deine Hand, erzähl Dir etwas, schaue Dir beim Schlafen zu, befeuchte die trockenen Lippen, zögere den Abschied hinaus. Ich will nicht loslassen, ich möchte irgendetwas behalten. Also nehme ich mein Tablet und mache ein Foto. Das macht man nicht, irgendwie fühle ich mich schlecht dabei – aber dieser Augenblick ist das Einzige, was ich festhalten kann, also tue ich es. Ich möchte etwas von diesem Tag behalten.

Vom Hospiz aus fahre ich in die Innenstadt. Es gibt da einen Laden, in dem wir einige Male zusammen shoppen waren. Ich kaufe mir ein Kleid. Ich brauche etwas, an dem ich mich festhalten kann. Das ist das Steffi-Kleid und ich werde es niemals tragen, ohne an Dich zu denken.

Auf dem Nachhauseweg fange ich an, mich gegen das zu wappnen, was nun unweigerlich folgen muss. Ich werde wieder einen sehr nahen Menschen verlieren, das letzte Mal ist noch nicht so lange her. Nach dem Tod meines Sohnes habe ich mich geweigert, zu einer Beerdigung zu gehen. Vor dieser kann ich mich nicht drücken. Ich werde meine älteste und liebste Freundin begraben. Also fange ich an, eine dicke innere Mauer zu bauen, ich lege eine Rüstung an, die mich schützen soll.

Aber die Nachricht kam nicht. Was kam, waren die schier unglaublichen Nachrichten, dass Du Dich langsam erholst. Es war kaum zu fassen. Und was noch viel weniger zu fassen war,

war die Tatsache, dass ich mich nicht freuen konnte. In meinem Kopf habe ich mich natürlich gefreut, aber es kam in meinem Herzen nicht an. Es war einfach schrecklich, beschämend. Da war nur Leere und das war fürchterlich. Ich war geradezu dankbar für die Virusgrippe, die ich bekam. Sie zwang mich vierzehn Tage ins Bett, und der Husten hielt sich noch Wochen. In diesem Zustand durfte ich das Hospiz nicht betreten und ich war ehrlich gesagt in gewisser Weise dankbar dafür. So gerne ich Dich jetzt erst recht besucht hätte, so schwer hätte ich Dir in die Augen schauen können. Ich wollte nicht, dass Du die Leere sehen kannst. Du hattest verdient, dass alle Menschen um Dich herum deine Rückkehr ins Leben überglücklich feiern! Aber das konnte ich erst einige Wochen später.

Es hat eine Weile gedauert, bis ich es verstanden habe: Ich habe mich so sehr eingemauert, dass ich diese Mauern nicht so schnell wieder abreißen konnte. Die Wende kam so unerwartet, dass es mich in meiner Rüstung aus der Kurve getragen hat. Ich brauchte Zeit, um den Anschluss wieder zu finden.

Liebe Steffi, verzeih, dass ich zu Deinem Freudenfest erst mit Verspätung eingetroffen bin. Es mag oberflächlich lieblos ausgesehen haben, aber es war tatsächlich eher das Gegenteil.

Deine Seelenfreundin Felicitas

Nach etwa sechs Wochen ist klar, dass ich das Hospiz wieder verlassen werde. Zusammen mit dem Arzt der onkologischen Tagesklinik beschließe ich, nun wieder mit Bisphosphonaten zu beginnen, um die Stabilität der Knochenstruktur zu sichern. Jetzt geht es nicht mehr um das Sterben, sondern ums Leben. Wie anders fühlt sich das an, wie befreiend, wie euphorisch!

Das hört sich jetzt vielleicht etwas weichgespült an. Doch tatsächlich habe ich nicht in Erinnerung, viel mit negativen Gedanken beschäftigt gewesen zu sein. Der Prozess der Heilung – plötzlich kann ich wieder essen, jeden Tag geht es mir etwas besser, zunehmend kann ich wieder etwas mehr, fühle mich stärker – machte mich geradezu high. Für Angst ist wenig Raum, da ich schon vollkommen losgelassen und mich bereits auf das Sterben eingestellt hatte. Etwas Angst habe ich jedoch, zu Hause nicht mehr willkommen zu sein, meine Pflege hatte dort in den vergangenen Wochen so viel Raum eingenommen. Für Volker ist es nicht einfach, jetzt wieder unvermittelt zurückzurudern und möglicherweise den ganzen Schmerz des Abschiedes wieder erneut durchleben zu müssen.

Gwenni hat in der Zeit des Hospizes einen Teil meiner Aufgaben übernommen und sich unter anderem um die Wäsche gekümmert. Diese Verantwortung hat ihr sicher auch geholfen, die Situation besser zu bewältigen. Deshalb ist es zunächst gar nicht so einfach, meine Position in der Familie wieder als Gesunde zu besetzen. Zu nah ist noch die Erinnerung an die schwache, pflegebedürftige Kranke. Auch Gwenni schützt sich in der ersten Zeit durch eine gesunde Distanz, die für mich teilweise schmerzhaft ist.

In einer Pferdeherde ist die Rangfolge eine bewegliche Größe, die immer wieder in Frage gestellt wird. Ein wenig habe ich das Gefühl, dass ich mir meine Stellung nun wieder neu verdienen muss. Und das ist auch gut so! Für Selbstmitleid ist wenig Raum, ich werde herausgefordert.

Gerions spontane Reaktion stärkt mich sehr. Als ich nach Hause komme, nimmt er mich in die Arme und sagt: »Wie schön, dass du wieder zu Hause bist.«

Vielleicht hat er es tatsächlich nie richtig zugelassen, dass ich wirklich sterben könnte. Er hat mich immer wieder mit seiner Sicherheit beruhigt. Auf jeden Fall spürt er meine Sehnsucht, wieder willkommen zu sein.

Jeder hat seine eigene Art zu verarbeiten. Mal wieder lerne ich, wie wichtig es ist, Dinge nicht so persönlich zu nehmen, dem anderen seine eigene Art der Verarbeitung zu lassen.

»Don't take it personal«, sagt David dazu. Und schließlich kommt auch wieder die Zeit, in der mich meine ganze Familie in meine Position als Ehefrau, Geliebte und Mutter zurückkehren lässt.

Nach der ersten Infusion mit Bisphosphonat über den Port, der zum ersten Mal nach drei Monaten wieder befahren wird, ist mir eiskalt, ich schlafe an diesem Nachmittag sehr lange. Ich denke, dass es an der noch vorhandenen körperlichen Schwäche liegt. Nach der zweiten Infusion aber, vier Wochen später, kann ich mich nach einem Kaffeetrinken in der Kirche am nächsten Tag nur noch mit Mühe nach Hause schleppen. Dort breche ich zitternd und krampfend auf dem Sofa zusammen. Ich rufe mit letzter Kraft nach Hilfe, doch ich bekomme keine Antwort. Keiner ist zu Hause.

Nach einer gefühlt endlosen Zeit des Wartens (letztlich waren es vielleicht 15 Minuten) höre ich, dass jemand unten die Türe aufschließt. Es ist Volker! Er sieht mich, kommt zu mir gestürzt und hält mich ganz fest. Nebenbei ruft er meine Hausärztin an, sie kümmert sich um meine Krankenhauseinweisung. Dort wird die schon längst im Raum stehende und durch den Port verursachte Blutvergiftung festgestellt. Offensichtlich stehen mir Heerscharen an Engeln zur Seite. Mal wieder bin ich dem Tode knapp entronnen. Alles Zufall? Nein, meine Zeit ist noch nicht gekommen. Auf die Frage, ob ich einen neuen Port eingesetzt bekommen möchte, antworte ich: »Nein, danke, ich bin jetzt geheilt.«

Im November 2014 sitze ich schon wieder auf dem Pferd. Im Dezember feiere ich Weihnachten – kein Mensch hätte das vor einem halben Jahr für möglich gehalten. Im Januar 2015 ist mein Tumormarker CEA mit 4,7 auf Normalwert (bis fünf) gefallen. Im März ist er sogar nur noch auf 3,2. Auch der zweite wichtige Tumormarker CE 15-3 liegt mit zehn im Normbereich (bis 30).

Die Rückkehr zum Wunderbaren

Als er etwa zwei Jahre alt war, stellte mir Gerion kurz hintereinander die folgenden Fragen:

»Mami, warum brauchen wir Soldaten?«

»Wie ist der erste Mensch entstanden?«

»Warum brauchen wir einen Körper?«

Wir saßen gerade im Auto und waren auf der Rückfahrt von Marburg nach Dingolfing in Bayern, unserer damaligen Heimat. Wir hatten schon vier Stunden Fahrt hinter uns und ich fühlte mich etwas erschöpft. Doch auch ausgeruht hätten mich diese Fragen überfordert. Mühsam versuchte ich mein Nichtwissen in kindgerechte, scheinbar erklärende Worte zu packen, was es nicht besser machte. Wie soll ich etwas erklären, was ich selbst nicht wirklich weiß?

Gerion hörte sich meine Erklärungen an und schwieg. Wahrscheinlich dachte er sich: »Aha, auch die Erwachsenen wissen nicht alles.« Ich kam mir ziemlich dämlich vor.

Hatte ich vergessen, dass auch ich mir in früher Kindheit solche Fragen gestellt hatte? Vielleicht sind ja alle wichtigen Fragen des Lebens längst von Kindern gestellt worden. Wir nehmen sie nur nicht ernst und speisen sie mit lapidaren Antworten ab.

»Du hast einen Körper, mein Schatz, damit du sehen, hören und sprechen kannst«, habe ich ihm geantwortet. Aber das ist sicher nur ein Bruchteil der Wahrheit. Warum spürt man, wenn es jemanden, dem man nahesteht, nicht gut geht?

Und was ist mit dem ersten Menschen? Soll ich die religiöse Variante oder die wissenschaftliche bemühen? Bei beiden komme ich an einen Punkt, an dem ich nicht weiter weiß. Wenn Gott Adam erschaffen hat, wer hat dann Gott erschaffen?

Gott war schon immer da – was soll das heißen? Wie kann man sich immer oder unendlich vorstellen?

Wenn die Welt aus dem Nichts entstanden ist, was ist dann das Nichts? Wie fühlt sich das an, wie sieht es aus?

Am Ende solcher Gedankenschleifen kann man Sokrates nur zustimmen, der gesagt haben soll: »Ich weiß, dass ich nichts weiß.«

Als Kind konnte ich es kaum aushalten, dass ich so vieles nicht weiß.

Wer oder was ist Gott? Wo ist er? Und warum ist er männlich, wenn man sich doch kein Bild von ihm machen soll?

Ich kam in eine nicht enden wollende Gedankenschleife. Erleichterung fand ich erst, als ich mir klarmachte, dass eine Maus niemals ein Atomkraftwerk verstehen könnte. Sie ist dafür nicht gemacht. So, sagte ich mir, ist auch der Mensch nicht dazu gemacht, die Welt wirklich zu erfassen. Wenn ein Wunder geschieht, können wir noch nicht verstehen, was passiert ist. Vielleicht werden wir später eine Erklärung finden. Vieles wird aber unerklärlich bleiben – ein riesiger Raum, der uns wunderbar anmutet.

Im Kleinkindalter und auch später wieder hatte ich luzide Träume, das waren Träume, die sich vollkommen real anfühlten. Wie konnte ich meiner Mutter beweisen, dass ich tatsächlich die Hauswand bis in den dritten Stock hochgeklettert bin?

Anstatt mir zu sagen, das kann nicht sein, sagte sie damals: »Dann versuche es doch nochmal.«

Peinlich, ich konnte es wirklich nicht! Doch was ist mit den Wesen, denen ich nachts begegnet bin, besonders wenn ich krank war? Die Luft war dichter, es bewegte sich etwas um mich herum, es nahm mit mir Kontakt auf. Irgendwie beruhigte es mich, ich war nicht allein.

Mein luzides Träumen kam sofort zurück, als wir später an der Universität bei dem Philosophen und Bewusstseinsforscher Thomas Metzinger das Thema behandelten. Wir bekamen sogar konkrete Hilfen an die Hand, um in den luziden Zustand einzutauchen. Dort sollten wir bestimmte Fragen beantworten.

Diese Hilfen benötigte ich nicht. Allein der Wunsch, luzide zu träumen, reichte aus, um schon am Nachmittag dieser anderen Welt einen Besuch abzustatten. Ich konnte ganz bewusst aus meinem Körper aussteigen und fliegen, durch Wände gehen, hören, was im Zimmer neben mir leise gesprochen wurde, und sogar Kontakte mit anderen Entitäten aufnehmen. Ich stellte alle meine Fragen und wurde in meiner Sehnsucht tief befriedigt: »Warum sind wir hier?«

»Um Erfahrungen zu sammeln.«

Mein antwortendes wunderschönes Wesen kam von einem anderen Planeten und fühlte sich wie ein Seelenpartner an. Oder gibt es ganz viele »Seelenpartner«, die mir so nahe sind? Es spielt keine Rolle, weil alles einen tiefen Sinn hat. Dieser ist durchwoben mit unendlicher, bedingungsloser Liebe.

Noch Tage nach solchen Visionen war ich im Inneren stabil und selig. Mein Kopf konnte es nicht erklären, doch mein Herz fühlte die Antworten. Meine Unwissenheit führte mich in das Vertrauen und Erleben einer höheren Weisheit. Die Welt ist wunderbar.

In den tiefsten Momenten meiner Erkrankung, in der Zeit des Haderns, hatte ich den Kontakt verloren. In mir hörte ich immer wieder die Stimme Jesu: »Gott, mein Gott, warum hast du mich verlassen!«

Ich hatte keine Antwort mehr auf die Frage, warum es Krieg, Gewalt, Folter und Schmerz gibt. Ich konnte kein Vertrauen mehr spüren. Ich war der blanke Schmerz, und es fühlte sich unglaublich gemein an. Ließ der Schmerz nur ein wenig nach, kam ich manchmal in das Hier und Jetzt zurück und konnte wieder Momente des Wunderbaren erleben. Ich lernte auch, dass je intensiver der Schmerz ist, desto intensiver ist auch die Freude und Liebe jeder noch so winzigen Kleinigkeit gegenüber. Ein liebevoller Blick, die Sonne, die in das Zimmer strömt, das Aroma des Kaffees, der plötzlich wieder schmeckt.

Im Grunde hatte ich keine Wahl. Ich musste mich dem Wunderbaren wieder zuwenden, das andere war die Hölle. Da wuchs zum ersten Mal in mir der Gedanke, dass ich ein Buch schreiben möchte. Der Titel erschien unmittelbar vor meinem geistigen Auge: »Die Rückkehr zum Wunderbaren.« Leider wurde dieser Titel vom Verlag nicht übernommen, er bleibt aber mein heimlicher Untertitel.

Und schließlich ist »das Wunder« passiert. Nicht nur meine Knochen sind wieder fest geworden, auch meine Hirnmetastasen haben sich vollständig zurückgebildet. Damit hatte keiner gerechnet. Der Krebs war schon im Knochenmark, und dennoch erholte sich mein Blutbild wieder. Bis jetzt gibt es keine wirklich schlüssige Erklärung dafür. Ich hoffe, dass sie irgendwann erkannt wird, weil man dann auch anderen Patienten besser helfen kann. Bislang ist meine Heilung ein wunderbares Wunder. Ein Ausdruck dafür, dass so vieles möglich ist. Wir sollten unsere Augen offen halten für die vielen Wunder dieser Welt.

Für meine wunderbare Erfahrung auf der Fähre nach Griechenland bietet Markolf Niemz in seinem Buch »Sich selbst verlieren und alles gewinnen« einen interessanten Erklärungsansatz. Offensichtlich passieren die unglaublichsten Dinge, wenn man ganz im Hier und Jetzt ist. Ich habe mit dem fremden Mann einen Moment hundertprozentig geteilt, das war berauschend und hochbefriedigend. Gefühlt waren meine Schwingungen auf einer höheren Ebene unterwegs. Hier sind wir alle verbunden. Manchmal können wir dieses Wunder spüren.

Professor Niemz entwirft in seinem Buch folgende Theorie: In der ersten Ebene der Natur befinden sich die Quarks, die nur im Verbund nachgewiesen werden können. Sie verbinden sich zu Protonen und Neutronen auf der zweiten Ebene. Diese wiederum werden auf der dritten Ebene zu Atomen, den Bausteinen der Moleküle auf der vierten Ebene. Verbinden heißt auch, dass sie miteinander kommunizieren, sich geistig und stofflich austauschen. Die weiteren Ebenen sind geläufig, die Moleküle sind die Bausteine der Zellen auf der fünften Ebene, die wiederum die Entstehung des Organismus auf der sechsten Ebene ermöglichen.

Soll das schon das Ende sein? Sollen wir wirklich die Krönung der Schöpfung sein?

Wie egozentrisch und kleingeistig. Wir Menschen sind untereinander in ständiger Verbindung. Ob durch verbale Kommunikation, körperlich durch Berührungen, durch Sexualität oder einfach auf energetischer Ebene. Es gibt viele Studien, die nachweisen, dass eine Mutter spürt, wenn ihr Kind bedroht ist, selbst wenn es sich Tausende von Kilometern entfernt aufhält. Ein ganz bekannter, gut nachgewiesener Versuch handelt von einer Katzenmutter, deren Babys getrennt von ihr Schmerzen zugeführt wurden. Exakt in diesen schmerzhaften Momenten wurde sie unruhig und gab besorgte Laute von sich.

In einer gedachten siebten Ebene müssen wir nicht mehr reden, wir können den anderen erfühlen oder irgendwie empfangen. In gewissem Sinn besteht auch ein Ameisenstaat aus beweglichen Zellen, den einzelnen Ameisen. Dennoch werden sie von einem gemeinsamen Bewusstsein gesteuert, zum Wohle aller. Könnten auch wir uns dahin entwickeln und an das gemeinsame Bewusstsein andocken?

Wie ein Ameisenstaat, der als Organismus aus beweglichen Einheiten, den einzelnen Ameisen, besteht, wäre doch auch eine siebte Existenzebene der Menschheit denkbar. Doch dafür brauchen wir Liebe und Vertrauen. Dass dies funktioniert, zeigen die kleinen Momente der Erleuchtung, wie sie mir unter anderem auf der Fähre nach Griechenland geschenkt wurden. Sicherlich ist dann auch Heilung mit Energien an der Tagesordnung. Heilung ist ja schon auf der sechsten Ebene des Organismus eine ständig wirkende Kraft. Kein Knochen würde zusammenheilen, kein Infekt überwunden werden, wenn uns diese Kraft nicht ständig zur Verfügung stünde. Was ist also alles auf einer siebten Ebene möglich, wenn wir uns weiterentwickeln? Nach Markolf Niemz sind dafür im Wesentlichen zwei Faktoren tragend: Loslassen und Liebe.

Damit kann jede Transformation geschehen, auch bislang noch unerklärliche Heilungen.

Von Freundinnen höre ich immer wieder: »Das ist aber ganz schön harter Tobak. Ich weiß ja, es war genau so, doch wenn man es so geballt liest, kann einen die Geschichte ganz schön erschlagen.«

Das ist überhaupt nicht mein Ziel. Im Gegenteil, im Grunde möchte ich Hoffnung in die Herzen der Menschen säen. Zeigen, dass, egal wie schlimm die Umstände auch sind, es Hoffnung auf eine positive Entwicklung gibt.

Völlig unerwartet ist mir wieder Leben geschenkt worden, an einem Punkt, an dem das niemand erwartet hätte. Aber es geht nicht nur um die freudige Entwicklung am Ende. Die ganze Krankheitsgeschichte besteht aus Hoffnung und kleinen Wundern. Wenn ich zurückdenke, dann sehe ich nicht eine dunkle, schmerzhafte Zeit, die Gott sei Dank zu Ende ist, sondern eine Zeit, in der ich von Zuneigung, Hilfe und Liebe überschwemmt wurde. Eine Zeit, in der ich Bewusstseinssprünge vollzogen habe, mich positiv entwickelt habe. Innerlich bin ich eine andere geworden. Ich habe eine vollkommenere Sicht auf Abgrenzung und Aggression bekommen. Die Liebe zu mir selbst ist größer und selbstverständlicher geworden. Meine Sicht auf Leben und Tod, meine Spiritualität hat eine tiefe vertrauensvolle Basis. Ich sehe jeden Moment als ein Geschenk an. Das Hier und Jetzt ist das, was zählt, hier spielt sich alles Leben ab. Hier ist es egal, was war und sein wird. Hier zeigt sich das Wunderbare.

Durch das Aufschreiben meiner Krankheitsgeschichte mit all den inneren und äußeren Prozessen hoffe ich auch, dass vielleicht später einmal rückblickend erkannt wird, was letztlich meine Heilung (im Sinne von Besserung in einer aussichtslosen Situation ohne erkennbare äußere Einflüsse) bewirkt hat.

Eine so schwere Erkrankung zwingt jeden Menschen zum Umdenken. Irgendetwas sollte verändert werden. Meist geht es um innere Muster, um Konditionierungen, die wir von klein auf eingeübt haben. Sie sind uns nicht bewusst, es sind blinde Flecken. Fündig wird man oft in Verhaltensweisen von anderen, die einen am meisten stören oder ärgern. Wir bekommen ständig den Spiegel vorgehalten, wir müssen nur hineinschauen.

Nach wie vor denke ich, dass fast alle Therapiemethoden, die ich genutzt habe, ihre Berechtigung haben und gute Dienste leisten. Letztlich jedoch bin ich überzeugt, dass die Psyche eine tragende Rolle spielt. Ob es nun um ein Trauma geht, das im Bewusstsein umgeschrieben sein möchte, oder noch viel tiefer, um eine Art und Weise, das Leben zu »er-le-ben«. So kann ich mich mit einer solch schweren Erkrankung bemitleiden und mir immer wieder versichern, was ich doch für ein Pech habe. Damit bin ich in der Opferhaltung, habe wenig Handlungsspielraum und führe ein trauriges Leben. Ich kann aber auch die Verantwortung für meine Gefühle übernehmen und mich entscheiden, mich auf all die schönen Dinge zu konzentrieren, die ich finden kann. Mein Leben trotzdem oder gerade deswegen zu einem Fest machen.

Wenn es regnet, kann ich mich darüber ärgern oder freuen. Die meisten ärgern sich. Aber Regen macht auch schön, ich kann die Tropfen im Gesicht genießen, mich über die den Lebenssaft trinkenden Pflanzen freuen. Ich habe festgestellt, dass jede Situation, so schlimm sie auch nach außen sein möge, irgendwo auch einen Grund zur Freude bietet. Meist haben wir die Wahl, wir können uns entscheiden. Das heißt nicht, dass wir alle negativen Gefühle verdrängen sollen. Es gibt Zeiten, da soll man all die Angst und all die Hilflosigkeit auch spüren dürfen. Aber man muss nicht daran hängen bleiben. Innere Freude und Vertrauen ins Leben machen die Zellen glücklich und es dem Krebs schwer. Davon bin ich im tiefsten Inneren überzeugt. Liebe heilt!

Nachwort
Ein Zufallsbefund wird zur Hoffnung vieler krebskranker Patienten

Dr. Claudia Friesen, Leiterin des Molekularbiologischen Forschungslabors am Institut für Rechtsmedizin und am Zentrum für Biomedizinische Forschung von der Ulmer Universitätsmedizin

Seit über 20 Jahre bin ich in der Krebsforschung tätig und schon meine Doktorarbeit hat sich mit der Entwicklung neuer Krebsmedikamente befasst. Ich habe in Heidelberg studiert und promoviert und bin seit November 1997 an der Universität Ulm tätig, wo ich ein Krebsforschungslabor leite.

Dass das Schmerzmittel D,L-Methadon eine Hoffnung für viele Krebspatienten werden könnte, hätte ich damals nicht für möglich gehalten.

Alles begann mit einem Forschungsprojekt »Die Untersuchung der molekularen Mechanismen verschiedener Opioide«. Um diese Mechanismen zu untersuchen, benötigt man Kulturzellen in einer Petrischale, die die richtigen Voraussetzungen erfüllen. Bei Opioiden müssen es Zellen sein, die Opioidrezeptoren auf der Oberfläche tragen. An diese Rezeptoren können Opioide an der Zelle andocken. Es waren damals in unserem Labor die Leukämiezellen, die diese Voraussetzung erfüllten. Doch zur Überraschung sind diese Zellen in der Petrischale nach Zugabe des Opioids D,L-Methadon, das als Schmerzmittel oder Substitutionsmittel eingesetzt wird, gestorben. Damals dachte ich, es ist ein Fehler im Versuch unterlaufen. Wir haben die Versuche mehrfach

238

wiederholt, und immer wieder kamen wir zum gleichen Ergebnis: Die Leukämiezellen sterben nach der Behandlung mit D,L-Methadon. Von allen untersuchten Opioiden hatte Methadon den besten Tötungseffekt. Dieser Zufallsbefund weckte meinen Forschungsgeist und ich wollte wissen, warum die Leukämiezellen durch D,L-Methadon getötet werden können. Und hier begann die Geschichte des D,L-Methadons.

Nach der ersten Publikation in Cancer Research 2008 bekam ich Anrufe von Patienten aus der ganzen Welt, die mir ihre Geschichte und ihre Erfolgserlebnisse beim Krebsrückgang mit Methadon, das sie als Schmerzmittel verabreicht bekamen, erzählten.

Einer war Richard aus Florida. Er schrieb mir damals: »*Claudia Du hast die Lösung warum ich noch lebe. Keiner kann es hier verstehen*«. Er hatte ein austherapiertes kleinzelliges Bronchialkarzinom und bekam durch Zufall im Hospiz D,L-Methadon als Schmerzmittel. Er war ein Jahr im Hospiz und konnte es, dank D,L-Methadon, wieder verlassen. Viele Patienten wie Richard können nun schon von D,L-Methadon profitieren, aber eben nicht jeder. Das zeigte sich auch in den Laborergebnissen. Krebszellen, die viele Opioidrezeptoren auf der Zelloberfläche besitzen, können allein mit D,L-Methadon zerstört werden. Die Leukämiezellen, die eine moderate Expression von Opioidrezeptoren auf der Zelloberfläche haben, können von Methadon nicht allein getötet werden, aber hier kann D,L-Methadon den Krebsmedikamenten helfen, besser zu wirken. Krebszellen generell besitzen sehr viele Opioidrezeptoren auf der Oberfläche, viel mehr als gesunde Zellen. Deshalb werden die gesunden Zellen auch von D,L-Methadon geschont. Die Frage stellte sich hier, wie kann Methadon Krebstherapien überhaupt verstärken? Um eine Krebszelle zu zerstören, müssen viele Mechanismen angeschaltet werden. Man kann sich das vorstellen wie eine Dominosteinkette, die man komplett zum Fallen bringen muss und am Ende steht der Tod der Krebszelle. Stimmt irgendetwas in der Dominosteinkette nicht, z.B. durch ein Hindernis, können nicht alle Dominosteine umfallen und die Krebszelle kann überleben. Genau hier setzt D,L-Methadon ein, es beseitigt diese Hindernisse und die Dominosteine können komplett umfallen. Auf diese Art hilft D,L-Methadon den Krebstherapien, die Krebszelle zu zerstören. In der Wissenschaft nennt man diese Hindernisse u. a. anti-apoptotische Moleküle. Sie können den Zelltod, die Apoptose, verhindern. Auch wehrt sich eine Krebszelle gegen ein Krebsmedikament, indem es das Krebsmedikament, das schon in der Krebszelle ist, sehr schnell wieder herauspumpt. Auch da greift D,L-Methadon ein. Es verhindert das Herauspumpen des Krebsmedikaments und führt dazu, dass viel mehr Krebsmedikament in der Krebszelle verbleibt und wirken kann. Dadurch ermöglicht Methadon, Therapie-Resistenzen zu überwinden. Was wir in Leukämiezellen gefunden haben, lässt sich heute auf viele Krebsarten übertragen wie Brust-, Eierstock-, Lungen-, Leber-, Magen-, Prostata-, Gebärmutter-, Darm- und Schilddrüsenkrebs, Leukämien, Hirntumore. Hierzu gibt es zahlreiche Patientenfälle. Einer jungen Brutstkrebspatientin wurde gesagt, dass sie ihr Kind nicht mehr Laufen lernen sehen wird, weil ihre Krankheit sehr weit fortgeschritten war. Heute läuft ihr Kind und die junge Mutter ist tumorfrei, dank D,L-Methadon, denn ohne Methadon hätten die Krebstherapien nicht mehr gewirkt.

D,L-Methadon ist kein Wundermittel, aber es kann helfen, Krebstherapien zu verstärken. Leider können nicht alle Krebspatienten Methadon erhalten, weil es nur als Schmerzmittel verabreicht werden darf. Um es für alle Krebspatienten auch ohne Schmerzen einsetzen zu können, braucht man klinische Studien, die finanziert werden müssen. Diese sind aber sehr teuer.

Da D,L-Methadon im Vergleich zur Substitution in sehr geringen Dosen eingesetzt wird und D,L-Methadon fast keine Nebenwirkungen hat außer Verstopfung und Übelkeit, die, wenn überhaupt, nur in der Eingewöhnungsphase auftreten, kann man es ohne schädliche Nebenwirkungen unbegrenzt täglich einnehmen. Man kann deshalb mit D,L-Methadon nur gewinnen, aber nicht verlieren.

Anhang

Zehn Tipps für den Heilungsprozess

Hier fasse ich zehn Ansätze zusammen, die mir geholfen haben, immer wieder in einen Zustand der Heilung zu gelangen. Verstehen Sie diese Punkte nicht als Auftrag, sondern als Anregung. Hören Sie in jedem Fall auf Ihre innere Stimme.

1. Kein Stress

Es gibt viele Studien, die Stress zu bis zu 98 Prozent für eine schwere Erkrankung verantwortlich machen. Das bedeutet: Konsequent alles meiden, was Stress erzeugt. Und dazu gehört auch psychischer Stress. Ich empfehle unbedingt, mit einem Experten oder einer Expertin an den eigenen stresserzeugenden und unglücklich machenden Mustern zu arbeiten – und wenn sie Ihnen noch so unbedeutend vorkommen. Manchmal versteckt sich dahinter ein großes Monster.

2. Verantwortung übernehmen

Verantwortung für die Therapie, Verantwortung für die Einstellung, Verantwortung für die eigenen Gedanken. Unbedingt eine Opferhaltung vermeiden. Es geht dabei nicht um Schuld und nur bedingt um Kausalität. Es geht mehr um Handlungsfähigkeit: »Was kann ich für meine Heilung tun?« sollte die Leitfrage sein.

3. Resonanz/Umfeld

Halten Sie sich in einem Umfeld auf, das Ihnen guttut. Überprüfen sie radikal ihre Freundschaften. Wer tut mir im Moment wirklich gut? Bei wem fühle ich mich entspannt und versorgt? Bei wem muss ich aufpassen, was ich sage, bei wem spiele ich eine Rolle? Seien Sie so authentisch wie irgend möglich. Gute Freunde halten das aus, möglicherweise kommen dadurch auch neue hinzu. Im Moment brauchen Sie alle Kraft für Ihre Heilung. Da dürfen Sie ruhig egoistischer sein. Suchen Sie nach Liebe auch in Ihrem Inneren. Wem können sie nach vielen Jahren aus dem Herzen heraus verzeihen? Welche Probleme fallen im Angesicht dieser schweren Krankheit im Grunde weg? Erleichtern Sie sich! Zum Umfeld gehört auch ein sicherer und schöner Rückzugsort. Wo können Sie sich mit sich selber verabreden? Egal, ob Sie meditieren, schreiben oder Yoga machen: Es sollte ein Ort der Kraft für Sie sein. Schenken Sie sich einen solchen Ort.

4. Traumabewältigung

Denken Sie zurück: Gibt es ein schmerzhaftes Erlebnis, das Sie vielleicht noch nicht bearbeitet haben? Manchmal hat man es so gut verdrängt, dass es einem gar nicht mehr bewusst ist. Mittlerweile gibt es viele Methoden, damit zu arbeiten. Suchen Sie sich das aus, was Sie anspricht, was Ihnen als nächstes begegnet. Aber machen Sie sich deswegen keinen Druck! Versuchen Sie, das liebevoll und spielerisch anzugehen. Wir sind hier, um Erfahrungen zu sammeln. Nicht immer fühlen sich diese schön an, aber dann auch wieder so wundervoll. Akzeptieren Sie die Polarität in Ihrem Leben.

5. Körper

Tägliche Bewegung, gesunde Ernährung und ausreichend Schlaf sind die Basis, die Sie Ihrem Körper bieten sollten. Bis jetzt hat er immer sein Bestes für Sie getan, ruhig und folgsam im Hintergrund funktioniert. Jetzt muss sich die Priorität umdrehen. Es gibt kein Aufschieben mehr. Kein »eigentlich sollte ich«. Ihr Körper braucht dringend Ihre Hilfe, denn er muss jetzt Hochleistung bringen.

6. Spiritualität

An was glauben Sie? Was ist der Sinn Ihres Lebens? Haben Sie eine Lebensaufgabe? Was glauben Sie, kommt nach dem Tod? Was trägt Sie, kann Sie beruhigen, bevor die Angst übermächtig wird? Krebs ist eine fressende Erkrankung und Angst frisst die Seele auf. Es ist meiner Meinung nach absolut notwendig, Angst abzubauen. Letztlich ist es egal, welchem Glauben Sie angehören. Wichtig ist, was Sie daraus machen und ob Sie sich getragen fühlen. Richtig ist das, was Sie auf den Weg zu Vertrauen und Liebe führt. Es gibt keine objektive Realität. Erschaffen Sie sich Ihre Wirklichkeit, Ihre innere Stimme leitet Sie.

7. Loslassen

Loslassen von festgefahrenen Gedankenmustern, Loslassen von Vorstellungen darüber, wie Dinge sein sollten, Loslassen von Erwartungen. Öffnen Sie sich für die Wunder dieser Welt. Manches kommt anders, als man denkt. Gönnen Sie sich die Freiheit, immer wieder neu anzufangen.

8. Schmerztherapie

Zögern Sie nicht zu lange mit einer vernünftigen Schmerztherapie. Heftige Schmerzen nehmen die Heilkraft. »Sie fahren einen gegen die Wand«, wie eine Schwester im Hospiz mir mitteilte.

9. Visualisation

Richten Sie Ihr Bewusstsein auf Heilung aus. Sehen und Fühlen Sie sich als geheilt. Malen Sie sich Situationen und Bilder mit so vielen Sinneseindrücken wie möglich aus. Sie sollten sich so echt anfühlen, als ob sie schon real wären beziehungsweise längst passiert sind.

10. Dankbarkeit

Seien Sie dankbar, dankbar für die vielen schönen Momente in Ihrem Leben. Es gibt sie bei jedem. Verlieren Sie nicht das Gesunde und das Wunderbare aus den Augen.

Das ALL-Prinzip

Wem die zehn Punkte zu viel sind, dem verrate ich mein ALL-Prinzip:

Akzeptanz: Was immer auch passiert, wenn Sie es nicht sofort ändern können, akzeptieren Sie es zunächst. Gegen Windmühlenflügel zu kämpfen, vergeudet wertvolle Kraft. Wer weiß, wozu es gut ist? Vielleicht gibt es hinter dem zunächst Unangenehmen einen tieferen Sinn? Möglicherweise hilft Ihnen die Situation bei Ihrem persönlichen Wachstum. Wie auch immer, es nützt nichts, mit Drama gegen Tatsachen anzugehen. Richten Sie lieber ihre Energie auf hoffnungsvolle Vorstellungen.

Loslassen: Zum Beispiel auf das Loslassen. Lassen Sie los von sämtlichen Vorstellungen, wie Dinge zu sein haben. Eine so schwere Erkrankung möchte eine Änderung erreichen. Wahrscheinlich können wir im Moment noch nicht sehen, worin die liegen soll. Das Loslassen ist der erste Schritt. Ganz wichtig sind hier Gedankenmuster und Erwartungen. Wir haben oft sehr rigide Vorstellungen davon, wie ein glückliches Leben sein sollte. Eine Frau ohne Brüste oder ein Leben im Rollstuhl gehören nicht dazu. Vor allem aber nicht, ein Leben mit der Erkrankung Krebs. Lassen Sie los und lassen Sie sich überraschen.

Liebe: Die Liebe ist meiner Meinung nach die größte heilende Kraft. Richten Sie den Fokus Ihres Bewusstseins immer wieder auf die vielen kleinen liebevollen Momente. Eine Schwester, die Ihnen sagt, dass Sie heute Morgen gut aussehen, die kleinen Vögel im Baumwipfel, die turtelnd die Zeit vergessen, die warme Hand eines Freundes auf Ihrer Haut, die wunderschöne Ausstrahlung eines im Spiel versunkenen Kindes … und so vieles mehr.

Das Rezept der Kraftsuppe

Kraftbrühe mit Rind
In der traditionellen chinesischen Medizin: Rinderkraftbrühe stärkt und reguliert die Darmflora, hilft beim Blutaufbau und wird empfohlen bei/nach Infekten, Operationen, Chemotherapie, Gabe von Antibiotika.

1 frische Beinscheibe vom Rind
300–500 g Möhren
300–500 g Knollensellerie
1–2 Stangen Lauch
1 Bund Petersilie
1 Handvoll gekernte Walnüsse
1–2 Süßkartoffeln oder Januswurzeln
3–4 Tomaten
1 rote Zwiebel
1 rote Beete

Alle Zutaten gut waschen, ungeschält und grob zerkleinert in einen großen Topf geben und mit 5 Liter Wasser auffüllen und zum Kochen bringen. Dann auf kleinster Flamme mindestens 16 Stunden kochen lassen. In der letzten halben Stunde 20 Wacholderbeeren mitköcheln lassen. Brühe erkalten lassen, abgießen, eventuell Fettaugen abschöpfen, Fleisch kann mitgegessen werden, Gemüse entsorgen.

Dank

Wo soll ich anfangen? Wenn ich an die vielen Menschen denke, die mir zur Seite gestanden haben und es noch immer tun, wird mir ganz warm ums Herz und ich muss lächeln.

Als Erstes danke ich meinem Mann Volker. Ich weiß, dass etwa die Hälfte aller Männer ihre Frau verlassen, wenn sie eine so schwere Krankheit hat. Das liegt sicherlich daran, dass sie selbst in so schwerwiegende Prozesse kommen, denen sie sich nicht stellen wollen oder können. Auch wir wurden durchgerüttelt, doch letztlich ist er bei mir geblieben. Wir sind beide daran gewachsen. Wenn ich in heftigen Schmerzphasen in seine Augen geschaut und dort sein Mitgefühl gesehen habe, war ich mit dem Feind nicht mehr allein. In so vielen Nächten, in denen ich nicht schlafen konnte, habe ich mich an ihn gedrückt und mich von seiner Kraft erfüllen lassen. Lieber Volker, ich danke Dir für Deine Hilfe, Kraft und Beständigkeit in dieser so schweren Zeit. Bedingungslos hast Du meine Entscheidungen unterstützt, mir einfach vertraut. Danke!

Danke an meine tapferen Kinder. Gerion, der früh seine Schwester an die Hand genommen hat, um sie von ihrem Schmerz abzulenken. Dadurch gab er Volker und mir Zeit zur Trauer. Gerion hat immer so fest an meine Heilung geglaubt, dass ich manchmal fragte: »Glaubst du immer noch an meine Heilung?«

Dann nahm er mich in seine großen Arme und sagte: »Natürlich Mama, du schaffst das!« Trotzdem hatte ich Bedenken, ihn damit zu belasten, daher habe ich es nur selten getan. Aber das Gefühl, seine Sicherheit und sein Vertrauen zu spüren, war so wunderbar und tragend, dass ich mir das schon das eine oder andere mal gönnte. Gerion, Du hattest recht!

Als ich Gwendolin sagte, dass ich Krebs habe, war sie zunächst verzweifelt: »Nein, Mama, das ist nicht wahr!«

In meiner Not sagte ich: »Ich verspreche dir, ich werde nicht sterben, bevor du erwachsen bist.«

Das wäre natürlich ein furchtbares Versprechen gewesen, wenn ich es nicht eingehalten hätte. So wurde es eine Vereinbarung, an die ich magisch gebunden war. Ich bin sicher, dass die mir auch immer wieder die Kraft gegeben hat, nicht aufzugeben. Als ich im Hospiz lag, hast Du große Teile der Hausarbeit ganz selbstverständlich übernommen, hast dem Papa zur Seite gestanden. Starke, große Gwendolin, Du wunderschönes Wesen.

Mein Patenkind Anna, Du hast mich nie fallen gelassen. Immer wieder hast Du mir aufmunternde Zeilen geschrieben oder bist vorbeigekommen. Wir haben dann etwas Schönes zusammen unternommen. Auch wenn es manchmal nicht leicht für mich war, dass ich meiner Wunschvorstellung einer perfekten Patentante nicht mehr gerecht werden konnte. Du schienst das gar nicht wahrzunehmen und gabst mir eine weitere wichtige Lektion im Loslassen. Danke, es ist wunderschön, dass es Dich gibt.

Danke, Tine, meine langjährige Freundin noch aus Schulzeiten. Du hast den weiten Weg aus Kaiserslautern nicht gescheut und mich immer wieder besucht. Du hast sogar drei Tage bei mir im Hospiz verbracht. Wir hatten eine so wunderbare Zeit. Wenn wir auch den Sinn von *Pulp Fiction* nie richtig verstehen werden, kennen wir uns doch in und auswendig. Es ist immer wieder einfach klasse, mit Dir zu lachen, zu weinen, zu philosophieren und unsere Nähe zu spüren. Was für ein Glück, dass die neunte Klasse damals geteilt wurde und ich in Deine Klasse kam. Mein Leben hatte damit eine andere Richtung bekommen.

Danke, meine liebste Mama, dass Du trotz Deines hohen Alters und so schweren Schicksalsschlägen nicht aufgegeben hast. Mit so einer Mutter kann man sich einfach nicht dem

Selbstmitleid hingeben. Das wäre zu peinlich. Du lebst mir noch immer vor, worauf es in diesem Leben ankommt. Mut, Tatkraft und ein riesengroßes Herz.

Danke, Felizitas, meine Seelenschwester. Es ist schon verrückt, wie wir immer wieder die gleichen Bewusstseinsschritte vollziehen. Kaum jemand kennt mich so gut wie Du. Wenn ich verzweifelt bin, kannst Du mich immer wieder zu mir zurückbringen. Wie schaffst Du das bloß?

Danke, Annemarie, Du hast so viel geholfen. Was hätten wir ohne Dich gemacht? Du hast mich versorgt, mir zugehört, sogar für die Familie gekocht. Du bist eine kleine Frau mit einem großen Herzen. Danke und danke.

Danke, Heidi, Du warst emotional so nah bei mir. Du hast mich bei meinen »Außeneinsätzen« begleitet und mit Deinem Satz »Wir dürfen das Feld der Hoffnung immer offen halten« in das Leben gebunden. Deine Fürsorge hat mir so gut getan. Danke auch für die Korrektur meines Buches. Ich bewundere Dein Sprachgefühl.

Danke, Magdalena. Ich habe so viel von Dir gelernt. Ohne Dich hätte ich diese Zeit nicht so für mich nutzen können, hätte diese wichtigen Entwicklungsschritte nicht vollzogen. Du bist die beste Therapeutin der Welt!

Danke, David, Du hast mich auf die Spur gebracht. Auch von Dir und durch Dich durfte ich so viel lernen. Du bist der lebende Beweis, dass wir alle verbunden sind und Heilung durch die Entwicklung des Bewusstseins funktioniert. Danke, dass Du hier bist.

Danke, Dagmar, ich weiß, dass auch Du immer wieder mit mir verbunden warst und bist. Wenn wir uns auch nicht oft sehen, es ist wunderschön, eine Schwester zu haben.

Danke, Gunter, mein Bruder. Du lebst in einer anderen Welt und bleibst oft unerreichbar. Aber Dein Herz ist so groß, dass Du mir am liebsten den Krebs abgenommen hättest.

Danke, Susanne, »Du Rechtschreibnazi«. Ja, nicht nur

dort hast Du »echt viel drauf«. Es macht mich sehr froh, dass wir uns immer wieder sehen.

Danke, Ilka, Du Powerweib. Mit Deiner Energie in den Knochen kann man gar nicht sterben.

Danke, Behla, auch Du hast weite Strecken nicht gescheut und mich immer wieder begleitet. Deine Massagen und Deine Energiearbeit haben mich immer wieder in meinen Körper zurückgeholt. Sie taten mir so gut.

Danke, Danni für die Doodle-Liste, die Du eingeführt hast, damit es mir an nichts fehlt. Für Deinen steten Einsatz und dass Du mir den Raum in meiner Praxis offen gehalten hast. Auch Du hast bis zum Schluss daran geglaubt, dass ich zurückkomme. Danke, für Deine Liebe.

Danke, Heike, Du bist mir durch meine Erkrankung erst richtig nah gekommen. Ich konnte zunächst gar nicht glauben, mit welcher Selbstverständlichkeit Du immer wieder große Strecken für mich auf Dich genommen hast. Sehr glaubhaft konntest Du vermitteln, dass Du von Herzen gerne für mich da bist. Mit Dir habe ich gelernt anzunehmen. Du fühlst Dich wirklich gut an, ich umarme Dich so gerne.

Danke, Kirsten, wir kennen uns schon so lange. Es ist wunderschön und sehr heilsam in Deinem Feld zu sein.

Danke, Elena. Mir fehlen die Worte. Gefühlt hast Du mich im Hospiz täglich besucht. Du hast nie viele Worte verloren. Warst einfach da, hast mich gefahren, hast Dich mit mir über die ersten eigenen Schritte gefreut, hast mir Blumen gebracht, mich einfach mit Deiner Liebe gestärkt. Wer weiß, ob ich mich ohne Dich auf die Therapie mit Lätrile eingelassen hätte. Ich bin sicher, dass sie wichtig für mich war. Du bist eine starke, wunderschöne und so liebevolle Frau. Schön, dass es Dich gibt!

Danke, Elke, dass Du mich mit Deiner ganzen Kompetenz und Wertschätzung so professionell und gleichzeitig persönlich begleitet hast. Mit Hilfe Deiner liebevollen Unterstützung konnte ich erkennen, dass der Weg ins Hospiz das

Richtige war. Ohne diesen Schritt hätte ich wohl nicht überlebt.

Danke, Clare. Du hattest den weitesten Weg. Wegen mir bist Du von Wales nach Wetzlar ins Hospiz gekommen. Es waren wunderschöne Tage mit Dir. Wie gut, dass wir vor 35 Jahren einen Schulaustausch hatten. Ich fühle mich mit Dir sehr verbunden.

Danke, Tania, Du hast für mich am Bett gesungen, meine eiskalte Hand nach meinem Krampfanfall gehalten, mich immer wieder zum Lachen gebracht und mich mit Deiner guten Laune angesteckt.

Birgit und Mio, ich bin Euch so dankbar, dass ich so schnell Lucinda wieder reiten durfte. Mit ihr ist es immer wieder ein Leichtes, in das Feld der Heilung einzutreten.

Danke, Georg und Jutta. Ihr habt immer wieder für mich gebetet und Euch so sehr meine Heilung gewünscht. Voilà: »Wünschet und Euch wird gegeben.«

Danke meinen unmittelbaren Lebensrettern Frau Dr. Wille und Dr. Herzog. Beide sind Ärzte, die sich ihre Menschlichkeit erhalten haben und über den Tellerrand hinausschauen. Ein Geschenk für die Menschheit.

Danke Sabine, Heiko, Hartmut, Bettina, Roland, Eric, Anja, Reinhild, Tanja, Bill, Manfred, Roger, dem unglaublich tollen Pflegepersonal im Hospiz und noch so vielen Menschen mehr. Alle persönlich zu nennen würde den Rahmen sprengen. Ihr habt mich in meiner schweren Zeit zu Hause und dann auch im Hospiz besucht oder mich mit Briefen begleitet. Die Schwestern im Krankenhaus und Hospiz waren immer wieder verblüfft, denn so einen Ansturm an fürsorglichen Freunden hatten sie noch nicht erlebt. Ihr alle habt mir gezeigt, dass ich liebenswert bin. Da kann ich jetzt nicht mehr wegschauen. Komme ich diesbezüglich mal wieder in eine Krise, stelle ich mir nur diese vielen tollen Menschen vor, die ganz offensichtlich *mich* meinten.

Danke auch an Herrn Dr. Irmey, ohne seine tatkräftige

Unterstützung wäre es nicht so einfach gewesen, mein Buch zu veröffentlichen. Still und bescheiden hat er im Hintergrund alle Weichen gestellt und steht mir noch immer mit Rat und Tat zur Seite.

Danke, Danke, Danke!

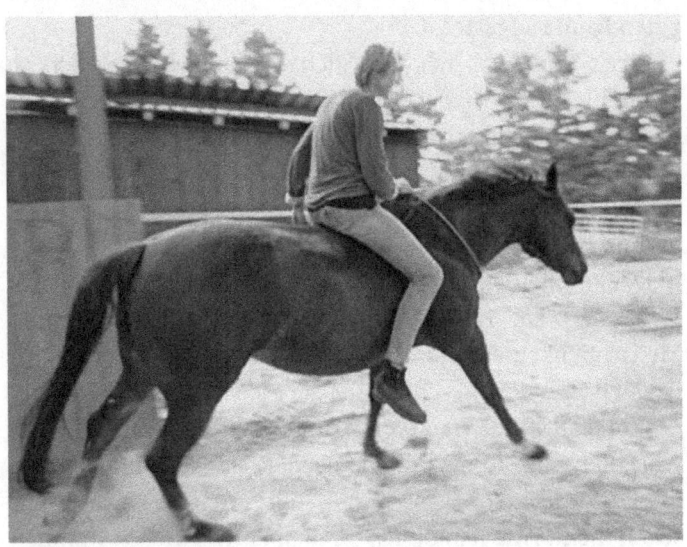

Glossar

Aromatasehemmer	hormonwirksame Medikamente, sie senken die Östrogenproduktion und werden in der Regel bei östrogenabhängigen Krebserkrankungen nach den Wechseljahren eingesetzt.
Analgetika	Schmerzstillende Medikamente
Antikonvulsiva	Eigentlich Medikamente bei Krampfanfällen, da sie aber auf das Nervensystem wirken, werden sie auch gegen Nervenschmerzen eingesetzt.
Becken-venenthrombose	Verschluss bzw. Verengung der Beckenvene. Das Blut kann nicht mehr ungehindert durchfließen. Es kommt zum Stau.
Embolie	Größere Teilchen im Blut, meist sich bei einer Thrombose lösende Plaques, die in feinen Gefäßen stecken bleiben können und dann einen Herzinfarkt, Hirninfarkt oder eine Lungenembolie auslösen können.
Heparin-induzierte Thrombozytopenie	Unerwünschte Nebenwirkung des Heparins bei einigen Menschen, sodass es zur deutlichen Verringerung der Thrombozytenmenge kommt. Die möglichen Auswirkungen können für die Betroffenen lebensbedrohlich sein.
Methadon	Ein Opioid, das auch bei Drogenentzug von Heroin eingesetzt wird.
Spontane Geburt	Ist eine Geburt spontan, muss das Kind nicht durch einen Kaiserschnitt geholt werden.
Opioide	Morphiumähnliche Substanzen
Tillidin und Tramadol	Starke Schmerzmittel
Vinurelbine und Mitomycin	Spezielle Mittel gegen Tumorzellen

Osteolyse	Aufweichung der Knochensubstanz
Rezidiv	Kommt der Tumor nach der zunächst geglückten Operation wieder, bezeichnet man das als Rezidiv.
Staging	Bestimmung des Krankheitszustandes über spezifische, meist apparative Untersuchungen wie MRT, CT, PET usw.
Szintigramm	Untersuchungsmethode, bei der radioaktive Substanzen in den Körper eingebracht werden.
Weiche Leiste	Unklare Bezeichnung für Leistenbruch
Zytostatika	Bezeichnung für die Medikamente der Chemotherapie